眼科手术室护士
技能培训教程

主 编 汤如青 王 瑛 谢海霞 刘 洪 邢晓娟

科学出版社

北 京

内 容 简 介

本书共分2篇,上篇全面介绍了眼科手术室岗位管理、环境管理、仪器设备及物品管理。下篇重点阐述了眼科各种疾病手术护理配合,相关操作规范、操作流程、注意事项、术中护理重点和并发症护理等。

本书内容全面,条理清晰,可作为各级医院眼科手术室护理人员岗位技能培训及专科新护理人员上岗前的学习用书。

图书在版编目(CIP)数据

眼科手术室护士技能培训教程/汤如青等主编. -- 北京:科学出版社,2024.8.
ISBN 978-7-03-079137-5

Ⅰ. R473.77

中国国家版本馆CIP数据核字第2024WW8407号

责任编辑:郝文娜/责任校对:张 娟
责任印制:师艳茹/封面设计:牛 君

科学出版社 出版
北京东黄城根北街16号
邮政编码:100717
http://www.sciencep.com

北京汇瑞嘉合文化发展有限公司印刷
科学出版社发行 各地新华书店经销
*
2024年8月第 一 版 开本:787×1092 1/16
2024年8月第一次印刷 印张:21 1/4
字数:503 000
定价:128.00元
(如有印装质量问题,我社负责调换)

编著者名单

主　审　张铭志　李朝辉

主　编　汤如青　王　瑛　谢海霞　刘　洪　邢晓娟

副主编　张　媛　林培敏　葛　梅　李美玲　刘　佳
　　　　李德华　申雪琴　邓丽琴　陈广英

编　委（按姓氏笔画排序）

王　敏　王　瑛　王记娜　王国岩　邓丽琴

申雪琴　邢晓娟　刘　佳　刘　洪　刘学晶

刘钰凤　江文玲　汤如青　阴文娟　纪梓丹

李小丽　李美玲　李德华　杨　莉　杨　静

杨佳婧　杨鑫源　张　媛　张　磊　陈广英

陈少娜　陈晓璇　陈雪莹　林方丽　林建英

林春媚　林培敏　郑丽霞　赵玉杰　柳　娜

钟胜楠　高　翔　桑利娟　黄　芳　梅丽娜

常艳凤　崔冬冬　葛　梅　董　薪　曾　和

谢海霞　颜　梅　潘立茹　翟亚锦

前　言

随着眼科显微手术技术的迅猛发展，眼科显微器械的不断创新，各种手术技巧更加精细，新技术给眼病患者带来了巨大福祉。在眼科疾病的诊断与治疗中，各学术团体的新标准、新指南和新共识的不断公布，给眼科临床工作带来了更多的推进和挑战，同时对眼科手术室护士的专业技能提出了更高、更精准的要求。

在确保手术顺利进行的同时，降低手术风险性、提高手术安全性、确保手术成功率是十分重要的问题。眼科手术室护士在手术配合中应按标准、按流程进行，且眼科手术具有精细、复杂等特点，故对其要求比其他科室更加规范。针对眼科手术室护士新技能的更高要求，为了更好地顺应发展，探索如何更好地适应新技术、新技能，以新的管理理念、新的技能培训为抓手，提高专科护士的业务能力，我们特组织临床多位相关专业的专家编写了本书。希望通过本书，能全面提升手术室护士的专业护理技能，使护理人员更好地适应日新月异的医学发展。

本书共分上、下 2 篇，上篇全面介绍了眼科手术室岗位管理、环境管理、仪器管理及物品管理等。下篇重点阐述了眼科各种疾病手术护理配合，相关的操作流程、操作规范、注意事项和术中护理重点及并发症护理等。

本书由解放军总医院眼科护理专家、汕头大学、香港中文大学联合汕头国际眼科中心护理专家共同编写而成，全书内容全面、新颖，条理清晰，重点突出，具有较强的实用性及操作性，适用于眼科手术室护士阅读参考。

由于编者学识及能力有限，书中不足之处还请读者提出宝贵建议，以便后续完善。

汕头大学　香港中文大学联合汕头国际眼科中心

汤如青

2024 年 1 月

目　录

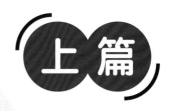

上篇

眼科手术室管理

第1章

岗位管理

"人力资源"的概念最早是由美国管理学大师彼得·德鲁克于1954年在其著作《管理实践》中提出的：人力资源拥有其他资源所没有的素质，即协调能力、融合能力、判断力和想象力。手术室作为患者手术及抢救的场所，是医疗机构的重要技术部门之一。如何运用现代管理理念及方法，创造性地调动手术室护理人员的潜力和积极性是摆在手术室管理者面前的重要课题。眼科手术室护理管理者应结合眼科手术的专业特点，精准、科学合理地利用和管理有限的护理人力资源，使其发挥出最大的作用，为眼科手术的顺利进行和患者的安全提供有力保障。

一、接待岗位

（一）接待护士岗位职责

1. 负责手术患者的交接，当日手术安排，手术间、手术仪器的使用。

2. 做好标本、标本登记本、手术进度、次日手术通知单的交接工作并签名确认。

3. 与病房护士交接手术患者。按照手术安排，将患者调配至相应的手术间手术并悬挂手术间牌。如有问题，及时报告主刀医师。

4. 负责手术标本的管理，包括安排送检及检查标本登记本的登记情况，做好标本送检及检查标本登记本的登记工作。

5. 接收次日手术通知单。

6. 协助次日手术的安排，完成交班记录。

7. 主动接听电话，并正确传达。

（二）与岗位相关的工作制度

1. 患者身份识别制度

（1）医务人员对门诊、急诊及住院患者进行各项医疗行为前，应至少同时使用两种不同方法对患者进行身份识别。

1）门诊、急诊、留观患者：患者姓名及门诊ID号。

2）住院患者：患者姓名及腕带身份信息。

3）身份不明的患者：临时命名及门诊ID号/住院号。临时命名方式为"无名氏+序号+就诊当天8位数日期"（例：无名氏1-20220117）。待病情稳定或有家属时再做进一步的身份确认。

4）必要时核对医保卡、身份证等证件，确认无误后方可进行诊疗活动。

（2）住院患者统一使用腕带作为识别患者身份的标识。腕带识别信息必须经两名护理人员核对后方可使用，严禁仅以床号作为患者身份识别的依据。

（3）身份不明的患者，无论门急诊或住院均应佩戴腕带，腕带内容应包括临时命名（临时命名方式同前），科室，ID 号 / 住院号，来诊日期、时间。患者的腕带资料信息应与病历一致。

（4）鼓励患者及其家属参与身份识别。

（5）各部门、科室完善各关键流程的患者识别措施，对患者身份识别工作进行监督。

2. 患者查对制度

（1）查对内容

1）依据手术通知单、患者病历和患者手腕带查对患者姓名、住院号 /ID 号、手术方式、手术部位与标识、过敏史、既往病史及手术史。

2）查对术前准备情况：术前洗眼、全身 / 局部术前用药、皮肤情况、管道情况（是否通畅等）、抗菌药物皮试结果、检验结果等情况。

3）查对需带手术室物品：病历、手术带药、X 线片、CT 片等。

4）了解患者是否禁食、是否排空大小便、是否卸妆，将患者的义齿、义体、义眼、角膜接触镜、发卡及贵重物品留在病房。

（2）查对时机

1）手术当日，病房护士与接待护士进行交接并查对。

2）患者进入手术间时，接待护士与巡回护士进行交接并查对。

3）患者进入手术间后，严格执行《手术安全核查制度》。

3. 手术患者交接制度

（1）进入手术室

1）手术室护士确认患者信息并通知病房，病房护士确认患者术前准备已完成，携带必需物品，将手术患者送往手术室。

2）接患者时，手术室护士根据手术通知单、术前准备单与病房护士、患者或其家属 / 陪同人员共同核对患者身份信息、手术信息和术前准备情况等。核对相关信息和必需物品，并签名确认。

3）手术室转运工作人员核对手术患者身份信息与病历一致，送入手术间。

4）患者入手术间后，巡回护士根据病历、手术通知单和 PDA 上的信息，核对相关信息，并清点携带的药物。

5）如发现手术部位标识错误或模糊，患者术前准备不到位，未更换患者服、身份核查时无腕带等问题，手术室护士可不接患者并督促整改。

（2）离开手术室：手术结束，确认患者生命体征稳定。全身麻醉患者苏醒后，由麻醉科医护人员送回病房或确认离院。住院局部麻醉患者，由手术室护士 / 辅助员送回病房；日间局部麻醉患者在手术室观察 30 分钟后离院。

（三）与岗位相关的操作流程

手术患者的安全转运流程　现代手术室每天接待大量手术患者，虽然我们已经意识到各种风险的存在，但常把目光或精力集中在手术间内，容易忽略对手术前后患者在转运过程的"边缘时间"的安全。所谓边缘时间，是指患者从病房进入手术室前的时间或者手术结束后运送回病房或 ICU 途中的时间。为了加强安全管理，防止或减少护理纠纷的发生，我们应充分认识到手术患者在转运与交接过程中存在的各种风险因素，系统排查手术患者转运中各个环节的隐患，注重全程护理安全质量控制和转运流程管理，把隐患消除在萌芽之中，确保手术患者的转运安全。安全转运患者应注意以下事项。

（1）交接班的安全：患者从病房送至手术室时，要由病房护士对患者手术前的准备工作及患者的特殊情况与手术室护士进行交班，手术室护士应查对患者信息，查阅病历，确保患者各项信息及所带手术物品准确无误后，悬挂相应的手术间牌。

（2）转运工作人员查对患者基本信息：包括姓名、床号、住院号、所对应的手术间、主刀医师、眼别，确保将每个患者送入正确的手术间进行手术。

（3）转运患者过程中注意对患者的保护：如患者的保暖问题、患者的安全、危重患者接送过程中的监护等。患者坐上轮椅或躺上平车时，轮椅和平车应先制动，并为患者系好安全带或约束带。推送患者过程中，注意动作轻柔，切勿快推，注意患者安全；有静脉通道的患者，要留意静脉通道情况，保证静脉通道的安全通畅。转运患者过程中，应注意危重患者的监护及病情观察。

（4）手术结束转运患者回病房，转运工作人员要对患者手术中的病情、手术情况与病房护士进行详细交接并签字。包括手术期间的总体情况、静脉通道、输液输血量、用药、患者生命体征、皮肤情况、患者带药及物品等。

二、巡回岗位

（一）巡回护士岗位职责

1. 负责手术配合及患者的安全管理。

2. 负责手术间的环境准备，以及手术当日物品、器械、药品及仪器的准备，按规定做好清点和记录工作，做好手术仪器设备的测试工作。

3. 负责监督手术间人员无菌技术操作。

4. 负责执行手术安全核查制度，确保患者安全。

5. 负责标本的留取、登记和交接。

6. 密切观察患者的病情变化，必要时配合抢救。

7. 负责手术护理记录的书写及手术录像登记。

8. 负责手术收费单、贵重耗品登记表、仪器使用登记本的填写。

9. 负责连台手术的衔接工作。

10. 负责监控手术间温度、湿度和层流运行情况，出现异常应及时处理。

11. 负责术中异常事件的上报。

12. 手术结束后，负责手术间的清洁与消毒，并记录。

13. 严格执行交接班制度，做好交接工作。

（二）与岗位相关的工作制度

1. **手术安全核查制度**　手术安全核查制度是指在麻醉实施前、手术开始前和患者离开手术室前，由具有执业资质的手术医师、麻醉医师和手术室护士三方对患者身份、手术部位、手术方式等进行核查，以保障患者安全的制度。

（1）手术安全核查必须按照手术安全核查表依次逐项进行，每一步核查无误后方可进行下一步操作，不得提前填写表格。

（2）手术安全核查表可以在手术结束后和患者离开手术室前，由参与核查的人员确认后分别签名，无麻醉医师参与的手术由手术医师和护士共同完成核查。

（3）术中需要用药或输血者，麻醉医师或手术医师根据情况需下达医嘱并做好相应记录，由手术室护士与麻醉医师或手术医师共同核查。

（4）手术结束后巡回护士负责对手术物品进行及时清点，巡回护士和洗手护士共同核查并记录。

（5）住院患者手术安全核查表应归入病历中保管，非住院患者手术安全核查表由手术室负责装订，定期交病案室统一管理，保存期为1年。

2. 手术室人工晶状体查对制度

（1）患者进入手术间时，巡回护士认真核对患者姓名、住院号/ID号、手术眼别与病历、晶状体计算单、晶状体申请单是否一致。

（2）检查晶状体申请单内容是否正确、齐全。内容包括患者姓名、住院号/ID号、手术眼别、手术方式、人工晶状体的品牌、晶状体度数、A值等。

（3）以上内容核对正确后，与主刀医师确认后，由巡回护士与晶状体库管理者共同核对晶状体申请单，将晶状体申请单交给晶状体库管理者后，领取晶状体，并放于手术间指定位置，以方便使用。注意：手术间内只允许放置正在手术患者的晶状体。

（4）遵医嘱打开晶状体时，巡回护士应再次根据晶状体计算单上的信息核对患者身份、手术眼别及晶状体的相关信息，并与洗手护士/具有执业资质的医师确认，要求洗手护士/手术医师看到所要的晶状体品牌和度数，确认无误后方可打开放到无菌手术台上。

（5）取出晶状体盒内的不干胶标签按规定贴在病历上，并再次核对晶状体计算单上的信息与所开的晶状体度数是否正确。

3. 手术室无菌技术管理制度

（1）严格执行无菌技术操作和外科手消毒制度。

（2）明确手术无菌区范围：无菌巾铺好后的器械台及手术台上方；术者手术衣前面（腰以上、肩以下、腋前线前），以及手至上臂下1/3。手术中如怀疑无菌区域有污染应加盖无菌单。

（3）正确执行手术切口消毒铺巾。眼科手术消毒包括结膜囊消毒、睫毛及其根部消毒、眼睑及周围皮肤消毒。消毒手术眼周围皮肤时，顺序以睑裂为中心，从内向外，先颞侧后鼻侧。消毒范围：上至发际，下至鼻唇沟与耳垂连线，颞侧至耳前线，鼻侧过鼻中线。铺巾顺序应以手术切口为中心，遵循先下后上、先相对污染后相对清洁、先操作者远端后近端的原则。无菌单一旦铺好不可移动，必须移动时只能由内向外移动。器械护士传递无菌单时，应手持单角向内翻转遮住手背。最后一层无菌单的铺设，应由穿戴好手术衣和无菌手套的医护人员完成。

（4）正确铺设无菌器械台

1）铺无菌器械台前，操作者按要求着装洗手，选择宽敞、明亮的位置，确定器械车清洁干燥。

2）按WS310.3的要求检查各种无菌包，并可追溯；湿包、可疑污染、包装破损或灭菌不合格的器械、敷料包不得使用，按 WS310.1—2016、WS 310.2—2016 的标准重新进行处理。

3）打开无菌包不可跨越无菌区。

4）无菌器械台宜使用性能要求符合 YY/T0506.2—2016 相关规定的单层阻菌隔水无菌单；若使用棉质无菌单则应铺置 4 层以上。铺置时应确保无菌单四周下垂 30cm 以上，下垂不触地面，无菌单潮湿后应视为污染。

5）铺设无菌器械台应尽量接近手术开始时间，超过 4 小时未用应视为污染需重新更换。无菌物品应在最接近手术使用的时间打开。

6）手术器械、器具与用品应一人一用一灭菌，无菌持物钳及容器超过 4 小时应视为污染，需重新更换。

7）抽吸后备用的麻醉及术中用药应盛放于专用治疗盘内，避免污染。

（5）规范无菌操作

1）一次性无菌物品使用前应检查外包装质量、灭菌日期，以无菌方式打开后取用，不应将物品倾倒或翻扣在无菌台上。

2）穿无菌手术衣、戴无菌手套后，手臂应保持在胸前，高不过肩、低不过腰，双手不可交叉放于腋下。

3）术者各项操作应面向无菌区域，需调换位置时应采取背对背方式进行。

4）传递无菌器械时应避开术野，在无菌区内传递，术者不应自行拿取器械，禁止从背后传递器械。

5）术中应及时擦净器械上的血迹及沾染物，保持器械台干燥。

6）接触过与外界相通的空腔脏器或其他污染部位的器械物品视为污染，应单独放置。

7）手术过程中需更换手术衣时，应先脱手术衣再脱手套。更换手套前，应先进行手消毒。

8）手术时如无菌物品被污染或疑似被污染，应及时进行更换。

9）取无菌溶液时，严格无菌操作，打开后应一次用完。

4. 手术患者标本管理制度

（1）凡在手术中取下的组织、器官或与患者疾病有关的物体、异物等均视为手术标本。

（2）手术台上切下的所有组织，洗手护士要与主刀医师确认是否需留送。没有洗手护士的手术则由巡回护士负责。按医师要求留送标本。

（3）根据标本的大小及送检要求选择合适的容器或袋子，在留取组织的容器或袋子上贴上标签，记录患者姓名、住院号 /ID 号、标本名称及患者特殊感染情况，在标本登记本上记录日期、患者姓名、科室、标本名称、标本总份数、主刀医师姓名、标本去向等信息。

（4）术中切下的病理标本，及时使用 10% 福尔马林液固定，固定液不少于标本的 3～5 倍，并完全浸没标本，防止标本风干和腐败现象发生。在病理单上注明标本离体时间和固定时间（时间精确到分钟）。

（5）若是异物标本，将异物装在透明袋内，粘贴在检验粘贴单上。

（6）手术过程中需要做细菌培养、涂片者，标本取下后应尽可能立即送检。

（7）术中做冷冻切片检查时，手术标本必须立即干燥送检，严禁在标本袋内加入福尔马林等液体。术中冷冻标本病理诊断报告必须采用书面形式，严禁仅采用口头或电话报告的方式，以避免误听或误传。

（8）术后巡回护士将标本及标本登记本交予接待护士，与接待护士交接并签名，由手术室工作人员送检，与接收标本者交接并签名。

（9）暂存手术室的手术标本需放入带锁的存放柜内，家属看标本时不可带出手术室，严禁由实习生、进修生或其他人代为固定、存放、送检标本，防止标本遗失。

5. 手术物品清点制度

（1）清点时机：手术开始前、关闭切口前、术毕患者离开手术间前。

（2）清点内容：依照物品清点细则，清点手术中无菌台上的所有物品，包括手术器械、敷料、缝针、人工晶状体及手术特殊微小耗材等用物。

（3）清点责任人：巡回护士、洗手护士、手术医师。

（4）清点方法：由巡回护士与洗手护士／手术医师核对并重复唱对两次四遍，并由巡回护士在手术器械清点记录单上做详细记录并签名。术毕洗手护士／手术医师再次确认签名。

（5）清点要求

1）清点时，由巡回护士与洗手护士／手术医师对台上每一件物品唱对两次，准确记录，确保物品的准确性；洗手护士传递物品给医师前需检查其完好性；接收医师传递回来的物品后需确认其完好性。手术物品未准确清点记录前，手术医师不得开始手术。

2）严禁走手术间内的任何清点过的物品，或拿入列在清点项目里的同类物品。手术过程中增减的物品应及时清点并记录，手术台上掉落的物品，应及时放于固定位置，以便清点。

3）手术中未经洗手护士允许，任何人不得随意挪用清点过的物品。

4）进入体腔内的纱布类物品，必须有显影标记，没有显影标记的纱布不得覆盖伤口。不得将纱布类物品剪开使用。

5）手术区域深部填入物品时，手术医师应及时告知助手及洗手护士，提醒记忆，防止遗留。

6）关闭切口前，手术医师应先取出切口内的手术用物。等待护士清点物品并准确记录后，方可进行下一步手术。

7）若同一个患者需要两个切口入路时，关闭第一切口时必须按常规清点所有物品，清点后的物品应保存在手术间；第二切口开始前必须按规定清点所有物品，方可开始手术。

（三）与岗位相关的操作流程

1. 围手术期访视　围手术期访视是围手术期患者管理的重要组成部分。通过访视，全面掌握患者的生理、心理状态，不仅便于手术室护士采取有针对性的护理措施，还能缓解患者焦虑、紧张的情绪，使其以最佳的状态迎接手术，确保手术安全。

（1）术前访视：手术前 1 日，手术室护士到病房访视患者，阅读病历，通过与患者和其家属的沟通交流和对患者的观察，了解患者一般情况、精神情感、感觉状况、运动神经状况、排泄情况、呼吸、循环、体温、皮肤、水和电解质平衡状况等。

手术室对于患者来说，是完全陌生的环境；加之，对病情的未知和对手术的不了解更容易让患者感到焦虑不安。因此，医护人员应向患者做好解释工作，做好术前宣教，向患者及其家属交代手术前后的注意事项，让患者及其家属在心理上有充足的准备。术前健康教育的内容包括：向患者介绍手术配合护士及手术室的环境、设备，介绍进入手术室的时间、流程，向需要全身麻醉的患者介绍麻醉配合注意事项、禁食禁饮时间等，向患者介绍入手术室前的要求（如去掉首饰、义齿，贵重物品交由家属保管，穿医院配备的患者服等）。访视护士应耐心解答患者的疑问，解除患者和家属因不了解手术而焦虑、紧张的心理。

（2）术后访视：术后当天或术后第一天，手术室护士到病房访视患者，查阅病历，了解患者的手术及一般情况，了解患者眼部敷料是否干洁，询问患者术眼有无疼痛，了解患者的吞咽情况、活动情况及皮肤情况，向患者做好术后相关宣教。

2. 无菌技术操作　无菌技术是指在医疗护理操作过程中，保持无菌物品、无菌区域不被污染、防止病原微生物侵入人体的一系列操作技术，是手术室预防医院感染的重要且基础的措施之一。鉴于眼部特殊解剖结构及发生感染的严重后果，手术全过程严格执行无菌技术操作，是确保手术成功的重要因素。因此，眼科手术室医护人员必须熟练掌握无菌技术，并严守操作规程，确保手术患者安全，防止医源性感染所造成的难以挽回的后果。

（1）无菌技术操作原则

1）手术室环境宽敞、清洁，进行无菌技术操作前30分钟完成地面清扫等工作，同时避免不必要的人员走动。

2）操作前，医务人员应规范着装，修剪指甲、洗手、戴口罩。

3）操作时，医务人员身体应与无菌区域保持一定距离。手臂维持在腰部以上，不可跨越无菌区域，避免面对无菌区域谈笑、咳嗽、打喷嚏等。

4）无菌物品与非无菌物品分开放置，无菌物品不可暴露在空气中，必须置于无菌包或无菌容器内。一次性无菌物品使用后不可复用；非一次性无菌物品使用后须由消毒供应中心经过规范清洗、消毒、灭菌流程处理后方可循环使用。从无菌容器内取出的物品，虽未使用，但不可再放回无菌容器内。

5）无菌包外应注明无菌物品名称、灭菌日期等信息，并按失效日期先后顺序排列。

6）取用无菌物品时，应面对无菌区域，用无菌持物钳夹取。

7）取用无菌溶液时，不可用敷料堵塞容器口或直接伸入容器内蘸取，避免污染剩余溶液。

8）无菌物品被污染、浸湿或疑似污染，须立即更换或重新消毒、灭菌。

9）一套无菌物品只能供一人使用，严禁多人共同使用，避免交叉感染。

（2）手术无菌区域范围

1）无菌手术器械台平面以上区域。

2）手术人员手术衣无菌范围为肩以下、腰以上、双手、双臂、腋中线以前区域。

3）手术野铺单平面以上。

（3）手术室无菌操作管理

1）手术人员应严格遵循无菌技术操作原则。

2）手术人员只能触碰无菌物品和无菌区域，非手术人员只能触碰非无菌物品和非无菌区域。

3）铺置无菌器械台的时间应尽量接近手术开始时间，器械台平面以上视为无菌区域。

4）打开无菌包、容器及无菌物品前，应双人核查包外灭菌标识，外包装是否潮湿、破损，确认合格后方可使用。

5）一次性无菌物品宜采用易于完整打开的纸塑包装材料。打开后，应用无菌持物钳夹取放于无菌手术器械台上，或由穿、戴好无菌手术衣、无菌手套的手术人员拿取，不可将物品倾倒或翻扣于无菌手术器械台上。

6) 向手术器械台上提供无菌物品时，应保持一定距离，不得进入或跨越无菌区域。传递器械及手术用品时，不应遮挡手术人员视线，并在无菌区域内传递。

7) 铺置手术无菌单的顺序应以手术切口为中心，遵循先下后上、先远端后近端、先相对污染后相对清洁的原则。手术无菌单一旦铺好不可移动，必须移动时应遵循由内向外的原则。

8) 术中及时擦净器械上的血液、浆液，保持器械台干燥，若怀疑器械台污染、浸湿应加铺手术无菌单或及时更换。术中注意保护手术切口，手术因故暂停时，切口应覆盖手术无菌单。眼科手术显微镜等术中跨越无菌区域的仪器、设备，跨越部位应使用无菌罩。

9) 接触污染部位的器械要单独放置，待污染部位操作结束后及时更换。手术切口周围和器械台加铺手术无菌单，手术人员更换手套，视情况更换手术衣。

10) 手术人员术中更换手术衣时，应先脱手术衣、摘手套，外科手消毒后，再穿无菌手术衣、戴无菌手套。交换位置时，其中一人应先退后一步，转身，采取背对背换位方式。

11) 手术过程中，减少人员走动，保持安静，尽量避免咳嗽、打喷嚏，不得已时应将头转离无菌区域。手术人员请他人擦汗时，头应转向一侧。口罩潮湿须及时更换。

12) 严格控制手术间参观人数，参观人员与手术区域距离 30cm 以上。

(4) 无菌技术各项操作流程

1) 干式无菌持物钳使用法

① 操作前准备

a. 操作人员：衣帽整洁，修剪指甲、洗手、戴口罩。

b. 环境：清洁、宽敞、明亮、定期消毒。

② 操作步骤

a. 评估使用无菌持物钳的环境，是否符合要求。

b. 检查并核对无菌包名称、有效期、灭菌标识，确保在灭菌有效期内使用。

c. 在靠近取物、操作处开启无菌持物钳包，记录启用、失效日期和时间。

d. 打开盛放无菌持物钳的容器盖，手持无菌持物钳并移至容器中央，闭合钳端后垂直取出，关闭容器盖。

e. 使用时保持钳端向下，在腰部以上视线范围内活动，不可倒转向上，操作过程中保持无菌持物钳下 2/3 不被污染，被（或疑似）污染应立即更换。

f. 用后闭合钳端，打开容器盖，快速垂直放回容器，关闭容器盖。

③ 注意事项

a. 评估使用无菌持物钳的环境，就近夹取无菌物品；需到远处夹取无菌物品时要连同持物筒一起移动。

b. 取、放无菌持物钳时应闭合钳端，避免接触容器边缘而被污染。

c. 无菌持物钳夹取油纱布后，不能再使用，防止油粘于钳端影响消毒效果或使空气中微粒沉积污染钳端。

d. 不可使用无菌持物钳进行换药、消毒皮肤，以免被污染。

e. 干式无菌持物钳和容器须每 4 小时更换 1 次，若被污染应随时更换。

f. 使用后的持物钳和筒由消毒供应中心集中处置。

2）无菌容器使用法

①操作前准备

a. 操作人员：衣帽整洁，修剪指甲、洗手、戴口罩。

b. 环境：清洁、宽敞、明亮、定期消毒。

②操作步骤

a. 评估使用无菌容器的环境，是否符合要求。

b. 检查并核对无菌容器名称、灭菌日期、失效期、灭菌标识，确保在灭菌有效期内使用。

c. 第一次使用时，应记录开启、失效日期和时间并签名，24小时内有效。

d. 取物时，打开容器盖，内面向上置于稳妥处或拿在手中，手不可触及容器内面。

e. 用无菌持物钳从无菌容器内夹取无菌物品时，应垂直夹取，无菌持物钳及物品不可触及容器边缘。

f. 取物后，立即将盖盖严。

g. 手持无菌容器时，应托住容器底部，手不可触及容器边缘及内面。

③注意事项

a. 严格遵循无菌操作原则。

b. 开、关盖时手不可触及盖的边缘及内面，以防止污染。

c. 从无菌容器内取走的物品，即使未用，也不可再放回无菌容器中。

3）取用无菌溶液法

①操作前准备

a. 操作人员：衣帽整洁，修剪指甲、洗手、戴口罩。

b. 环境：清洁、宽敞、明亮、定期消毒。

②操作步骤

a. 取盛有无菌溶液的密封瓶，擦净瓶外灰尘。

b. 检查并核对：瓶签上的药名、剂量、浓度和有效期；瓶盖有无松动；瓶身有无裂缝；溶液有无沉淀、浑浊或变色等不能使用的现象。

c. 用启瓶器撬开瓶盖，消毒瓶塞，待干后打开瓶塞。打开瓶塞后，必须把瓶塞的无菌面（内面）向上，放在稳妥处。

d. 手持溶液瓶，瓶签朝向掌心，倒出少量溶液旋转冲洗瓶口，再由原处倒出溶液至无菌容器中，倒溶液时高度适宜，勿使溶液溅出。

e. 倒好溶液后立即塞好瓶塞，瓶内存留的溶液如继续使用，在瓶签上注明开瓶日期及时间并签名，放回原处。

f. 按要求整理用物并处理。

③注意事项

a. 严格遵守无菌操作原则。

b. 不可将物品伸入无菌溶液内蘸取溶液；倾倒液体时不可接触无菌溶液瓶口。

c. 已倒出的溶液不可再倒回瓶内以免污染剩余溶液。

d. 已开启的无菌溶液瓶内的液体，24小时内有效。

4）铺置无菌器械台

①操作前准备

a.护士准备：手术室专用洗手衣裤，手术室专用鞋，戴口罩、帽子。

b.环境准备：手术间环境符合要求（开台位置选择近手术区较宽敞区域铺置无菌器械台）。

②操作步骤

a.评估手术间的环境，是否符合要求。

b.检查并核对无菌包名称、灭菌日期、包外化学指示物，确保在灭菌有效期内使用，包装是否完整、干燥、有无破损。

c.开启无菌包：打开无菌包外层包布后，由巡回护士用无菌持物钳打开内层无菌单；顺序为先打开近侧，检查包内灭菌化学指示物合格后再走到对侧打开对侧，无菌器械台的铺巾保证4～6层，四周无菌单垂于车缘下30cm以上，并保证无菌下缘在回风口以上。

d.开启无菌物品时，巡回护士可先协助洗手护士穿无菌手术衣、戴无菌手套，再由巡回护士一对一打开无菌敷料、无菌物品。或由巡回护士使用无菌持物钳将无菌物品打至无菌器械台内，再将无菌器械台置于无人走动的位置。

③注意事项

a.洗手护士穿无菌手术衣、戴无菌手套后，方可进行器械台整理。未穿无菌手术衣及未戴无菌手套者，手不得跨越无菌区及接触无菌台内的一切物品。

b.铺置好的无菌器械台原则上不应进行覆盖。

c.无菌器械台的台面为无菌区，无菌单应下垂台缘下30cm以上，手术器械、物品不可超出台缘。

d.保持无菌器械台及手术区整洁、干燥。无菌巾如果浸湿，应及时更换或重新加盖无菌单。

e.移动无菌器械台时，洗手护士不能接触台缘平面以下区域。巡回护士不可触及下垂的手术布单。

f.洁净手术室建议使用一次性无菌敷料，防止污染洁净系统。

g.无菌包的规格、尺寸应遵循《医疗机构消毒技术规范》（WS/T367—2012）C.1.4.5的规定。

三、洗手岗位

（一）洗手护士岗位职责

1.负责在手术台上协助医师进行手术。

2.术前一日：了解主刀医师习惯、手术方式及步骤的配合要点。

3.负责核对手术物品是否齐全和适用。

4.严格执行无菌技术操作规范。

5.负责整理器械台，严格执行手术物品清点制度。

6.负责手术配合，包括所需器械及物品的传递、标本的保管、仪器参数的报读、管道的连接等。

7.负责术后手术台的整理、器械及物品的清点；协助安置患者；协助手术间清洁消毒。

（二）与岗位相关的工作制度

1.手术室无菌技术管理制度 见"巡回岗位"。

2. 手术物品清点制度 见"巡回岗位"。

（三）与岗位相关的操作流程

1. 外科手消毒（图 1-1，图 1-2）

（1）操作前准备

1）仪表、着装符合要求；摘除手部饰物，挽起衣袖，修剪指甲，长度不应超过指尖。

2）物品准备：洗手池、非手触式水龙头、流动水、洗手液、干手用品、手消毒剂、时钟等。

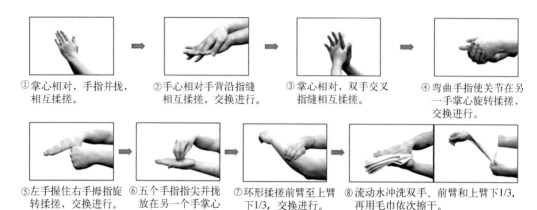

①掌心相对，手指并拢，相互揉搓。

②手心相对手背沿指缝相互揉搓，交换进行。

③掌心相对，双手交叉指缝相互揉搓。

④弯曲手指使关节在另一手掌心旋转揉搓，交换进行。

⑤左手握住右手拇指旋转揉搓，交换进行。

⑥五个手指指尖并拢放在另一个手掌心旋转揉搓，交换进行。

⑦环形揉搓前臂至上臂下1/3，交换进行。

⑧流动水冲洗双手、前臂和上臂下1/3，再用毛巾依次擦干。

图 1-1 外科洗手方法

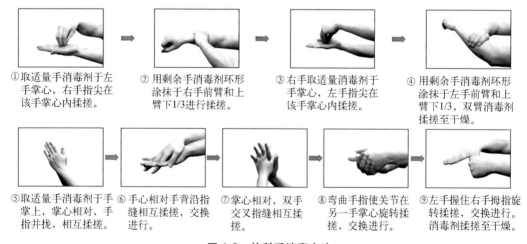

①取适量手消毒剂于左手掌心，右手指尖在该手掌心内揉搓。

②用剩余手消毒剂环形涂抹于右手前臂和上臂下1/3进行揉搓。

③右手取适量消毒剂于手掌心，左手指尖在该手掌心内揉搓。

④用剩余手消毒剂环形涂抹于左手前臂和上臂下1/3，双臂消毒剂揉搓至干燥。

⑤取适量手消毒剂于手掌上，掌心相对，手指并拢，相互揉搓。

⑥手心相对手背沿指缝相互揉搓，交换进行。

⑦掌心相对，双手交叉指缝相互揉搓。

⑧弯曲手指使关节在另一手掌心旋转揉搓，交换进行。

⑨左手握住右手拇指旋转揉搓，交换进行。消毒剂揉搓至干燥。

图 1-2 外科手消毒方法

（2）操作方法

1）在流动水下充分淋湿双手、前臂和上臂下 1/3。

2）取 3 ～ 5ml（3 喷）洗手液清洗双手、前臂和上臂下 1/3，并认真揉搓。清洁双手时，注意清洁指甲下的污垢和手部皮肤皱褶处。

3）流动水冲洗双手、前臂和上臂下 1/3。

4）同样方法再清洗一次。

5）用干手用品擦干双手，前臂和上臂下 1/3。

6）取适量的手消毒剂于左手掌心，将右手指尖浸泡在手消毒剂中（≥5 秒），将剩余手消毒剂涂抹右手、前臂直至上臂下 1/3，确保通过环形运动环绕前臂至上臂下 1/3，将手消毒剂完全覆盖皮肤区域，持续揉搓 10～15 秒，直至消毒剂干燥。

7）取适量的手消毒剂放置于右手掌上，同样的方法消毒左手指尖、前臂和上臂下 1/3。

8）取适量的手消毒剂于手掌上，揉搓双手直至手腕，揉搓方法同洗手方法的步骤，揉搓至消毒剂干燥。

（3）注意事项

1）在整个手消毒过程中应保持双手位于胸前并高于肘部，使水由手部流向肘部，洗手时间不少于 2 分钟。

2）消毒后双手悬空置胸前，禁止双手下垂。

3）操作完成时间约 5 分钟。

2. 穿无菌手术衣（图 1-3）

（1）操作人员仪表要求

1）操作人员双手不能戴任何首饰及手表，指甲不能过长，不能涂指甲油。

2）操作人员着手术室专用洗手衣裤和手术室专用拖鞋，衣袖卷高至上臂下 1/3、刷手衣应系入裤子内，保持刷手衣干燥，一旦污染应及时更换。内穿衣物不能外露于刷手衣外。

3）操作人员要求头戴布帽 / 一次性帽子（头发全部遮挡），戴一次性外科口罩（口、鼻全部遮挡）。

4）按外科手消毒方法操作规程完成外科洗手和外科手消毒。

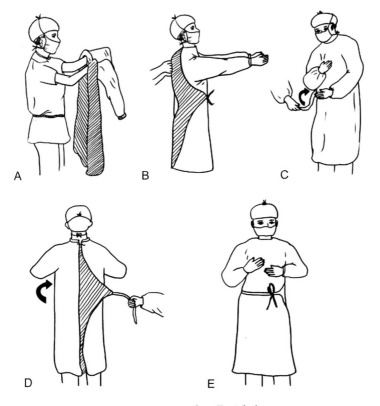

图 1-3　穿无菌手术衣

（2）操作步骤

1）检查无菌手术衣包，检查有无过期、破损、潮湿等不能使用情况，灭菌指示标识是否合格等。

2）拿取无菌手术衣，选择较宽敞处站立，面向无菌台，手提衣领，抖开，使无菌手术衣的另一端下垂。

3）两手提住衣领两角，衣袖向前位将手术衣展开，举至与肩同齐水平，使手术衣的内侧面面对自己，顺势将双手和前臂伸入衣袖内，并向前平行伸展，手不可出袖口，无接触式戴手套将袖口边缘压紧包住。

4）巡回护士在穿衣者背后抓住衣领内面，协助将袖口后拉，并系好领口的一对系带及左叶背部与右侧腋下的一对系带。

5）应采用无接触式戴无菌手套。

6）解开腰间活结，将右叶腰带递给台上其他手术人员或交由巡回护士用无菌持物钳夹取，旋转后与左手腰带系于胸前，使手术衣右叶遮盖左叶。

7）脱无菌手术衣原则是由巡回护士协助解开衣领系带，先脱手术衣，再脱手套，确保不污染洗手衣裤。

（3）注意事项

1）穿、脱无菌手术衣必须在相应手术间进行。

2）待手上的消毒液形成一层保护膜后（手上的消毒液干燥后），方可穿手术衣。

3）无菌手术衣不可触及非无菌区域，如有质疑立即更换。

4）有破损的无菌衣或可疑污染时立即更换。

5）巡回护士向后拉衣领时，不可触及手术衣外面。

6）穿无菌手术衣人员必须戴好手套，方可解开腰间活结或接取腰带，未戴手套的手不可拉衣袖或触及其他部位。

7）无菌手术衣的无菌区范围为肩以下、腰以上及两侧腋前线之间。

8）未手术时，双手放置胸前或插入胸前口袋中。

3. 无接触式戴无菌手套（图 1-4）

（1）操作人员仪表要求：同"穿无菌手术衣"。

（2）自戴无菌手套方法

1）穿无菌手术衣时双手不露出袖口。

2）检查并核对无菌手套袋的号码。

3）将手套袋平放于无菌器械台上打开。

4）隔衣袖取手套置于同侧的掌侧面，指端朝向前臂，拇指相对，反折边与袖口平齐，隔衣袖抓住手套边缘并将之翻转包裹手及袖口，同法戴好。

5）将手套的翻边套在工作服衣袖外面，双手对合交叉检查是否漏气，并调整手套位置。

（3）摘除手套方法

1）用戴手套的手抓取另一手套的外面翻转摘除。

2）用已摘除手套的手伸入另一手套的内侧面翻转摘除。注意清洁手不被手套外侧面污染。

（4）穿、脱手套注意事项

1）严格遵守无菌操作原则。

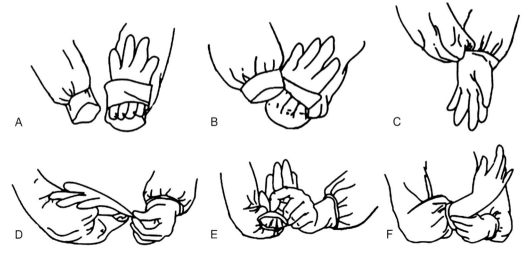

图 1-4　无接触式戴无菌手套

2）选择合适手掌大小的手套尺码；修剪指甲以防刺破手套。

3）向近心端拉衣袖时用力不可过猛，袖口拉到拇指关节处即可。

4）双手始终不能露于衣袖外，所有操作双手均在衣袖内。

5）戴手套时，将反折边的手套口翻转过来包裹住袖口，不可将腕部裸露。

6）戴手套时手套外面（无菌面）不可触及任何非无菌物品；已戴手套的手不可触及未戴手套的手及另一手套的内面；未戴手套的手不可触及手套的外面。

7）戴手套后双手应始终保持在腰部或操作台面以上视线范围内的水平；如发现有破损或可疑污染应立即更换。

8）感染、骨科等手术时手术人员应戴双层手套（穿孔指示系统），有条件时内层为彩色手套。

9）脱手套时，应翻转脱下，避免牵拉，注意勿使手套外面（污染面）接触到皮肤；脱手套后应洗手。

10）脱手术衣及手套注意事项：①先脱手术衣，再脱手套，确保不污染刷手衣裤；②摘手套时，注意手不被手套外侧面污染；③术后及时脱去手术衣及手套，不可穿污染的手术衣及手套随意走动及触摸物品，以免造成交叉感染。

4. 眼科手术野皮肤、黏膜消毒技术

（1）方法

1）评估

①评估患者的合作程度，向其解释操作目的与方法，取得配合。

②评估患者眼部皮肤情况。

2）准备

①按岗位要求着装，保持整洁，洗手、戴口罩。

②环境清洁、安静，光线适宜。

③依据病历核对手术患者的姓名、床号、年龄、性别、住院号、手术名称及眼别、过敏史，并核对腕带相关信息。幼儿及沟通障碍患者，与家属核对患者信息。

④患者取坐位或仰卧位。

⑤物品准备：病历、无菌棉签、皮肤黏膜消毒液，表面麻醉剂、抗生素滴眼液，速干手消毒液。

3）操作流程

①备齐用物至患者旁，核对患者信息。意识清醒的患者，请患者说出姓名、手术眼别及过敏史，复述并核对腕带信息。无法正常沟通的患者，双人核对腕带信息。确保手术患者及手术部位正确。

②评估并解释：向患者解释操作目的并评估患者的头发状况，用医用胶带将帽檐固定于发际，将患者头部放置于手术床头枕内。确保帽子全部遮盖头发，确保患者舒适，枕后无发髻。

③消毒睫毛根部及睑缘：用5%聚维酮碘黏膜冲洗消毒液的棉签或棉球涂抹睫毛根部和睑缘，重复消毒3次。消毒方法：由内眦向外眦涂抹，顺向消毒，避免重复。

④再次更换蘸有5%聚维酮碘黏膜冲洗消毒液的棉签或棉球消毒眼睑及周围皮肤。消毒顺序以睑裂为中心，从内向外，先颞侧后鼻侧。消毒范围：上方至发际，下至鼻唇沟与耳垂连线，鼻侧过鼻中线，颞侧至耳前线，重复消毒3次（图1-5）。

⑤消毒结膜囊：用2ml注射器抽取5%聚维酮碘黏膜冲洗消毒液，在手术开始前用无菌棉签推开眼睑，往下结膜囊穹窿部注入2滴5%聚维酮碘黏膜冲洗消毒液，计时3分钟。计时到，用灌注液或生理盐水冲洗结膜囊里的消毒液。

（2）注意事项

1）操作过程中严格执行无菌技术操作原则。

2）消毒前，嘱患者轻轻闭上双眼。

3）消毒必须以术野为中心，由内向外进行。消毒睫毛根部及睑缘时，消毒棉签或棉球不得来回涂抹。消毒眼睑及周围皮肤时，接触边缘的消毒棉签或棉球不得返回中央涂抹，及时更换棉签或棉球。

4）消毒过程中避免触及角膜。

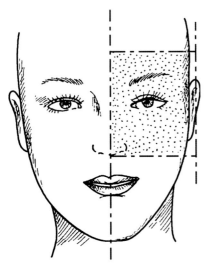

图1-5 眼部手术野皮肤消毒范围

（3）供皮区（耳后）皮肤消毒：手术前做好供皮区皮肤备皮、消毒。首先使用肥皂水清洗皮肤，剃除毛发，范围应超过供皮区周围2～3cm，包括耳上、耳后头发，然后用水清洗干净，至手术室前用5%聚维酮碘黏膜冲洗消毒液消毒供皮区皮肤3遍后用无菌纱布、绷带包扎。取皮前，再次消毒供皮区两次，范围为切口及周围15～20cm区域。

（4）口唇黏膜消毒：患者于手术前3天起，每天3餐后使用复方硼砂漱口液漱口，至手术室前，再漱口1次。

5.眼科手术野铺单技术

（1）方法

1）评估：评估患者合作程度、心理状况，向局部麻醉患者解释操作的目的与方法，取得配合。

2）准备

①根据病历核对手术患者的姓名、床号、年龄、性别、住院号、手术名称及眼别等，并核对腕带相关信息。

②手术医师按手术人员着装原则着装，外科手消毒。

③物品准备：病历、眼科手术无菌敷料包。

3）操作流程

①患者仰卧于手术床上，按眼别标识消毒术野。

②手术医师外科手消毒后，取两块无菌单，错位重叠，用拇指、示指及中指、环指分别夹住无菌单的两端，巡回护士协助患者抬头，医师将无菌单长边置于患者颈后，表面一层向上裹住术眼耳际及非手术眼，把左右两侧的单角在前额处交叉、固定。

③手术医师穿戴好无菌手术衣、手套，以术眼为中心铺置眼科手术无菌洞巾。

a. 带贴膜一体式无菌洞巾：手术医师取未展开的无菌洞巾，撕下贴膜处胶膜，暴露粘贴面；左手持无菌棉签，嘱患者睁眼，向下轻拉术眼下眼睑，使睫毛呈外翻状，右手持无菌洞巾粘贴面向下粘贴下睑缘；同法粘贴上睑缘；依次展开洞巾左右两侧，再展开上下两侧，形成手术无菌操作区域；沿睑缘剪开贴膜，注意洞巾贴好展开后，不能移动位置，避免污染术野。

b. 无贴膜式无菌洞巾：手术医师取无菌洞巾，将开孔部对准术眼，以术眼为中心展开，形成无菌操作区域。原则：先对侧后近侧。另取无菌手术贴膜，揭开集液装置一侧的塑形纸，暴露粘贴面，将其粘贴在患者鼻梁部无菌洞巾上，嘱患者睁眼，手术医师手持无菌棉签分别轻拉上下睑，使眼睫毛呈外翻状，将贴膜平铺贴于眼部皮肤及洞巾上，取下贴膜上的塑形纸，沿睑缘剪开贴膜。

（2）注意事项

1）铺置眼科手术无菌洞巾时，应由穿戴好无菌手术衣、无菌手套的手术医师与洗手护士共同完成。

2）眼科手术无菌单应严密覆盖手术部位，以严格控制感染为目的，拓展眼科手术无菌区域，创造规范化手术器械摆放条件，方便手术医师操作。临床上常用的眼科手术无菌单有一次性无菌手术单、医用织物类无菌手术单等，以便按需选择。

3）铺置后的眼科无菌手术单勿移动位置，避免污染术野。如铺置不准确，只能向切口外移动，不能向切口内移动。

4）待皮肤黏膜消毒液、泪液完全干燥后，粘贴无菌手术贴膜。

5）粘贴带贴膜一体式无菌洞巾时，需特别注意集液装置粘贴标识提示，根据手术眼位选取正确方向，避免倒置。

6. 眼科手术摆台操作

（1）方法

1）洗手护士着装规范，戴帽子、口罩，进行外科洗手和外科手消毒。

2）摆台者按无菌包数量与巡回护士核对无菌台化学指示卡变色状态，将核对后的指示卡放在无菌台的最右下角。

3）在无菌弯盘里盛放一个消毒杯（消毒杯备好眼内灌注液）横放在无菌台左上角，眼后节手术可放置在托盘上。

4）将手术器械盒放在无菌台上方正中处，手术器械按手术步骤由左到右或近切口端到远切口端摆放。

5）将无菌台上的无菌纱布、棉签（应蘸湿头端，将棉絮拧实）放在无菌台右上角。

6）将两个消毒杯放在肾型弯盘里（一个用于存放使用过的锐器，另一个用于盛放蘸湿棉签的眼内灌注液），放在无菌台右下角（眼前节手术），后节手术可放置在仪器托盘上。

7）手术刀使用完毕后放置在器械垫的最右边或远切口端，以防被扎伤。

8）将未使用的缝针放置在器械盒的上方，使用后的缝针应用蘸湿的纱布包裹放在肾型弯盘里。

9）将标定好的超乳手柄和I/A管根据主刀正侧位置摆放，正位者将手柄头端向着摆台者摆放在无菌台左上角，侧位者将手柄摆放在超乳仪的无菌托盘上。

10）后段手术可增加一个肾型弯盘盛有灭菌注射用水放置在无菌台的右下角，以便清洗器械。

（2）注意事项

1）铺无菌器械台的区域应保持清洁干燥，避免无菌区域潮湿、污染。

2）上台者手部及其他无菌物品不可触及无菌区边缘。

3）手术刀未使用前勿将头端保护套拔除。

4）手术台上产生的医疗废物应按照分类要求进行收集和处理，切勿滞留在无菌台上，随时保持台面整洁。

7.**手术器械传递法**　眼科手术是一个复杂且精细的过程，须分秒必争，手术的持续时间对手术质量、术中出血和术后感染有较大的影响。洗手护士熟练地掌握各种手术器械的握持和传递方法，当手术医师示意更换器械时，能在正确的时间和位置传递正确的器械，使医师不需要花费时间调整，节约手术时间，提高手术质量。眼科手术多在显微镜下完成，使用器械多为显微器械，尖端锐利，传递显微器械时，洗手护士应避免碰触器械尖端，可将器械放置于弯盘中采用无触式传递，既能保护手术器械，同时还能有效防止锐器伤的发生，避免职业暴露。

（1）方法

1）手术刀安装、拆卸及传递法：安装刀片时，用持针器夹持刀片前段背侧，轻轻用力将刀片与刀柄槽相对合；拆卸刀片时，用持针器夹住刀片的尾端背侧，向上轻抬，推出刀柄槽。传递手术刀时，将手术刀放置于弯盘内，采取无触式传递方法，水平传递给术者。

2）显微器械传递法：洗手护士传递显微器械时，手持器械上1/3或下1/3处，闭合开口，水平或直立式传递；或将显微器械放置于弯盘内，采用无触式传递方法。

3）眼用剪、止血钳传递法：洗手护士用拇指、环指握凹侧上1/3处，示指、中指握凸侧上1/3处，利用手腕部运动，适当力度将柄环部拍打在手术医师的掌心上。

4）组织镊、平镊传递法：洗手护士握镊子尖端，闭合开口，直立式传递，手术医师握接镊子中部。

5）持针器传递法：洗手护士捏住持针器中部，缝线尖端朝向手心，针弧朝外，缝线搭在手背或用手夹持，利用手腕部运动，适当力度将柄环部拍打在手术医师的掌心上。

6）眼深部拉钩、眼睑拉钩传递法：洗手护士握住拉钩前端，将柄端水平传递给手术医师。

7）咬骨钳传递法

①枪状咬骨钳：洗手护士握咬骨钳轴部传递，手术医师握接柄部。

②双关节咬骨钳：洗手护士拇指与其余四指分别握咬骨钳头端两侧，手术医师握接柄部。

8）骨锤、骨凿传递法：洗手护士右手握骨锤头端，将柄部水平传递给手术医师右手；左手握骨凿头端，将凿柄传递给手术医师左手。

9）人工晶状体植入系统传递法：洗手护士手持安装好晶状体的人工晶状体植入系统头端下 1/3 或尾端上 1/3 处，水平传递给手术医师。

（2）注意事项

1）传递器械前后应检查器械完整性，防止缺失部分遗留在手术部位。

2）传递器械应做到稳、准、轻、快，用力适度以达到提醒术者注意力为限。

3）传递器械的方法应准确，以医师接过后无须调整方向即可使用为宜。

4）安装、拆卸手术刀刀片时应尖端朝下，指向无菌器械台面，注意避开人员。

5）传递锐利器械时，建议采取无触式传递方法，避免职业暴露。

6）向对侧或跨越式传递器械，禁止从医师肩、背后传递。

7）及时清除手术野周围暂时不需要使用的器械，避免堆积、防止器械掉落地面。

8. 人工晶状体的安装　白内障超声乳化摘除手术是眼科手术中最常见的手术类型，手术后患者常一期或二期植入人工晶状体。人工晶状体的分类方式有多种，按人工晶状体的成像分类可分为球类晶状体和非球类晶状体，按人工晶状体的材质分类可分为可折叠晶状体和不可折叠晶状体（硬晶状体），按襻与光学面材料异同分类可分为一片式和三片式晶状体；按晶状体襻的设计分类可分为改良型 C 型双襻晶状体、三个襻晶状体、四个襻晶状体和平板型晶状体；按人工晶状体功能分类可分为单焦晶状体、双焦晶状体、三焦晶状体、矫正散光晶状体和矫正近视晶状体。人工晶状体的造价昂贵，属体内植入物，一旦出现意外将对患者健康及手术预后造成影响。因此，洗手护士在安装晶状体前，应仔细阅读晶状体说明书，严格遵守无菌技术操作规范，正确安装人工晶状体。操作方法如下。

（1）核对：巡回护士与主刀医师确认晶状体品牌及度数后，巡回护士与洗手护士和（或）具有执业资格的医师或护士双人核对患者姓名、住院号 /ID 号、眼别、人工晶状体品牌及型号、计算公式、A 常数、人工晶状体度数、预留度数及人工晶状体有效期，核对无误后方可将人工晶状体开上台。

（2）安装晶状体：使用医用透明质酸钠填充推注头，晶状体植入镊夹住人工晶状体光学部边缘并放置于推注头内，安装推注头至推注器前端，缓慢推动推杆，使人工晶状体进入推注头尖端。

四、器械岗位

（一）器械护士岗位职责

1. 负责手术间的器械及手术包灭菌、调配、发放、协调使用和保养工作。

2. 负责与夜班护士交接器械清点情况和贵重器械情况。

3. 准备好压力蒸汽灭菌器，使其处于备用状态。确认每炉次高压灭菌的参数、灭菌结果，注明器械去向，完善灭菌记录。

4. 检查器械柜内的器械，检查灭菌物品的有效期，注意按失效日期先后顺序摆放，过期物品应重新灭菌处理。

5. 根据手术需求高压灭菌手术器械，分配到各手术间，并与巡回护士确认化学指示卡变色合格，保证及时供应。

6. 手术开始后巡视各手术间，检查有无遗漏所需的器械，及时给予补充。

7. 已使用的器械及时清洗、干燥，检查组装已清洗干燥的器械，并检查器械功能情况，如发现损坏或遗失的器械要及时报告。

8. 组装器械并完成器械打包工作。

9. 负责对损坏的器械进行更换或及时送修。

10. 负责灭菌间和检查包装间的安全检查，下班时关闭仪器及电源。

（二）与岗位相关的工作制度

1. 手术室器械管理制度

（1）手术器械由手术室护士负责统一请领、保管及使用。

（2）医院设备科负责器械的购置，订购特殊器械时先由手术科室提出意见，与手术室共同协议后再申请购买。

（3）手术室建立器械专柜，按手术专科进行分类放置，专人管理。做到标签醒目、摆放有序、建账立册、账物相符。

（4）每周清洁整理器械柜，每月对器械进行保养，每 6 个月对器械清点整理。

（5）手术器械包按手术所需组合使用，设器械名称、数量基数卡，便于各环节清点。

（6）择期手术的器械，由器械护士根据手术所需准备。特殊专用器械，手术者须在通知单上注明器械的名称、用途、型号及配件。

（7）手术室备有一定数量的器械包，以满足急诊手术的需要。

（8）严禁将手术器械拿出手术室挪为他用。严禁自带手术器械在手术室使用。

（9）本院医师若需要带器械外出会诊，须向医务科提出申请，最后将审批结果和外出通知复印件交给手术室护士长。手术室护士准备器械给外出医师，并做好备案。

（10）发现器械损坏，由发现的护士填写器械损坏单，器械专管人员查看器械功能状态，决定该器械的处理方案。

（11）工作人员损坏器械，按照医院相关制度进行处理。

（12）试用手术器械因未进入医院采购流程，需办理相关试用手续后方可使用。

2. 手术室无菌物品管理制度

（1）无菌物品储存管理

1）无菌物品与非无菌物品必须分开存放，严防混淆。

2）无菌物品应存放在无菌物品存放间的存放架或存放柜内，存放架或存放柜应便于清洁，不易生锈；保存环境应清洁、明亮、通风，照明光线充足；无菌物品存放区环境温度 ≤ 27℃，相对湿度 ≤ 60%。

3）无菌物品应分类存放，存放位置相对固定，标识清晰。物品存放架或柜应距地面 ≥ 20cm，距离墙壁 ≥ 5cm，距离天花板 ≥ 50cm。

4）无菌物品间应每日湿式清洁地面，避免扬尘；每日紫外线消毒两次；每周清洁消毒存放柜或存放盒。

5）无菌物品存放区设专人管理。接触无菌物品前应洗手或手消毒。清点物品时以目测为主，减少触摸。

6）摆放无菌物品时，应按照灭菌日期的先后顺序依次摆放，灭菌标志醒目。

7）纸塑包装、医用无纺布的无菌物品有效期均为180天；布类包装的无菌物品有效期为7天。

8）无菌物品保存环境疑有污染、受潮或对灭菌包的包装质量产生怀疑时，应停止使用并对包内物品进行重新清洗、包装、灭菌。

（2）无菌物品使用规定

1）进入灭菌物品储存区应戴口罩，接触无菌物品前应洗手或手消毒。

2）取用无菌物品时应遵循"左进右出，先进先出"的原则，应查看每个包的失效期。

3）打开无菌物品前，首先检查灭菌日期、灭菌指示标记是否达到灭菌合格标准，包装是否完整，有无松散、有无潮湿、有无破损，失效、灭菌指示标记变色不合格、包装不合格的物品不能使用，打开无菌物品后检查包内灭菌指示卡变色合格后方可使用。

4）近效期的无菌物品放置在"请先使用"的位置，优先使用。

5）术中使用所有植入性物品开启前应严格执行双人查对制度，使用后在护理记录单、植入物登记本做详细记录。

6）使用后若发生热原反应、感染或其他异常情况时，必须及时留取样本送检，并做详细记录，报告院感办、设备科及护理部。

7）若发现不合格产品或质量可疑产品时，应停止使用并由院感办或设备科报告当地药品监督管理部门，不得自行做退、换货处理。

8）一次性物品严禁重复使用，使用后按医疗废物处理规范处理。

（3）无菌物品的质量监督

1）包装灭菌岗位的人员应每天检查无菌包的有效期，近失效期的应提醒巡回护士先使用。

2）每周检查所有无菌物品的有效期，包装灭菌质量，不合格的物品应重新清洗、打包、灭菌。

（三）与岗位相关的操作流程：眼科手术器械清洗、消毒及灭菌流程

眼科手术器械清洗、消毒及灭菌流程应严格遵循国家卫生和计划生育委员会颁布的《医院消毒供应中心　第2部分：清洗消毒及灭菌技术操作规范》WS310.2—2016的相关规定，确保器械清洗质量及性能的完好，保障手术安全，延长器械使用寿命。

【眼科器械的清洗流程】

1. 预处理

（1）操作流程（图1-6）。

（2）操作步骤

1）使用低纤维絮软布擦拭或水下冲洗器械。禁止使用生理盐水等对器械有损伤的液体进行预处理。

2）特殊手术器械遵循厂家说明书进行处理，管腔器械在使用间隙应多次冲吸水，及时去除管腔内的残留杂质，防止管腔堵塞。

3）检查、清点预处理后的器械。

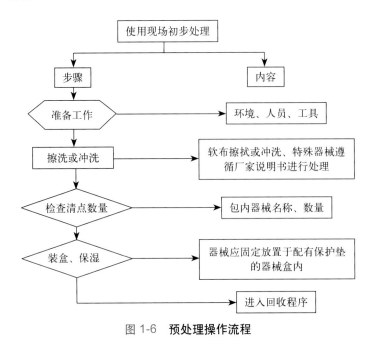

图 1-6 预处理操作流程

4）将手术器械固定放置于专用精密器械盒或底层有保护垫的容器中，固定放置。尖锐器械应安装防护套，以保护功能端，确保器械清洗消毒流程有序进行。

（3）注意事项

1）使用者应及时对手术器械进行预处理，并在污物干涸凝固前完成操作。

2）对于特殊管腔器械，例如超声乳化手柄，应遵循器械生产厂家提供的使用说明或指导手册的处理步骤及要求进行预处理。手术结束后应立即冲洗手柄表面及管腔内部，以防止污染物凝固而导致抽吸口及管腔内阻塞；踩动设备脚踏，带动手柄一端，抽吸蒸馏水 200ml 左右，冲洗超声乳化手柄管腔内的组织碎片，并观察液流管路内的冲洗液颜色，冲至无肉眼可见污物即可。手柄连接线应使用蘸取纯化水的湿纱布擦拭，以清除血渍和污渍。

3）对于结构复杂的器械，应严格遵循器械生产厂家提供的使用说明或指导手册拆分器械。若器械管腔中带有软芯，应将其拔出，避免遮盖洗涤面，影响处理效果。

2.回收

（1）操作流程（图 1-7）。

（2）操作步骤

1）回收人员按规范着装，穿戴防护用品，包括穿工作服，戴口罩、帽子等。

2）回收工具准备齐全，例如专用器械盒、密闭容器、运送车等。

3）手术结束后即刻进行器械回收。回收中使用专用器械盒及盒垫进行保护，分层放置，轻拿轻放；交接、清点手术器械数量并记录，检查器械功能状态，遇特殊情况做口头或书面说明。

4）对清点核查存在数量及质量问题的器械应及时与临床使用科室沟通。

5）回收工具及容器每次使用后予以清洗、消毒、干燥后备用。

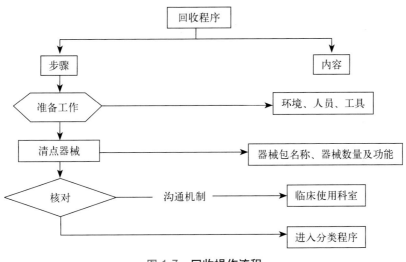

图 1-7　回收操作流程

（3）注意事项

1）应实行封闭式回收方式，回收容器应具备防液体渗漏、不易刺破，易清洗、消毒的特性。

2）应实行保护性回收方式，回收器械放置于具有保护垫或支架的器械盒内，避免挤压、碰撞，防止机械性损伤。

3. 分类

（1）操作流程（图 1-8）。

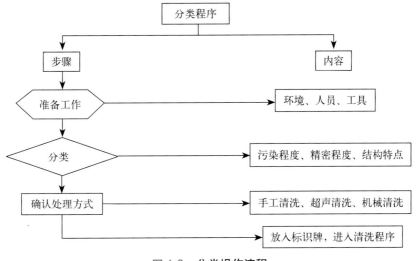

图 1-8　分类操作流程

（2）操作步骤

1）操作人员按规范着装，穿戴防护用品，包括穿防水围裙或隔离衣，戴口罩、帽子等。

2）分类工具准备齐全，如使用带固定置架的专用篮筐、器械盒、密纹筐及盒垫等。

3）根据器械污染程度、精密程度及结构特点进行分开装载，方便清洗。

4）确认处理方式，并落实器械分类的清点、记录工作。

（3）注意事项

1）操作过程需注意轻拿轻放，防止碰撞。

2）组合器械拆分后应放置在同一清洗筐内并放入标识牌。

4. 清洗　眼科手术器械清洗方法分为手工清洗和机械清洗。

（1）操作流程（图 1-9）。

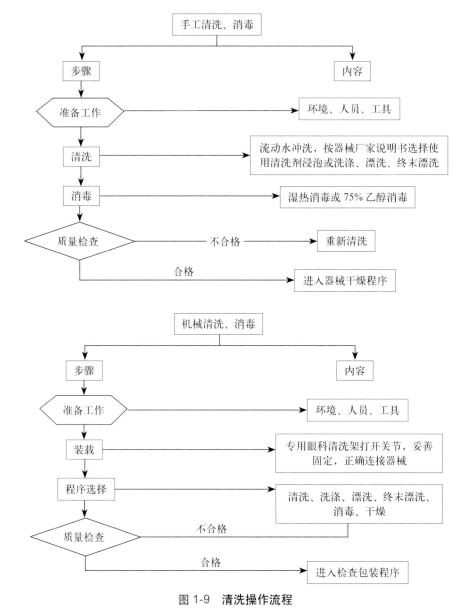

图 1-9　清洗操作流程

（2）操作步骤

1）手工清洗操作步骤

①操作人员按规范着装，穿戴防护用品，包括口罩、帽子、护目镜或防护面屏、隔离

衣或防水围裙、手套、防水鞋等。

②准备清洗设备及物品，包括清洗剂、润滑剂、压力水枪、压力气枪、医学专用清洗刷等。

③操作方法

A. 基础类器械的清洗——以角膜剪为例。

a. 冲洗：流动水下冲洗器械各部位。手工清洗时，水温宜为 15 ～ 30℃。

b. 洗涤：遵循器械生产厂家提供的使用说明或指导手册选用医学清洗剂。将器械浸入清洗液中，使用医学专用清洗刷于液面下对器械表面、缝隙、关节、齿牙等处进行刷洗，刷洗力度应适中。

c. 超声波清洗器清洗：遵循器械和设备生产厂家提供的使用说明或指导手册正确选择超声清洗方法。将器械各轴节部充分打开并放入篮筐内，使其器械完全浸没于水面下。眼科显微手术器械超声频率宜在 80 ～ 100kHz，并严格掌握超声清洗时间，超声时间宜在 3 ～ 5 分钟，可根据器械污染情况适当延长时间，不宜超过 10 分钟。

d. 漂洗：流动水下彻底冲洗器械表面残留的清洗剂。

e. 终末漂洗：用纯化水进行彻底漂洗，电导率 ≤ 15μS/cm（25℃）。

B. 管腔类器械的清洗——以超声乳化手柄为例。

a. 冲洗：在流动水下冲洗器械表面。用 50ml 注射器抽吸纯化水反复推注冲洗超声乳化手柄管腔至少 3 次，通过灌注和抽吸管路的方法去除管腔内残留碎屑。如有压力水枪设备建议使用压力水枪冲洗手柄管腔。

b. 洗涤：遵循器械生产厂家提供的使用说明或指导手册选用医用清洗剂。使用低纤维软布擦拭手柄及电源线表面残留物，必要时可使用医学专用清洗刷在液面下进行手柄外表面的刷洗；可选择专用的、适宜的管腔刷在液面下进行灌注管腔和抽吸管腔的刷洗，注意管腔刷应选择不会导致异物残留的专用管腔清洗刷；用 50ml 注射器抽吸纯化水反复推注冲洗超声乳化手柄管腔至少 3 次，至水流呈直线。如有压力水枪设备建议使用压力水枪冲洗手柄管腔，确保管腔内无杂质残留。

c. 漂洗：流动水下冲洗器械各部位，应用 50ml 注射器或有压力水枪设备建议使用压力水枪冲洗手柄管腔。

d. 终末漂洗：应用纯化水彻底冲洗器械及管腔。

C. 镜面类器械的清洗。

a. 根据光学透镜生产厂家提供的使用说明或指导手册，配制清洗剂。

b. 冲洗：流动水下用吸水海绵反复擦洗镜子两面的血迹和污迹。

c. 洗涤：浸泡在清洗剂 10 分钟后用吸水海绵擦洗镜面的血渍和污渍。液面下进行擦洗，避免气溶胶产生和水花飞溅。

d. 漂洗：流动水下彻底漂洗镜面的清洗剂等残留物。

e. 终末漂洗：用流动纯水反复漂洗。

2）机械清洗操作步骤

①人员准备：工作人员着装及防护要求与手工清洗操作相同。

②设备及物品准备：包括清洗消毒器、眼科专用清洗架、微型器械带盖筐、清洗网筐，以及手工清洗使用的设备及物品。

③预处理：用流动水初步冲洗，除去血液、黏液等污染物。

④装载

a. 将眼科手术器械分类摆放于专用的清洗篮筐内，切勿相互碰撞和挤压。显微器械应妥善固定在清洗篮筐内；尖锐器械宜使用前挡塞固定插件以保护器械功能端，同时可避免人员意外伤害；管腔类器械须与灌注装置相连接，以保证水流的充分灌注与冲洗；对于极狭小管腔或针头可使用清洗器的转换接头进行连接清洗，因其内部配置了过滤片，可提供40μm等级的过滤，确保清洗时狭小管腔不被堵塞并保证清洗效果。

b. 放入清洗标识牌并启动清洗消毒程序。选择眼科器械专用机洗程序进行清洗消毒。眼科清洗消毒程序包括预洗、主洗、两次漂洗、终末漂洗和湿热消毒、干燥。预洗阶段水温不高于45℃，湿热消毒温度不低于90℃，时间不少于1分钟，A_0值≥600。

（3）注意事项

1）眼科显微手术器械和锐利器械超声清洗时应注意超声频率的选择和器械功能端的保护，防止钝化。遵循器械生产厂家提供的使用说明或指导手册，超声乳化手柄禁止使用超声清洗机清洗。

2）使用压力水枪、压力气枪处理笛针等带有软管的管腔器械时，应注意压力不宜过大，避免将软管吹出。

3）遵循器械厂家使用说明正确选用与手术器械兼容的清洗剂。清洗剂配制比例、温度、浓度应符合规范要求。根据《眼科手术器械清洗消毒及灭菌技术操作指南》眼科手术器械不建议使用任何护理剂或润滑剂，以防止成分残留，避免诱发眼前节毒性反应综合征（TASS）。

4）机械清洗时，每件器械均应单独放置。管腔正确连接匹配的灌注口，器械轴节应充分打开，可拆卸的零部件应拆至最小单位，确保水流充分接触器械的表面及管腔。清洗消毒器应遵循生产厂家提供的使用说明或指导手册进行清洁、检查和维护。

【眼科器械的消毒、干燥流程】

1. 消毒　清洗后的器械应进行消毒处理，方法首选机械湿热消毒，眼科手术器械的消毒同样遵循此原则，也可采用75%乙醇消毒剂消毒。

（1）操作步骤

1）采用机械湿热消毒时，应采用经纯化的水，电导率≤15μS/cm（25℃）。首先确认消毒程序的有效性，消毒温度不低于90℃，时间不少于1分钟或A_0值≥600；观察运行参数并记录、保存。

2）采用75%乙醇进行器械浸泡或擦拭消毒时，应保证足够的器械浸泡时间和擦拭次数，确保有效去除有机物。

（2）注意事项

1）不宜使用含氯消毒剂，以免腐蚀器械，降低使用寿命。

2）采用化学消毒时，应避免消毒液残留和二次污染。

2. 干燥

（1）操作流程（图1-10）。

（2）操作步骤

1）人员准备：操作人员规范着装，穿戴防护用品。

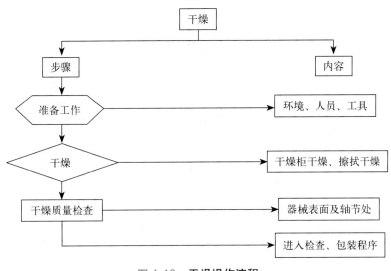

图 1-10　**干燥操作流程**

2）干燥方法

①设备干燥法：根据器械的材质选择适宜的干燥温度，金属类干燥温度为 70～90℃，时间为 15～20 分钟；塑胶类干燥温度为 65～75℃，时间为 20 分钟。器械放置于网篮中进行干燥时应保持一定空隙，管腔类器械使用专用管腔干燥架，确保器械表面及内部彻底干燥。

②手工干燥法：无干燥设备及不耐热的器械采用手工干燥法。

a.手工擦拭：操作人员使用低纤维软布擦拭器械，操作台面应有擦拭、摆放干燥器械的空间，擦拭动作应柔和，轻拿轻放。首先擦拭器械表面水渍，再单件处理擦拭关节、齿牙等局部水渍。将干燥后的器械分类、有序摆放于操作台上，避免二次污染。

b.压力气枪：用于管腔类器械的干燥处理。应先擦拭器械表面水渍，再用压力气枪进行管腔干燥处理，直至管腔中无水分残留。

3）检查手术器械表面及轴节处干燥质量。

（3）注意事项

1）眼科手术器械宜首选干燥设施、设备进行干燥处理，保证干燥效果。

2）不应使用自然干燥方法进行器械干燥。

3）清洗完毕后的动力器械，其连接导线应立即干燥。

4）干燥结束后，卸载器械时工作人员避免用裸手直接接触篮筐，应戴隔热清洁手套卸载器械，防止烫伤。

5）医用干燥柜应严格遵循厂家使用说明进行保养与维护。

【眼科器械的检查与包装流程】

1.检查与保养

（1）检查方法

1）清洁度检查：眼科手术器械多以精密器械为主，宜选用辅以带光源的放大镜进行检查。检查器械的表面和管腔有无血渍、污渍、水垢，清洁度是否符合清洗质量标准；进行管腔器械的清洗质量检查时，应避免使用会导致异物在管腔内残留的工具和方法。清洗质量不合格的器械，应退回重新清洗处理。

2）功能检查：检查器械表面及螺纹、齿槽处有无涂层磨损、腐蚀、斑点，是否有凹陷、弯曲、划痕，中轴是否偏曲；检查器械关节灵活程度、功能端闭合程度及螺丝有无松动；检查器械功能端闭合程度；定期检查器械有无磁化现象并进行去磁处理；弹簧类手柄器械还应检查手柄弹簧有无变形和裂纹，弹簧张力是否适中；连接线类器械应注意检查电源线是否有裂纹、破损、老化等，并应注意进行绝缘性检查；带有软管部分的器械应注意检查软管长度是否合适，性能是否完好，有无过度拉伸；特殊类器械的功能检查应遵循厂家说明书进行；如器械有缺陷，应及时维修或更新。

（2）保养方法

1）手工润滑

①手工喷涂方法：使用具有速干效果的专用气雾喷涂润滑剂对器械关节、铰链等部位进行润滑。器械经手工润滑保养后，使用低纤维絮软布擦拭器械表面多余液体，使其保持干燥。

②浸泡方法：遵循生产厂家的使用说明和指导手册的稀释比例配制医用润滑剂，将器械装载于带孔的容器中并置于润滑剂内，按规定时间进行浸泡。

2）机械润滑：遵循产品使用说明的稀释比例配制医用润滑剂，设定用量，在清洗消毒器的终末漂洗阶段中由机器自动加入润滑剂完成器械的润滑程序。

（3）注意事项

1）清洗质量不合格的器械，应重新清洗处理；功能缺失的器械应及时更换维修或报废。

2）眼科手术器械的保养应遵循器械厂家使用说明，选用适宜器械材质及与灭菌方法兼容的水溶性润滑剂。不应使用液状石蜡等非水溶性产品作为润滑剂，以免影响灭菌效果。

2. 包装　手术器械包装技术包括装配、核对、包装、封包、注明标识等步骤，应遵循国家卫生和计划生育委员会颁布的《医院消毒供应中心　第 2 部分：清洗消毒及灭菌技术操作规范》（代替 WS 310.2—2009）的相关规定。

（1）包装的用具与材料

1）包装用具的选择

①选择专用保护套对尖锐、精细器械的功能端施以保护。

②应配置带有孔隙的专用器械盒，以保证灭菌介质穿透，其材质耐湿程度应与器械及灭菌方式相匹配。

③应使用带卡齿或带硅胶垫的器械盒，以保证器械得到妥善的固定和保护。

④器械盒大小应与器械数量相适宜。应保证器械之间留有一定的间隙，不发生挤压、碰撞、不叠放，避免器械的功能损坏或丧失。

2）包装材料的选择：临床上常用的包装材料分为纺织品、医用无纺布、医用纸塑复合类、医用特卫强、硬质容器等。

①纺织品：应为非漂白织物。包布除四边外不应有缝线，不能缝补。使用前应在有灯光的桌面上检查，应一用一清洗，双层使用，如有破损不得使用。

②医用无纺布：主要材料是聚丙烯，具有良好的灭菌效果并且使用方便，具有存放期长、安全等优势。医用无纺布为一次性使用耗材，不得重复使用。

③医用纸塑袋：由纸和 PET、PP 塑料复合膜组合而成，是一种预成型无菌屏障系统，

具有透气及可视功能，纸塑卷袋和纸塑单袋在眼科临床器械的包装中被广泛应用。

④医用特卫强：由高密度聚乙烯纤维材料制成，其特性轻、薄、柔软、平滑、摩擦力小、抗水渍，且具有良好的生物兼容性，剥离无粉尘，高撕裂包装强度。

⑤硬质容器：由可反复耐受医院灭菌循环的金属或合成聚合材料制成的钢性无菌屏障系统，可反复使用。

（2）操作流程（图1-11）。

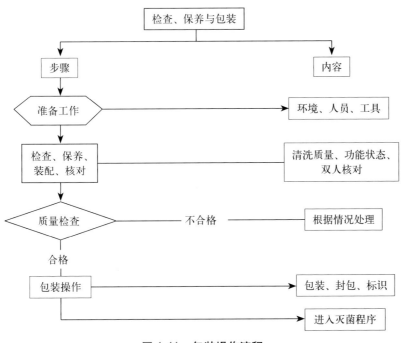

图1-11 包装操作流程

（3）操作步骤

1）装配：依据组合器械配置单及装配要求，核对器械的种类、规格和数量。拆卸的器械则应按照组配技术规程或图示进行组装，以确保其完整性。根据眼科器械的形状、结构、功能、使用顺序组装和摆放，并放置化学指示卡。

2）核对：双人再次核对器械的清洁度、数量、规格、结构、放置状态、保护措施、包内有无化学指示卡等；核对标识信息是否清晰、正确、完整以及包装材料与灭菌方式是否相符，准确无误后方可进行包装。

3）包装：灭菌器械包装方式可分为闭合式包装、密封式包装、硬质容器包装。

①闭合式包装：可选取纺织品、医用无纺布作为闭合式包装材料。使用纺织品、医用无纺布作闭合式包装时有信封折叠、方形折叠两种方法，由两层包装材料分两次连续包装，两次包装可使用相同包装折叠方法，也可以两种方法混合使用。

②密封式包装：使用预成型医用纸塑袋包装材料时采用密封式包装法，纸塑袋常用来包装重量轻及单件器械，纸塑袋不得用于重型或大件器械包装，以避免产生湿包或破损，使用纸塑袋等材料包装只需一层即可，若需双层包装，两个包装袋的尺寸应匹配，内层较小，外层较大，内层包装严禁折叠，且开口方向需保持一致，纸面对纸面，塑面对塑面，以便

灭菌剂的渗入。

③硬质容器包装：将器械放于网筐中，置于硬质容器底部，检查盒盖与底座是否吻合，具体操作应遵循生产厂家的使用说明。

4）封包：器械闭合包装后，应采用化学指示胶带或专用胶带进行封包。胶带长度与灭菌包体积、重量相适宜，保持胶带的完整性，封包应严密，保持闭合性完好。医用封口机封包时包装袋封口处密封宽度≥6mm、与纸塑袋的边缘≥2cm，包内器械距包装袋封口处≥2.5cm。

5）标识信息：包装标识应注明器械名称、包装者、核对者、灭菌器编号、灭菌炉次、灭菌日期和失效日期等信息，标识具有可追溯性。手工记录标识应选取相应材质，避免向医疗器械迁移而造成污染。

（4）注意事项

1）纺织品不应用于内眼手术器械的包装，避免棉絮纤维钩挂、脱落，以免影响功能及导致TASS的发生。

2）硬质容器用于精密显微器械的包装时，必须注意妥善使用固定保护装置如卡槽、器械盒垫等，避免转运或灭菌过程中因摇晃和压力变化造成撞击，损坏器械，影响性能。

3）灭菌包装材料应无污渍，灯光检查密度应均匀，无破损；根据器械盒大小选择适合的包装材料；根据灭菌方式选择匹配的包装材料；过氧化氢等离子低温灭菌的包装材料应选择特卫强包装袋或医用无纺布包装。

4）连接线类器械应盘绕放置，盘绕直径不小于10cm，以避免因弯折而影响性能；带有管腔的器械应保持管道通畅，避免形成盲端或无效腔。

5）零散、精密、细小的器械在单独包装时宜采用双层包装，避免遗失和污染，同时方便取用。双层包装时两层包装袋保持方向一致，里层包装袋应注意不要折叠。

6）眼科器械包装过程应注意动作轻柔，避免磕碰而损坏器械，造成不必要的损失。

（5）相关操作常规

1）包装操作

①操作前准备

a. 操作者：戴一次性帽子、口罩。

b. 物品准备：包装材料、包装器械、包装用物（化学指示卡、化学指示胶带、带光源放大镜、封包专用胶带）。

②操作步骤

A. 包装前质量检查：检查器械清洁度是否合格，功能是否完好；检查包装材料清洁无破损，规格合适。包装用物应在有效期内，包装材料与灭菌方式的要求相符。

B. 组装：组装器械时应注意如下几点。

a. 对照器械清单进行组装。

b. 包内器械按使用先后顺序摆放。

c. 轴节位及咬齿部位打开。

d. 器械的尖锐部分加保护套。

e. 穿刺针类、精细或细小器械要用纸塑袋或其他容器放置再包装。

f. 化学指示卡不与金属器械直接接触。

C. 核对：包装者核对器械的清洁度、数目、功能及结构等质量合格，包内物品摆放方法正确，包内化学指示卡在位。

D. 双人核对：另一工作人员按照以上质量要求逐一进行复核。

E. 包装：核对无误后进行包装，应注意：

a. 手术包使用内包装与外包装，包装材料面积大小能覆盖包内物品。

b. 包装规格、松紧度符合要求。包装标识项目齐全、清楚：注明包名、灭菌日期、失效期、包装者、核对者、灭菌炉号及炉次。

c. 包外粘贴化学指示胶带。

d. 包装后核对：核对以上内容合格后方可进行灭菌。

2）封口机的检测与使用

①操作前准备

a. 包装者：着装整洁，戴圆帽、口罩，做好手卫生。

b. 物品：待灭菌物品、适宜规格的包装袋、包内外化学指示物、放大镜、器械保护套、医用热封口机。

c. 环境：清洁、无尘、光线充足。

②操作步骤：以德国 HAWO·连续性医用打印封口机·HM850 为例。

A. 检测封口机

a. 打开电源开关。

b. 设置参数：根据不同灭菌类型选择不同打包纸类型；按 temp 键设定相应温度；按 DAT 键进入有效期设定；按 PERSS 键输入操作者工号。

c. 进行封口测试：按 OK 键进入 Seal check，再按 OK 键进入 Start test。选择相对应类型的封口测试纸，填写信息。

d. 进行封口检测并检查质量，合格即可进行封口操作。

B. 包装前检查

a. 检查待灭菌物品的清洗质量。

b. 检查器械功能，精细器械前端必须用保护套套好。

c. 检查纸塑包装袋的外观质量。

C. 物品包装

a. 双人核对包装物品的数量、清洁度、规格及结构、是否放置指示卡。

b. 包内物品摆放正确，管道不可打折。

c. 根据物品大小选择合适规格的包装袋。

D. 封口

a. 采用医用封口机进行热熔法密封封口。

b. 医用热封机在每天使用前检查参数的准确性和密封完好性。

c. 密封处无气泡、无皱褶、无裂隙，其密封宽度应≥6mm，包内物品距封口处≥2.5cm。

E. 检查：封口密闭良好，信息打印清晰。

F. 关机：使用完毕，关闭电源开关，拔除电源，用清水抹布擦拭机身。

【眼科器械的灭菌、储存与发放流程】

1. 灭菌

（1）操作原则

1）根据眼科手术器械的材质、结构、耐受性及器械生产厂家提供的指导手册，选择正确的灭菌方法和灭菌参数。

2）灭菌设备操作技术和方法应严格遵守灭菌设备生产厂家提供的使用说明和指导手册，并符合 WS310.2 的规定。

3）一般应首选压力蒸汽灭菌，不应采用化学浸泡灭菌法进行眼科手术器械灭菌，以免器械表面消毒液的残留。快速灭菌程序不应作为眼科手术器械的常规灭菌程序。

4）灭菌过程应有效、可监测、可记录。

（2）灭菌方法：根据眼科手术器械材质、结构、耐受性和使用要求选择灭菌方法。

1）压力蒸汽灭菌

①适用范围：适用于耐热、耐湿眼科手术器械的灭菌，包括下排气式和预真空压力蒸汽灭菌。根据待灭菌器械选择适宜的压力蒸汽灭菌器与灭菌程序。压力蒸汽灭菌参数见表1-1。

表1-1　压力蒸汽灭菌参数

设备类别	物品类别	灭菌设定温度（℃）	最短灭菌时间（分钟）	压力（kPa）
预真空式	器械	132	4	184.4 ～ 210.7
		134		201.7 ～ 229.3
下排气式	器械	121	20	102.8 ～ 122.9

②注意事项

a. 选择合适的灭菌方法与灭菌程序，确保器械功能完好与灭菌效果合格。

b. 应观测并记录灭菌时的温度、压力和时间等灭菌参数及设备运行状况。

c. 灭菌器械装载应使用专用的灭菌架或篮筐。灭菌包之间应留有间隙，利于灭菌介质的穿透。

d. 从灭菌器卸载取出的器械套包及单包装器械，待温度降至室温时方可转运，冷却时间应大于 30 分钟。

e. 每批次应确认灭菌过程合格，包外、包内化学指示物合格。同时检查有无破包、潮湿现象，防止无菌器械污染。

2）小型压力蒸汽灭菌

①适用范围：适用于耐热、耐湿的眼科手术器械灭菌。小型压力蒸汽灭菌器分为 B、N、S 三种不同类型，每种类型具有不同的灭菌周期和特定的使用范围。小型压力蒸汽灭菌器分类见表1-2。

表1-2　小型压力蒸汽灭菌器分类

灭菌器类型	可灭菌范围	灭菌周期
B 类	用于灭菌有包装或无包装的实心负载、A 类空腔负载和标准中要求作为检测用的多孔渗透性负载的灭菌周期	至少包含 B 类灭菌周期

灭菌器类型	可灭菌范围	灭菌周期
N 类	仅用于灭菌无包装实心固体负载周期	只有 N 类灭菌周期
S 类	用于制造商规定的特殊灭菌物品，包括无包装实心装载和以下至少一种情况：多孔渗透性物品、小量多孔渗透性混合物、A 类空腔负载、B 类空腔负载、单层包装物品和多层包装物品的灭菌周期	至少包含 S 类灭菌周期

②注意事项

a. 根据眼科手术器械的结构和种类选择正确的灭菌周期。

b. 植入物和腔镜器械等高风险器械一般不采用 N 类和 S 类灭菌周期进行灭菌。

c. 小型压力蒸汽灭菌器的快速灭菌不宜用于常规化使用。

3）过氧化氢等离子体低温灭菌

①适用范围：适用于不耐高温、不耐湿热的眼科手术器械的灭菌。过氧化氢等离子体低温灭菌参数见表 1-3。

表 1-3　过氧化氢等离子体低温灭菌参数

过氧化氢作用浓度	灭菌腔壁温度	灭菌周期
> 6mg/L	45 ～ 65℃	28 ～ 75 分钟

②注意事项

a. 器械或物品应包装后装载灭菌。灭菌器械及包装材料应与灭菌方式兼容，不可使用含植物性纤维材质物品及包装材料，如纸、海绵、棉布、油类及粉剂类等。

b. 灭菌前眼科器械必须充分干燥。

c. 按照灭菌器操作要求，正确装载眼科器械。装载的器械应有序摆放。装载时注意不要超出器械搁置架范围，以免遮挡过氧化氢监测灯，导致灭菌器报警，循环失败，灭菌器停止运行。

d. 等离子电极网是灭菌舱内的一层网状结构，装载物品时注意物品之间距离不要太近，应保持 2.5cm 的空间距离。灭菌器无最小灭菌容积限制，有最大灭菌容积限制（装载量应低于 80%）。

e. 过氧化氢低温等离子体灭菌器一般有短循环灭菌周期和长循环灭菌周期，消毒员需要遵循灭菌器厂家提供的使用说明，根据灭菌物品对象选择不同的灭菌周期。常见的物品灭菌周期选择见表 1-4。

表 1-4　灭菌周期选择

管腔类型	规格	短循环	长循环
不锈钢管腔	直径≥ 1mm 长度≤ 50cm	✓	
普通医用管路	直径≥ 1mm 长度≤ 1m	✓	

管腔类型	规格	短循环	长循环
软式内镜	直径≥1mm 长度为1～2m		√
	直径≥1mm 长度≤2m		√

f. 生物检测包应放置于灭菌舱内远离过氧化氢注入口的部位，如下层器械搁架、卸载侧（非过氧化氢注入口）门附近，或生产厂家使用说明上建议的灭菌器最难灭菌的部位，并且灭菌器应处于满载状态。

4）环氧乙烷灭菌

①适用范围：适用于不耐高温、不耐湿热的眼科手术器械灭菌。环氧乙烷灭菌器灭菌参数见表1-5。

表1-5　环氧乙烷灭菌器灭菌参数

作用浓度	灭菌温度	相对湿度	灭菌时间
450～1200mg/L	37～63℃	40%～80%	1～6小时

②注意事项

a. 金属和玻璃材质的器械，灭菌后可立即使用。

b. 除金属和玻璃材质以外的眼科手术器械，灭菌后应严格遵循物品解析时间要求进行解析。器械环氧乙烷残留量应符合中华人民共和国国家质量监督检验检疫总局、中国国家标准化管理委员会颁布的《医疗器械生物学评价　第7部分：环氧乙烷灭菌残留量》GB/T16886.7的相关规定。

c. 灭菌器安装环境及人员防护应遵照卫生部颁布的《医疗机构消毒技术规范》WS/T367—2012的相关规定，配备专门的排气管道系统。

d. 环氧乙烷灭菌器及气瓶或气罐应远离火源和静电。

5）低温蒸汽甲醛灭菌

①适用范围：适用于不耐高温、不耐湿热的眼科手术器械灭菌。低温蒸汽甲醛灭菌参数见表1-6。

表1-6　低温蒸汽甲醛灭菌参数

气体甲醛作用浓度	灭菌温度	相对湿度	灭菌时间
3～11mg/L	50～80℃	80%～90%	30～60分钟

②注意事项

a. 应采用取得国家卫生健康委员会消毒产品卫生许可批件的低温蒸汽甲醛灭菌器，并使用专用灭菌溶液进行灭菌，不可采用自然挥发或熏蒸的灭菌方法。

b. 低温蒸汽甲醛灭菌器操作者应培训上岗，并具有相应的职业防护知识和技能。

c. 低温蒸汽甲醛灭菌器的安装及使用应遵循生产厂家使用说明或指导手册，必要时应设置专用的排气系统。

d. 运行时的周围环境甲醛浓度应 < 0.5mg/m³，排水内的甲醛浓度应符合国家有关规定，灭菌物品上的甲醛残留均值 ≤ 4.5μg/cm²。在灭菌器内经过甲醛残留处理的灭菌器械，取出后可直接使用。

e. 灭菌后，应去除残留甲醛气体，采用抽气通风或用氨水中和法。

2. 储存与发放

（1）储存要求

1）无菌器械存放间应保持整洁，有独立的储备空间，温度 ≤ 27℃，相对湿度 ≤ 60%。

2）无菌器械存放间工作人员应相对固定，按规定着装。接触无菌器械前应洗手或进行手消毒。

3）无菌器械进入存放间应确认灭菌质量监测合格，按照灭菌先后顺序摆放，按照"先进先出"的原则摆放。存放区环境的温度、湿度达到国家卫生和计划生育委员会颁布的《医院消毒供应中心　第 1 部分：管理规范》WS310.1—2016 的相关规定。无菌物品按照包装材料及方法不同，有效期也不同。在包装完好的前提下，棉布包装的无菌物品有效期为 7 天；医用一次性纸袋包装的无菌物品，有效期为 30 天；使用医用无纺布、一次性纸塑袋，硬质容器包装的无菌器械，有效期为 180 天。

4）无菌器械套包应放置于固定位置，分类分科放置，设置标识，便于查找与发放。器械存放架或存放柜应距地面 ≥ 20cm，离墙 ≥ 5cm，距天花板 ≥ 50cm。

5）无菌器械套包存放记录具有可追溯性。

（2）发放要求

1）无菌器械套包及单包装器械发放时应遵循"先进先出"的原则。

2）发放时应查对器械套包的名称、灭菌标识、有效期及包装情况，与运送人员再次核对器械套包数量及名称。

3）发放和运送过程应注意轻拿轻放，防止碰撞。

4）小型单包器械及单件包装灭菌器械应使用专用篮筐放置，以免器械受压变形。

5）运送无菌器械套包的器具使用后应清洁处理，干燥存放。

6）发放记录准确，便于信息追溯。

第2章

环境管理

随着医学科学和诊疗技术迅速发展，外科手术对手术室的洁净条件和功能要求也越来越高。手术部作为患者接受手术治疗的重要场所，其洁净条件直接影响手术效果和患者的健康。是医院规划与建设中的核心工程。随着眼外科技术的不断发展，手术适应证已相继拓宽，一旦发生手术部位感染，将严重影响患者视力，甚至导致失明，因此眼科手术对无菌环境条件要求级别较高。各医院可根据自身发展需要及资金预算，选择建设非洁净手术部或洁净手术部，选择建设符合现行国家环境卫生学标准的非洁净手术部或洁净手术部。

一、洁净手术室建筑与设计

截至目前，空气净化技术是国际上绝大多数国家的医院、手术部相关指南或标准中提及的仅有的手术间内空气环境控制方法，例如德国 DIN1946-4《医疗护理设施建筑和用房的通风空调标准》、美国 VA Surgical Service Design Guide《退伍军人医院标准手术部设计指南》等，也是我国洁净手术部或专用洁净手术间进行环境控制的唯一方法。实践证明，空气净化技术可以有效降低手术间空气中的漂浮菌尘，使之达到卫生学标准，并可使手术全过程中医疗环境处于持续可控状态，最大程度降低手术部位外源性感染风险。眼睛结构精细、复杂、脆弱，一旦发生手术部位感染，则难以控制，确保眼科洁净手术部（间）能够达到理想的手术环境，已成为现代化眼科手术部（间）的标志和发展趋势。

洁净手术部（clean operating department）是指由洁净手术室、洁净辅助用房和非洁净辅助用房等部分或全部组成的独立的功能区域。

1. 环境布局与平面设置

（1）建筑环境

1）新建洁净手术部应避开污染源。

2）洁净手术部不宜设在首层和高层建筑的顶层。

3）洁净手术部应独立成区，并宜于与其有密切关系的外科重症护理单元邻近，宜于与其有关的放射科、病理科、消毒供应中心、输血科等联系便捷。

（2）洁净手术部平面布置

1）新建工程的建筑柱网布置应满足洁净手术室用房要求和回风夹墙布置要求。

2）洁净手术部平面必须分为洁净区与非洁净区。洁净区与非洁净区之间的联络必须设缓冲室或传递窗。

3）洁净区内手术室宜相对集中布置。Ⅰ、Ⅱ级洁净手术室应处于干扰最小的区域。

4）洁净手术部的内部平面和洁净区走廊应有手术室前单走廊、手术室前后双走廊、纵横多走廊、集中供应无菌物品的中心无菌走廊（即中心岛）和各手术室带前室等形式；应符合洁净手术部卫生学要求，并应按实际需要选用手术室围护结构的设计方式，最大限度地利用建筑面积。

5）负压手术室和感染手术室在出入口处都应设准备室作为缓冲室。负压手术室应有独立出入口。

6）更衣区的淋浴和卫生间应相对封闭，并不应设于更衣室后部。

7）当人、物用电梯设在洁净区，电梯井与非洁净区相通，电梯出口处必须设缓冲室。

8）在人流通道上不应设空气吹淋室。

9）换车间内非洁净区和洁净区宜分别设存车区；洁净车所在区域应属于洁净区，并应作为缓冲室。

10）缓冲室应有洁净度级别，并与高级别一侧同级，最高达到6级。应设定与邻室间的气流方向。缓冲室面积不应小于3m²，缓冲室可以兼作他用。

11）每2～4间洁净手术室应单独设立1间刷手间，刷手间不应设门；如刷手池设在洁净走廊上，应不影响交通和环境卫生。

12）洁净手术部不宜有抗震缝、伸缩缝等穿越，当需要穿越时，应用止水带封闭。洁净手术室内不允许有抗震缝、伸缩缝等穿越。

（3）建筑装饰

1）洁净手术部的建筑装饰应遵循不产尘、不易积尘、耐腐蚀、耐碰撞、不开裂、防潮防霉、容易清洁、环保节能和符合防火要求的总原则。

2）洁净手术部内地面应选用实用经济的材料，以浅色为宜。

3）洁净手术部内Ⅰ、Ⅱ级手术室墙面，顶棚可用工厂生产的标准化、系列化的一体化装配方式；Ⅲ、Ⅳ级手术室墙面也可用瓷砖或涂料等；应根据用房需要设置射线防护。

4）洁净手术部围护结构间的缝隙和在围护结构上固定、穿越形成的缝隙，均应密封。

5）洁净手术部内墙面下部的踢脚不得突出墙面；踢脚与地面交界处的阴角应做成直径≥30mm的圆角。其他墙体交界处的阴角宜做成小圆角。

6）洁净手术部内墙体转角和门的竖向侧边的阳角宜为圆角。通道两侧及转角处墙上应设防撞板。

7）洁净手术部内与室内空气直接接触的外露材料不得使用木材和石膏。

8）新建洁净手术部如有设备层，层内设备、管道的安装与维修应有足够的操作空间，设备层梁下净高不宜低于2.2m，并应进行简易装修；其地面、墙面应平整耐磨，地面应做防水和排水处理；穿过楼板的预留洞口四周应有挡水防水措施。顶、墙应做涂刷处理。直接位于手术室上一层的用水的房间地面应做防水处理。

9）洁净手术部内使用的装饰材料应无味无毒，并符合现行国家标准《民用建筑工程室内环境污染控制规范》GB50325的有关规定。

10）洁净手术室的净高不宜低于2.7m。当洁净手术室的集中送风面需要被轨道分隔开时，应使气流在地面以上约2m高度搭接。当分隔后的送风盲区宽度为0.1～0.25m时，房间净高相应不低于2.8～3.2m。

11）洁净手术室供手术车进出的门，净宽不宜小于 1.4m，当采用电动悬挂式自动门时，应具有自动延时关闭和防撞击功能，并应有手动功能。除洁净区通向非洁净区的平开门和安全门为向外开之外，其他洁净区内的门均向静压高的方向开。

12）Ⅲ、Ⅳ级洁净辅助用房可设外窗，但必须是不能开启的双层玻璃密闭窗或两道窗。

13）洁净手术室应采取防静电措施。洁净手术室内所有饰面材料的表面电阻值应为 $10^6 \sim 10^{10}\Omega$。

14）洁净手术室和洁净辅助用房内必须设置的插座、开关、各种柜体、观片灯等均应嵌入墙内，不得突出墙面。洁净手术室和洁净辅助用房内不应有明露管线。

15）洁净手术室的吊顶及吊挂件，应采取牢固的固定措施。洁净手术室吊顶上不应开设入孔。检修孔可开在洁净区走廊上，并应采取密封措施。

2. 空气调节与净化技术

（1）净化空调设备：净化空调设备可分为独立净化和合用净化两类。医院洁净手术室净化空调设备的选择，需在符合《医院洁净手术部建筑技术规范》的基础上，综合考虑管理、经济方面等因素。

净化空调设备主要由净化空调机组，洁净送风管道，洁净回风管道，送风静压箱，初、中、高效过滤器，多孔扩散板，洁净室隔断，百叶回风口，新风口等部件组成，应确保各洁净手术间处于持续受控状态，能正常运行，并可灵活调节。

（2）空气调节系统

1）空气净化技术：空气净化技术是利用空调系统中多级空气过滤装置，调节进入房间空气温、湿度的同时去除空气中的灰尘、浮游微粒、细菌及有害气体，从而控制手术间内细菌浓度，使术间达到生物洁净标准的有效途径。

净化空调系统中常用过滤器应符合《医院洁净手术部建筑技术规范》和中华人民共和国国家质量监督检验检疫总局、中国国家标准化管理委员会颁布的《空气过滤器》GB/T 14295 的相关要求（表 2-1）。

表 2-1　净化空调系统中常用过滤器技术指标

过滤器名称	过滤粒径（μm）	洁净手术室等级	效率 E（%）	备注
新风过滤器	参见《医院洁净手术部建筑技术规范》GB 50333 相关标准			新风口
Z2 中效过滤器	≥ 0.5	-	60 > E ≥ 40	送风系统正压段出口
末级过滤器	≥ 0.5	Ⅰ	≥ 99.99	系统末端或靠近末端静压箱附近
		Ⅱ	≥ 99	
		Ⅲ	≥ 95	
		Ⅳ	≥ 70	
Z1 中效过滤器	≥ 0.5	-	70 > E ≥ 60	回风口
GZ 高中效过滤器	≥ 0.5	-	95 > E ≥ 70	排风出口

2）净化空气处理流程：手术间内一部分空气经手术间内排风口由排风机排至室外，另一部分空气经回风口过滤器流向循环机组，回风与新风混合后需经过多级过滤器进行净化处理，并由加压风机、空气加温器进行温、湿度调节，最终以均压、均流状态由送风天花板输送至手术间循环利用（表 2-1）。

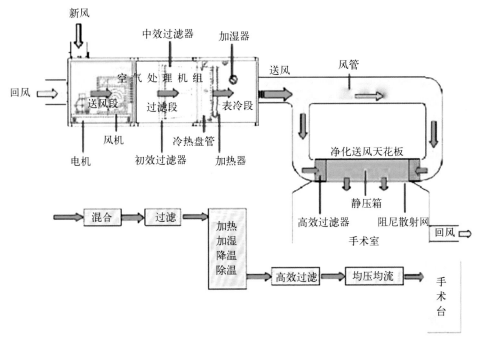

图 2-1　净化空气处理示意图

洁净手术间最小换气次数见表 2-2。

表 2-2　洁净手术间最小换气次数

名称	Ⅱ级洁净手术间	Ⅲ级洁净手术间	Ⅳ级洁净手术间
最小换气次数（次／小时）	24	18	12

3）空气净化分型

①根据净化空间可分型为全室净化和局部净化。

目前国际上关于净化空间管理标准中，除日本推荐应用全室层流净化外，其余国家均建议采用手术床上方的集中顶部送风方式，使包括手术台的一定区域即手术区处于洁净气流形成的主流区内，实现局部净化，达到手术区要求的洁净度。

我国《医院洁净手术部建筑技术规范》中明确指出：Ⅰ～Ⅲ级洁净手术室内集中布置于手术台上方的非诱导型送风装置，应使包括手术台的一定区域即手术区处于洁净气流形成的主流区内。送风装置送风面积不应低于表 2-3 列出的数值。当眼科手术室超过 30m²，其他手术室净面积超过 50m²，且需要增大上述送风面积时，出风面积增大的比例不应超过手术室净面积增大的比例。

表 2-3 洁净手术室送风口集中布置的最小面积

手术室等级	送风口面积（m²）
I	≥2.4m×2.6m=6.24m² 0.6m ≥0.4m ≥2.6m ≥2.4m　眼科手术室 ≥1.44m² ≥1.2m ≥1.2m
II	≥1.8m×2.6m=4.68m² 0.6m ≥2.6m ≥1.8m
III	≥1.4m×2.6m=3.64m² 0.6m ≥2.6m ≥1.4m

②根据气流形式可分型为层流型（单向流）、乱流型（非单向流）、辅流型及混流型。

垂直层流型是将洁净空气从手术间顶部送入室内，再从侧墙下部排出，气流从手术间上部平行垂直向下，到下部向排风口倾泻而出，是目前洁净手术室广泛采用的送风方式。

眼科 I 级洁净手术间垂直单向流工作区截面（地上 1.20m 处）平均风速应低于 I 级洁净手术间（0.20～0.25m/s），控制在 0.15～0.20m/s，以降低因风速过大导致的眼科手术中角膜水分蒸发失水，避免角膜干燥。

3. 医疗流程　洁净手术室的人流、物流是影响室内空气洁净度的重要因素，因此流程规划应遵循洁污分明的原则，医务人员、手术患者、手术物品进出洁净手术室的路线、操作必须明确、可控、可行，符合无菌操作流程。眼科洁净手术室同样遵循上述流程原则，结合眼科手术时间短、周转快、环境洁净度级别要求高等特点，在落实有效隔离、避免交叉感染的同时，需充分体现流程便捷。

（1）医务人员流程：医务人员应严格执行卫生消毒灭菌制度无菌技术操作规程（图2-2）。

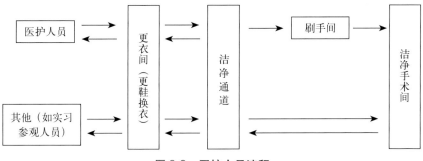

图 2-2　**医护人员流程**

（2）患者流程：手术患者从非洁净区进入手术室后，须在洁净区更换清洁车辆，并于洁净区行麻醉、手术和恢复，术后转运至病房（图 2-3）。

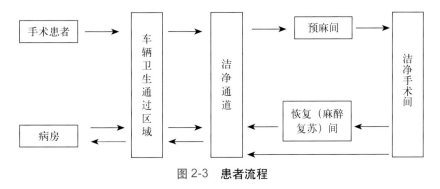

图 2-3　**患者流程**

（3）物品流程（图 2-4）

1）手术后可复用器械应密闭式回收至消毒供应中心，并严格遵循国家卫生和计划生育委员会颁布的《医院消毒供应中心》（WS310）的相关规定予以处理。

2）手术后医用织物应密闭式回收至洗衣房，经清洗、消毒处理后，集中由消毒供应中心检查、包装、灭菌。

3）手术后医疗废物应严格遵循中华人民共和国国务院颁布的第 380 号国务院令《医疗废物管理条例》相关规定予以处理。

4）消毒供应中心清洗、消毒、灭菌后的无菌物品通过洁净通道密闭转运至洁净区无菌储存，按需要送入手术室。

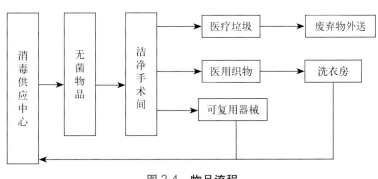

图 2-4　**物品流程**

4. 平面布置形式 洁净手术部平面布置是手术部管理模式及手术部位感染控制思路的体现，其以三条通道的设计为基础，逐步发展为形式多样的布置形式。20 世纪 70 年代美国医院手术部出现了"中心岛""前室式"的平面布置形式，2013 年我国也将这两种布置形式补充到《医院洁净手术部建筑技术规范》中。眼科洁净手术部应以洁净手术部卫生学要求为前提，结合自身特点有针对性地选择布置形式，并按相应布置要求实施管理，以达到管控效果，总之科学合理地选择平面布置形式至关重要。

（1）单走廊式：单走廊式布置是指手术部仅设置单一通道，医务人员、手术患者、无菌物品及就地打包密封处理术后的污废物，均进入此通道。这种布局形式建筑利用率高，但未体现手术部平面设置洁污分明原则，不利于感染控制，应加强管控，建议采用错时理念，在流程上给予明确规划。

（2）双走廊式：双走廊式布置是指手术部前、后均设通道。将医务人员、术前患者、洁净物品供应的洁净路线与术后患者、器械、敷料、污物转运等污染路线严格分开。这种布局形式人流、物流走向合理，管理上更加便捷，但空间占用率高。

（3）多走廊式：多走廊式布置是指手术部内有纵横多条通道，设置原则与双通道布置相同，有利于物品、人员、污物的分流。这种布局形式多适用于超大型手术部。

（4）中心岛式：中心岛式布置是指设置集中供应无菌物品的中心无菌走廊，手术室围绕着无菌走廊布置，无菌物品供应路径最短。这种布局形式提高了手术部工作效率，但空间占用率较高。

（5）带前室式：带前室式布置是指只设置洁净通道，不设污染通道，术后的污物经清洗、消毒、密封、包装后运出室外。这种布局形式提高了空间利用率，减少了交叉感染，但手术部需配置具有相应岗位资质的人员，以充分体现专人专岗的管理理念。

5. 用房标准 洁净手术室用房标准应符合《医院洁净手术部建筑技术规范》中关于洁净手术间及洁净辅助用房分级标准的规定。眼科洁净手术室用房分级也应遵循上述国家标准。洁净手术间用房分级及辅助用房分级标准参见表 2-4、表 2-5。

表 2-4 洁净手术间用房分级标准

洁净手术间等级	空气洁净度级别		沉降法（浮游法）细菌最大平均浓度（5cfu/m³）		参考手术
	手术区	周边区	手术区	周边区	
I	5	6	0.2cfu/（30min·φ90皿）	0.4cfu/（30min·φ90皿）	假体植入、某些大型器官移植、手术部位感染可直接危及生命及生活质量等手术
II	6	7	0.75cfu/（30min·φ90皿）	1.5cfu/（30min·φ90皿）	涉及深部组织及生命主要器官的大型手术
III	7	8	2cfu/（30min·φ90皿）	4cfu/（30min·φ90皿）	其他外科手术
IV	8.5		6cfu/（30min·φ90皿）		感染和重度污染手术

注：1. 浮游法的细菌最大平均浓度采用括号内数值。细菌浓度是直接所测结果，不是沉降法和浮游法互相换算的结果

2. 眼科专用手术间周边区洁净度级别比手术区可低 2 级

表 2-5　洁净辅助用房分级标准

洁净用房等级	沉降法（浮游法）细菌最大平均浓度（5cfu/m³）	空气洁净度级别	主要洁净辅助用房
Ⅰ	局部集中送风区域：0.2cfu/（30min·φ90 皿） 其他区域：0.4cfu/（30min·φ90 皿）	局部 5 级，其他区域 6 级	需要无菌操作的特殊用房
Ⅱ	1.5cfu/（30min·φ90 皿）	7 级	
Ⅲ	4cfu/（30min·φ90 皿）	8 级	手术室前室
Ⅳ	6cfu/（30min·φ90 皿）	8.5 级	手术室前室、刷手间、术前准备间、无菌物品存放间、预麻间、精密仪器间、护士站、洁净区走廊或任何洁净通道、恢复（麻醉苏醒）间

注：浮游法的细菌最大平均浓度采用括号内数值。细菌浓度是直接所测结果，不是沉降法和浮游法互相换算的结果

二、手术室环境卫生学要求

眼科洁净手术室环境卫生管理应符合《医院洁净手术部建筑技术规范》及《医院消毒卫生标准》的相关规定，并符合总则中的相关要求。

1. 手术间内应安静、清洁，保持适宜的温、湿度。一般要求室内温度为 21～25℃，相对湿度为 30%～60%，20Pa >静压差≥ 5Pa，最低光照度≥ 3501x（勒克斯），噪声根据手术间洁净级别要求为Ⅰ级≤ 51dB（分贝）、Ⅱ～Ⅳ级≤ 49dB。

2. 每天第一台手术前 30 分钟开启空气净化系统，环境参数应达标并记录。净化空调系统应连续运行至手术间全天手术结束且清洁、消毒工作完成 30 分钟后关闭。

3. 各级别洁净手术间要求达到手术间最少自净时间后方能进行连台手术，要求为Ⅰ级 10 分钟、Ⅱ、Ⅲ级 20 分钟、Ⅳ级 30 分钟。Ⅰ级眼科洁净手术间应严格遵循上述标准，保证室内环境空气质量达标，避免外源性手术感染。

4. 手术间不应设外窗，以避免室外环境对手术间的污染，应采用人工照明，便于对室内光亮度的控制。

5. 手术室内的回风口格栅应每天擦拭清洁一次。

6. 净化空调系统配有专人维护，定期检查、维修、保养。过滤器更换周期除依据建议外（表 2-6），还应根据医院所在地的自然环境、大气含尘、含菌浓度变化情况，严格监测各级别过滤器的运行阻力来最终决定更换周期。

表 2-6　过滤器更换周期

类别	检查内容	参考更换周期
粗低效过滤器	阻力已超过额定阻力 40Pa，或等于 2× 设计或运行初阻力	1～2 个月
中效过滤器	阻力已超过额定阻力 60Pa，或等于 2× 设计或运行初阻力	2～4 个月
亚高效过滤器	阻力已超过额定阻力 80Pa，或等于 2× 设计或运行初阻力	1 年以上
高效过滤器	阻力已超过额定阻力 140Pa，或等于 2× 设计或运行初阻力	3 年以上

7. 负压手术间手术后空气净化。

（1）负压手术间内地面、用具和设备表面的消毒，应分别在空气净化系统开启前和手术结束后予以实施。同种病原体感染的连台手术须在空气净化系统连续运转至清洁、消毒工作完成后 30 分钟方可进行。

（2）实施不同病原体感染的手术或需要正、负压转换时，应按卫生主管部门批准的消毒方法进行消毒。

（3）排风机组：患有空气传播疾病的患者手术后，确认排风机组污染时，应选取有效消毒液对排（回）风口外表面进行消毒处理，并更换高效空气过滤器，宜选用安全、便于拆卸的过滤器机组，换下的过滤器应密闭运出进行处理。

8. 手术室严格划分 3 区：限制区、半限制区、非限制区，目的是控制无菌范围和必要的卫生程度，减少各区之间的相互干扰。

9. 凡进入手术室的人员，应按规定更换手术室所备衣、裤、口罩、鞋、帽子，并剪短指甲，头发完全塞进帽子内；参加手术的人员不得戴手表和戒指等饰物；外出时应更换外出鞋，穿外出衣；手术完毕，衣、裤、口罩、帽子、鞋等须放到指定地点。严格控制进入手术区的人员，除参加手术的医护麻醉人员及有关人员外，其他人一概不准入内。患呼吸道感染，面部、颈部、手部感染者，不得进入手术室。

10. 先做无菌手术，后做污染手术。严禁同时在一室内施行无菌及污染两种手术。

三、手术室环境清洁与消毒

（一）管理基本要求

应结合本手术室的实际工作情况，建立组织管理体系，健全各项规章制度，明确各岗位人员的职责。

1. **医院感染管理部门**　应参与手术室环境表面清洁与消毒的质量监督，并定期对环境卫生服务机构人员进行业务指导。

2. **手术室**

（1）应将手术室环境表面清洁与消毒的管理纳入手术室质量管理体系中。

（2）设立专人负责管理，定期进行检查与监测，及时总结分析与反馈，发现问题应及时纠正。

3. **医护人员**　应熟悉手术室环境表面清洁与消毒的原理和方法，有责任参与、维护和监督管理。

（1）负责使用中设备与仪器的日常清洁与消毒工作。

（2）对手术过程发生的小面积患者体液、血液等污染时，应随时清洁与消毒。

（3）负责监督、指导保洁员对仪器设备进行清洁与消毒。

4. **环境卫生服务机构（或单位内部承担部门）**

（1）保洁队伍稳定，人力配备满足需求。

（2）应对保洁员进行上岗培训和定期继续教育，包括医院感染预防与控制的基本知识与基本技能等。

（3）应制订标准化的清洁与消毒方法操作规程，包括工作流程、时间和频率，清洁剂与消毒剂名称、配制浓度、监测浓度方法、作用时间及更换频率等。

（4）保洁人员：负责除诊疗设备与仪器以外的所有环境表面的日常清洁与消毒；在医务人员指导下对设备与仪器等进行终末清洁和消毒。

（二）清洁与消毒原则

1. 应根据不同环境污染风险区域和卫生等级管理要求，选择清洁卫生的方式、强度、频率和制剂。具体要求见表 2-7。

表 2-7 不同等级的环境污染风险区域的日常清洁与消毒管理

环境污染风险分类	不同环境污染风险区域划分	环境清洁等级分类	方式	频率	标准
低度环境污染风险区域	无菌物品储存间、药品间、库房、仪器设备间、办公室、生活区等	清洁级	湿式卫生	1～2 次 / 天	要求达到区域内环境干净、干燥、无尘、无污垢、无碎屑、无异味等
中度环境污染风险区域	手术患者出入门口、患者等候区、走廊、术前准备间、复苏室、病理间等	卫生级	湿式卫生，可采用清洁剂辅助清洁	1. 物表 1～2 次 / 天 2. 地面视污染程度制订拖擦频率，不少于 2～3 次 / 天	要求达到区域内环境表面细菌菌落总数 ≤ 10cfu/cm²，或自然菌减少 1 个对数值以上
高度环境污染风险区域	手术间、污物间等	消毒级	1. 湿式卫生，可采用清洁剂辅助清洁 2. 高频接触的环境表面，实施中、低水平消毒	1. 接台手术结束后 2. 当天手术全部结束后	要求达到区域内环境表面菌落总数符合 GB15982 要求，不得检出目标微生物

注：各类风险区域的环境表面一旦发生患者体液、血液、排泄物、分泌物等污染时应立即实施污点清洁与消毒

2. 应采取湿式清洁方法，遵循先清洁、再消毒的原则。清洁时应有序进行，遵循由上而下、由周围区到中心区、由清洁区到污染区的原则。

3. 对于少量（＜10ml）的溅污，先清洁再消毒；或使用消毒湿巾直接擦拭，实现清洁 - 消毒一步法完成。对于大量（＞10ml）的溅污，先采用吸附材料覆盖、再实施清洁消毒措施。

4. 注意保护地面，避免塑胶地面破损而形成生物膜。碘作为一种经典的消毒成分广泛用于皮肤消毒，但具有强氧化性，易造成塑胶地板黄染、腐蚀、缺损，推荐使用可擦型碘制剂。

5. 对难清洁或不宜频繁擦拭的表面，采用屏障保护，推荐使用铝箔、塑料薄膜等覆盖物，"一用一更换"，或"一用一清洁 / 消毒"，如电脑键盘等。

6. 精密仪器设备表面的清洁与消毒时，应参考仪器设备说明书，关注清洁剂与消毒剂的兼容性，选择适合的清洁与消毒产品。

7. 使用的消毒剂应现用现配。高度环境污染风险区域地面消毒采用 500 ～ 1000mg/L 有效氯的消毒液擦拭，作用 10 分钟，物体表面消毒方法同地面或采用 1000 ～ 2000mg/L 季铵盐类消毒液擦拭。

8. 使用后或污染的擦拭布巾、地巾等不应重复浸泡至使用中的清水、清洁剂和消毒剂溶液中。

（三）日常清洁与消毒

1. 手术间

（1）每天启用前宜用清水进行物表清洁。

（2）术中发生血液、体液污染手术台周边物体表面、地面及设备或疑似污染时应立即实施污点清洁与消毒。

（3）术后

1）接台手术之间：应对手术台及周边至少 1 ～ 1.5m 范围的高频接触物表进行清洁与消毒。

2）全天手术结束：应对所有物体表面进行终末清洁 / 消毒（可除 2m 以上的墙面、天花板）。

（4）每周应对手术间所有物表（包括高空处表面）、回风口、送风口进行清洁 / 消毒。

2. 辅助间、走廊、生活区：物体表面每天清洁至少 1 ～ 2 次；地面视污染程度制订拖擦频率，每天不少于 2 ～ 3 次，保持地面干净、干燥、无尘、无污垢、无碎屑、无异味等。

3. 手术患者出入门口地面应随时保持过道地面清洁。进入手术室的推车、医疗用品、设备等应保持清洁。

4. 洗手池有防溅设施，管道不应裸露，池壁光滑无死角，应每日清洁和消毒。

5. 朊病毒、气性坏疽、呼吸道传染病及突发原因不明的传染性疾病患者手术结束后，应按《医疗机构消毒技术规范》（WS/T367—2012）要求进行终末清洁消毒。开放性肺结核患者建议在专科医院集中收治，如需手术应安排在负压手术间进行，包括术后复苏。

（四）清洁工具的管理

1. 不同区域的清洁工具应有明确标识，区分使用。

2. 清洁工具的配置数量、复用处置设施应与手术室规模相匹配。

3. 擦拭布巾和地巾应选择不易掉纤维的织物，宜使用细纤维材布和脱卸式地巾。

4. 复用处置方式：包括手工和机械清洗与消毒两种方法。

（1）手工清洗与消毒

1）擦拭布巾：清洗干净，在 500mg/L 有效氯消毒剂（或其他有效消毒剂）中浸泡 30 分钟，冲净消毒液，干燥备用。

2）地巾：清洗干净，在 500mg/L 有效氯消毒剂中浸泡 30 分钟，冲净消毒液，干燥备用。

（2）机械清洗与消毒：有条件的医疗机构宜采用热力型清洗 - 消毒机，将使用后的布巾、地巾等物品放入清洗机内，按照使用说明实施机械清洗、热力消毒、机械干燥、装箱备用。

（五）质量监测

环境表面清洁质量审核方法以目测法为主，可根据实际情况选用化学法、微生物法。

1.目测法 以目测检查环境干净、干燥、无尘、无污垢、无碎屑、无异味等。

2.化学法

（1）荧光标记法：将荧光标记在邻近患者诊疗区域内高频接触的环境表面。在环境清洁服务人员实施清洁工作前预先标记，清洁后借助紫外线灯检查荧光标记是否被有效清除，计算有效的荧光标记清除率，考核环境清洁工作质量。

（2）荧光粉迹法：将荧光粉撒在工作区域内高频接触的环境表面。在环境清洁服务人员实施清洁工作前预先标记，清洁后借助紫外线灯检查荧光粉是否被扩散，统计荧光粉扩散的处数，考核环境清洁工作"清洁单元"的依从性。

（3）ATP法：应按照ATP监测产品的使用说明书执行。记录监测表面的相对光单位值（RLU），考核环境表面清洁工作质量。

3.微生物法 环境微生物考核方法参考《医院消毒卫生标准》（GB15982—2012）。

四、手术室环境卫生学监测

1.监测要求 洁净手术室环境卫生学监测要求应符合医院感染控制专业标准委员会颁布的《手术部（室）医院感染控制规范》中关于物体表面监测、手卫生监测、洁净手术室环境卫生常规、专项监测相关规定。

2.采样及检查原则、检查方法 洁净手术室环境卫生学监测采样及检查原则、方法应符合《医院消毒卫生标准》的相关规定。

洁净手术室及其他洁净用房的监测方法选择沉降法，细菌浓度测点数应和被测区域含尘浓度测点数相同，详见表2-8，同时应满足表2-9规定的最少培养皿数的要求。

表 2-8　检测送风口集中布置的含尘浓度测点位置表

区域	最少测点数	手术区图示
Ⅰ级 洁净手术室手术区和洁净辅助用房局部100级区	5点	
Ⅰ级 周边区	8点，每边内2点	
Ⅱ～Ⅲ级 洁净手术室手术区	3点	
Ⅱ～Ⅲ级 周边区	6点，长边内2点，短边内1点	
Ⅳ级 洁净手术室及分散布置送风口的洁净室	测点数 $=\sqrt{面积平方米数}$	

表 2-9 沉降菌最小培养皿数

被测区域洁净度级别	每区最小培养皿数（Φ90，以沉降 30 分钟计）
5 级	13
6 级	4
7 级	3
8 级	2
8.5 级	2

洁净手术间不同区域空气采样布点位置与数量详见表 2-10。

表 2-10 洁净手术间不同区域空气采样布点位置与数量

洁净术间等级	空气洁净度级别		测点数		布点位置
	手术区	周边区	手术区	周边区	
I	5	6	13 点	8 点	
II	6	7	4 点	6 点	
III	7	8	3 点	6 点	
IV	8.5		按平方数设置点数，2 点以上		原 10 万级，布放 5 个点，避开送风口正下方： 原 30 万级，面积 > 30m²，布放 4 个点，避开送风口正下方： 原 30 万级，面积 ≤ 30m²，布放 2 个点，避开送风口正下方：

非洁净手术室的监测采用沉降法，采样方法按照室内面积布点，详见表2-11。

表2-11 非洁净手术室的空气采样布点位置及数量

监测环境	测点数	布点位置
非洁净手术室	面积>30m², 设东、南、西、北、中五点，四角的布点均距墙1m	
	面积≤30m², 设一条对角线，取三点，即中心1个点、两端各距墙1m处取1个点	

3. 监测合格标准

（1）洁净手术室空气监测合格标准：参见表2-4、表2-5。

（2）非洁净手术室空气监测合格标准：细菌菌落总数≤4cfu/（15min·φ9cm 平皿）。

（3）物体表面监测合格标准：物体表面监测细菌菌落总数≤5cfu/cm²。

（4）手卫生监测合格标准

1）卫生手消毒：细菌菌落总数≤10cfu/cm²，为监测合格。

2）外科手消毒：细菌菌落总数≤5cfu/cm²，为监测合格。

第 3 章
仪器设备管理

随着外科手术新技术的开展，进入手术室的仪器设备越来越多。眼科手术所需要的仪器也朝着越来越精密、贵重的趋势发展。手术室仪器是保障医疗安全、提高手术效率的关键要素。有效的仪器设备管理能够确保设备的正常运行，延长使用寿命，降低故障发生率，并保障患者的安全。眼科手术室应建立健全严格的仪器管理制度，做好仪器设备的管理，明确仪器设备的正确使用、维护和保养方法，确保手术室仪器设备的高效运行和安全性，提高医疗质量，降低医院运营成本，提高医院管理效率。

一、仪器设备管理要求

1. 医院医学装备管理实行院领导、医学装备管理部门和使用部门三级管理。

2. 建立管理制度：完善贵重仪器、设备的管理制度，实施专人主管负责制，建立资产入账和出账登记。

3. 仪器设备管理做到"四定""四防"。"四定"是指定人管理、定点存放、定期检查和定期维护；"四防"是指防尘、防潮、防蚀、防盗。

4. 使用科室须设立兼职或专职医学装备管理员，负责本科室医疗设备的保管、日常维护、使用指导、安全检查、设备账卡定期核对、信息反馈、效益分析及申请报废等工作。

5. 仪器进入手术室后应将仪器的名称、型号、生产厂家、购买时间、价格、责任人等填写在仪器档案本上，并将仪器相关资料输入计算机管理。对随机带来的全部资料，如使用说明书、操作手册、维修手册和电路图等，分类放入资料室进行集中管理，以便查询和维修。

6. 使用医学装备，应当按照诊疗规范、操作指南、使用说明书等，遵守医疗器械适用范围、禁忌证及注意事项，注意主要风险和关键性能指标。

7. 新引进的机器，应请专业人员讲解新进仪器的使用、保养和注意事项，并根据要求制订操作规范流程，要求操作人员必须执行操作流程。

8. 建立使用登记制度，将每次使用仪器的日期、使用人员、运作情况、维护保养情况等登记在记录本上，登记本随仪器保存。

9. 仪器由专人负责，护士长定期检查，医学装备管理部门每月巡查。仪器应统一定位放置于仪器室或专科手术间，使用后应立即放回原处。

10. 对医疗器械使用安全事件进行收集、分析、评价及控制，遵循可疑即报的原则，及时报告。

二、眼科常用仪器的使用

（一）手术显微镜（图 3-1）

1. 应用范围 应用于眼科、血管外科、整形外科等精细手术。

2. 工作原理 利用光学原理对人体组织实现高倍放大、清晰显现细微结构，以辅助精细手术操作。

3. 操作方法 以 ZEISS OPMI LUMERA 700 为例。

（1）取下防尘罩，连接电源，根据医师的习惯放置脚踏，调整助手镜位置，检查显微镜主要部位与关节有无松动脱落的情况。

（2）打开电源开关，显微镜进入自检。自检结束后，检查显微镜光源是否正常；自检后暂不使用显微镜时，显微镜照明若处于开启状态，先关闭光源。

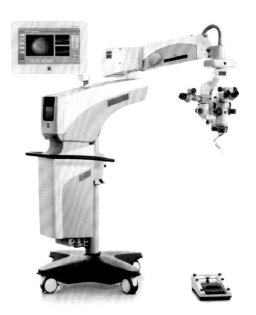

图 3-1 手术显微镜

（3）选择术者相应的显微镜模式，根据术者的屈光状态调节术者所用目镜的屈光度。

（4）使用时，由洗手护士或手术医师安装无菌显微镜帽。

（5）显微镜亮度调节、照明开关及放大倍数调节、调焦等均可在显微镜脚踏上完成。

（6）连台手术中应按下显微镜复位键。

（7）手术结束，将显微镜推离手术野，将显微镜亮度调至最低，收拢横臂在合适位置，关闭光源，关闭电源开关。

（8）清洁显微镜镜头表面污迹，清洁显微镜外表面，妥善安置脚踏，将脚踏放置于立柱挂钩上，清洁后套上防尘罩。准确填写使用记录。

4. 保养与维护

（1）注意防尘、防潮、防高温或温差剧变。每次使用完毕后应用防尘布罩盖住显微镜，保持显微镜光学系统的清洁，透镜表面定期用软毛掸笔或橡皮球将灰尘掸去或吹去，然后用专用显微镜镜头擦镜纸，蘸取无水乙醇或专用清洁剂，轻抹镜头表面，操作时应从中央到周边旋转擦拭，反复进行直到干净为止，切勿抹拭镜头的内面，以免损伤透镜。禁止使用腐蚀性液体进行清洁。

（2）防止振动和撞击，尽量放置在经常使用的手术间内，避免反复推动。每次使用完毕后收拢各节横臂，锁好底座的固定装置。移动时，注意显微镜上的线路走向，切忌硬拉硬扯。

（3）注意保护导光纤维和照明系统。使用时切勿强行牵拉和折叠，使用完毕后注意理顺线路，不要夹压或缠绕于支架。导光纤维的两端需定期清洁，防止污染和灰尘沉积。

（4）保持各部位的密封性，严禁随意拆卸目镜、示教镜等可拆卸部分，拆卸后立即加防护盖。

（5）脚踏控制开关使用时切勿猛踩快踩或用力太大。脚踏控制器在使用时要注意保持清洁，宜使用防水保护套。

（6）正常情况下，请专业人员每6个月保养一次，发现异常情况及时通知维修。

5. 注意事项

（1）使用时，确认各个关节的旋钮拧紧无松动。

（2）调节光源时应从最小的亮度开始，使用完毕后应将亮度调至最小的亮度方可关闭电源，以延长灯泡的使用寿命。

（3）每日手术后，清洁显微镜外表、目镜、物镜。

（4）使用过程中，切勿猛踩快踩显微镜脚踏。

（5）可移动的显微镜在推动过程中，应放松底座刹车装置，收拢各节横臂，旋紧制动手轮，推动较低位置的支架，不可直接推动显微镜主体或镜头等附件。推动时慢而稳，避免翻倒或碰撞。安放显微镜时，应使其位于可调节范围的中间位置，使之正对手术野正中。每次使用后收拢各节横臂，拧紧制动旋钮，将显微镜安置于安全位置，锁好底座的固定装置。

（6）更换显微镜光源时应由专职人员在有防护的情况下进行，避免私自拆卸。

（7）光学部件使用专用清洁液进行清洁，慎用乙醇，禁用棉签、纱布等，以免造成化学或物理损伤。

（8）保持各部位的密封性，严禁随意拆卸目镜等部分。若仪器保管不良，破坏密封性，外界的潮湿气流进入仪器，会导致内部发霉、生锈。

（9）如发现显微镜灯泡使用时限报警提示，应及时更换灯泡。

6. 常见故障问题的排查与处理

（1）显微镜镜头模糊

排查方法：①查看镜头是否有雾气、污渍或血渍，用擦镜纸擦拭干净；②提醒术者使用调焦按钮，查看模糊现象是否改善。

（2）开机无照明灯光

排查方法：①检查设备各输入电源是否正常接通；②检查光源开关是否打开；③检查灯泡是否正常工作。

（3）手术中灯泡突然不亮

排查方法：查看电路是否出现故障。在确保电路没有问题的情况下，关闭电源，再执行备用灯泡切换程序。

术中更换灯泡时，需要注意以下几点：①正使用的灯泡温度高，防止烫伤，触碰时需冷却；②灯泡安装位置需到位；③灯泡失灵时，建议先切换到备用灯泡。

（4）脚踏失灵

排查方法：①检查线缆是否完整，接口是否连接正确；②若线缆接口均正常连接，尝试更换脚踏，若更换后能正常使用，则排查原脚踏问题。

（5）主刀镜、助手镜一个看得清楚，另一个不清楚

排查方法：①查看屈光度调节是否正确；②确认助手镜焦距调焦旋钮是否有使用；③查看看不清的目镜镜头是否有脏污；④检查是否因劣质分光器、倒像镜或者激光滤光片

阻挡光路导致看不清；检查助手镜转换时是否未转到位，导致光路被阻挡；⑤查看镜座有无损坏。

（二）超声乳化仪（图 3-2）

1. 应用范围　应用于眼科白内障手术、晶体类手术。

2. 工作原理　通过手柄内部的超声换能器，将超声能量转变后传递到前部超声针头做径向运动，负压吸引以固定晶状体和吸出乳化的晶状体核及皮质。

3. 使用方法　以博士伦 • Stellaris 超声乳化仪 • BL11110 为例。

（1）根据手术医师习惯放置脚踏。

（2）连接电源插头，打开电源开关。

（3）按下开机键，机器开机自检，自检完毕后选择相应的手术医师。

（4）按下任意脚踏控制器按钮，以初始化无线脚踏控制连接。右侧 LED 灯将在 10 秒内亮起，指示无线连接就绪（脚踏储备电源不足时启用脚踏控制器电缆连接到系统以启动操作）。

（5）正确打开套包并插入积液盒，洗手护士和巡回护士合作连接超声乳化液流管理系统包件及手柄。

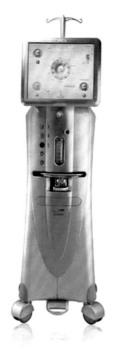

图 3-2　超声乳化仪

（6）积液盒通过测试后，根据手术需要进行"填装并调节"。系统将检测超乳手柄。超乳手柄通过检测后自动进入劈核模式。

（7）根据手术步骤需要对应连接超乳手柄、电凝连接线或前节玻切头系统。对于仅进行 I/A 或前节玻璃体切除术手术过程的，在屏幕左侧的菜单中选择"仅填装"。

（8）手术结束后，在菜单中选择"结束"，先关闭灌注夹，进入界面后选择"关闭系统"，系统则自动关闭。关闭系统控制台底部的电源开关，断开电源。

（9）拆除所有一次性物品并丢弃，清洁仪器表面，并套上防尘罩。

4. 维护与保养

（1）U/S 针头必须浸入测试套帽中进行超声测试。在干燥条件下对手柄进行调试会造成手柄针头的过早失效及破坏。

（2）乳化只能在眼内手术中进行，不能在空气中操作，否则也会造成永久性损坏。

（3）手术中 U/S 针头要适度上紧，过紧会造成针头裂纹或损坏；过松则会造成术中针头松动，发出刺耳噪声，影响超乳效率，导致手柄内压电晶体振动而损坏。

（4）手柄在使用前必须处于室温。在经过高温高压后，允许手柄经过空气干燥至少 15 分钟；当手柄很热时，禁止将其浸入液体中冷却，否则会严重损坏手柄。

（5）在进行灭菌之前，手柄应当盖上连接器端盖并且放置于灭菌盘中。防止在处理过程中，特别是在进行高压加热时，连接器和手柄发生损伤。

（6）每天手术结束后，将各导线盘绕放置，切勿打折。使用完毕后用拧干的清水抹布清洁机器表面，套上防尘罩。设立专用登记本，每次使用后记录使用情况并签名。

（7）仪器发生故障时，由专职人员进行检修，严禁私自拆卸。

（8）仪器应定期检测，至少每 6 个月一次。

5. 注意事项

（1）根据手术需要适当调节超声乳化能量。能量太低，可使晶状体核粉碎发生困难，降低能见度，阻塞手柄的管道系统；能量太高，易造成角膜损伤和晶状体后囊膜破裂。

（2）使用过程中，确保仪器表面干燥，避免灌注液或其他液体淋湿仪器，以致仪器主板发生故障。

（3）手术过程中，手柄头不应接触任何坚硬的物体。禁止摔、磕、碰，否则压电晶体会损坏。

（4）手术后，手柄必须立刻进行彻底清洗。禁止使用超声波清洗手柄，否则可能造成不可修复的损伤。禁止用钢丝刷或钢丝清洗手柄的外壁和管腔。可选择专用的、适宜的管腔刷在液面下进行手柄内腔的刷洗。

（5）在连接至控制台之前，确定电线插头完全干燥。严禁提、拉、拽超声手柄的电缆线，防止造成内部线路的断路。

6. 常见故障问题的排查及处理

（1）机器开机后发现脚踏失灵

排查方法：①查看无线脚踏是否电量不足，尝试连接脚踏电源线操作；②若连接脚踏电源线无反应，尝试更换脚踏，并排查原脚踏问题。

（2）机器超乳时无负压或负压低

排查方法：①查看机器负压是否能正常升高，如机器有连接气源，查看气源是否正常连接；②查看超乳针头是否有核块阻塞，可使用回吐功能或者暂停超乳冲洗负压口后再次尝试；③在报告主刀医师的情况下，尝试适当升高负压参数；④查看积液盒是否有破损、裂缝或漏气，如果是积液盒故障则尝试更换新的积液盒。

（3）超乳手柄标定不通过

排查方法：①检查超乳针头是否旋紧装好，重新安装手柄再次尝试；②检查超乳手柄接口与机器连接口是否松动；③查看超乳针头是否浸在测试帽中；④尝试更换超乳手柄再次标定。

（4）积液盒标定不通过

排查方法：①检查积液盒各部件接口是否连接好；②如有气源，检查机器的气源是否正常连接；③检查积液盒是否有破损或裂缝，如有破损，更换积液盒后再次尝试。

（三）超乳玻切一体机（图 3-3）

1. 应用范围　用于眼科显微手术中治疗玻璃体视网膜专科疾病。

2. 工作原理　玻璃体切割机主机通过气源软管和空气压缩泵（或氮气瓶）相连接，通过主机界面由计算机及其相关软件控制，采用外部的压缩空气或氮气作为动力气源，依次通过减压阀、电磁阀，由分流器单元将气源分为负压气路、抽/排液气路、切割气路和剪刀气路等四路气路，通过依次连接的气泵、储气罐、气液交换压力输出接口，以产生气液交换所需的正、负压气流，由脚踏板发出输入命令，驱动切割头、负压吸引装置、注吸完成玻璃体的切割及注吸，完成精细的眼后节显微手术。

3. 操作方法　以 ALCON·超乳玻切一体机·Constellation 为例。

（1）放置好脚踏，连接电源线、连接气源，打开总电源开关、机器开关。

（2）系统初始化成功后进入主界面选择主刀医师、机器模式。

（3）选用合适的套包，巡回护士和洗手护士核对套包的密闭性、名称、类型、有效期，打开套包，洗手护士无菌状态下拿取套包内物品。

（4）将绿色、白色、红色、灰色管道依次连接至积液盒面板，安装积液盒套包至机器上。将玻切管道灰色和黑色的气动驱动线连接至主机，连接灌注液。连接导光纤维至机器面板上。

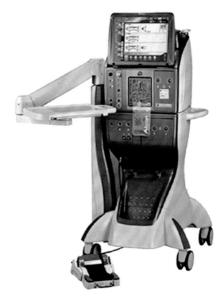

图 3-3 超乳玻切一体机

（5）将灌注和抽吸另外两个端口连接至超声乳化手柄上，连接超乳手柄至设备前部面板。

（6）点击屏幕上"启动测试"按钮，进行积液盒套包测试。测试步骤顺序为：积液盒→校准→玻切头→手柄。测试积液盒时，机器会将灌注液填充进所有管道，应确保相关的管线连接正确，通路通畅，抽吸功能正常。校准时，确保机器内传感器压力基准线精确，便于精准控制液流、眼压（请确保测试时灌注头位于液流盒中部位置，否则机器需要反复调校液流压力、流速等，延长校准时间）。

（7）根据手术需要，如超声乳化、注吸、玻璃体切除等，在屏幕上选择相应模块进行操作。

（8）如需激光，插入激光钥匙，并顺时针旋转 90° 打开激光，连接激光纤维。选择多发模式，根据手术需求调节参数，连台手术重置发射次数。

（9）如需注入硅油或取出硅油，选择机器"硅油注吸"模块，根据需要选择取硅油或注入硅油，进行操作。

（10）手术结束后，取下灌注液，点击"清空积液盒"，进行积液盒液体清除。清空积液盒后，取下积液盒，逆时针旋转钥匙 90° 关闭激光，点击"关机"并确认。

（11）待机器关机、屏幕熄灭后，关闭机器电源总开关，拔下电源线。清洁仪器表面，收起脚踏及电源线。

4. 保养与维护

（1）使用过程中，确保仪器表面干燥，避免灌注液或其他液体淋湿仪器，以致仪器主板发生故障。

（2）撤除积液盒时，不要拔出积液盒上连接的管道或积液袋，防止液体漏在机器里。

（3）保持脚踏板干燥，若有水滴应及时擦干，防止损坏脚踏；可用防渗漏薄膜袋包裹覆盖脚踏，使用防水袋时，注意不宜过紧，以免影响脚踏正常功能使用。机器使用完毕后，更换防水袋。

（4）使用完毕后用拧干的清水低纤维软布清洁机器表面，罩上防尘罩。

5. 注意事项

（1）爱护脚踏，爱护线，不要握住脚踏板连线提起或者移动脚踏板，可能引起脚踏连线损坏。抬起脚踏时，应用两只手握住脚踏板前后手柄上。脚踏应防止有异物残留，特别是脚踏和底部夹层中。

（2）测试手柄时，必须有灌注液填充测试套帽中，干燥状态下测试，会造成手柄永久性损坏。

（3）超声乳化手柄高温高压后，必须自然冷却15分钟以上，以保证使用前达到室温，切勿将手柄浸入液体中冷却。

（4）设备应避免长时间不开机，保证设备在15天内至少通电3小时，以保证机器性能。

6.常见故障问题的排查及处理

（1）电源地线接触不好，开机报错

排查方法：检查电源线和墙电插座是否牢固。

（2）新积液盒测试校准不过，报警Error3469（管道校准调整错误）

排查方法：检查测试时所有管道、玻切头、灌注头摆放的高度，测试时高度应升至积液盒中间位置，测试高度将影响校准测试的通过。

（3）测试积液盒时报错Error3475（后节灌注启动测试失败），积液盒标定不过

排查方法：检查标定过程中气液交换管上调节夹是否关闭，若关闭则松开后重新测试。

（4）使用激光模块时，激光没启动

排查方法：①检查激光钥匙是否开启；②检查激光模块的紧急开关是否被激活；③检查激光纤维是否正常，必要时更换激光纤维。

（5）医师反映导光照明暗

排查方法：①查看机器事件日志，查看灯泡寿命代码，提示Error5104则说明灯泡使用已超过400小时，需要更换；②尝试切换其他灯泡；③检查照明输出孔镜片是否有脏污；④必要时更换导光纤维再次尝试。

（四）眼内激光仪（图3-4）

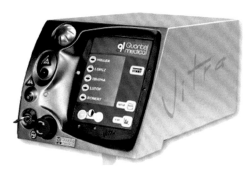

图3-4　眼内激光仪

1.应用范围　用于治疗眼底疾病。

2.工作原理　通过光的热效应，对视网膜进行光凝，使组织蛋白质变性凝固，从而阻止反复眼底出血，抑制新生血管因子的生长，改善视网膜缺血缺氧情况，从而控制病情的发展，防止并发症，达到治疗目的。

3.操作方法　以532nm眼内激光仪为例。

（1）连接电源，放置脚踏，打开电源开关。

（2）将激光钥匙顺时针旋转，将机器打开。连接激光纤维。

（3）选择手术医师的程序，点击进入。

（4）选择与所匹配的激光模式，点击进入。

（5）按MEMORY键选择医师所需的模式。

（6）一切准备就绪后，点击READY，开始操作。

（7）激光操作完毕或暂时不用时，按STANDBY键暂停发射激光。使用结束后，按ESC键退出程序，逆时针旋转激光钥匙，关闭机器，关闭电源总开关。

（8）使用结束后，记录使用情况，清洁仪器表面。

（9）将激光钥匙取出，定点放置管理。

4. 保养与维护

（1）使用完毕后用拧干的清水低纤维布清洁机器表面。

（2）设备每半年校正一次，并记录检测结果。

（3）注意机器防尘，激光接口在不使用时要随时套保护帽，防止灰尘进入机器内。

5. 注意事项

（1）激光辐射对人眼有一定损伤，手术显微镜上无安装滤光器时，进行激光操作前术者及工作人员要戴上 532 波长的专用激光防护眼镜。

（2）进行激光操作前，应常规检查激光参数，将计数器复位到零。将激光机设置成待机模式，以免意外发射伤及眼内正常组织或误踩脚踏伤及旁人，在一切都准备妥当后再转换至准备好的状态。

（3）激光周围避免可燃性物品出现，所有反光的器械应用无菌巾进行遮盖。

（4）激光光纤勿扭曲、折叠，否则影响导光。导光纤维头端被污染时，输出能量下降，应更换新的光纤。

6. 常见故障问题的排查及处理

（1）机器无法正常关机

处理方法：机器上有紧急关机按钮，如出现异常情况不能正常关机时，即启动紧急按钮关机。

（2）激光无能量

排查方法：①检查激光纤维是否正确连接至机器上；②查看激光纤维是否打折、断裂；③更换激光纤维再次尝试。

（五）冷冻仪（图 3-5）

1. 应用范围　用于预防、治疗裂孔性视网膜脱离，治疗渗出性视网膜脱离、早产儿视网膜病变和眼内肿瘤等疾病。

2. 工作原理　本仪器的制冷和解冻是运用焦耳 - 汤姆逊原理，以液态 CO_2 为制冷剂，当 CO_2 气体在高压条件下成为液体时，会释放出大量的热量。冷凝手柄内是双层气体循环，有进气和出

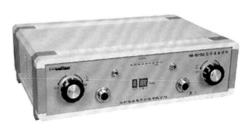

图 3-5　冷冻仪

气通路，高压气体通过小气孔进入冷凝头端，并在此处膨胀，产生低温效应，从而达到制冷目的，然后通过出气管排出。冷冻笔内还有耦合电极，提供热量，仪器停止制冷后，仪器内部的控制阀关闭排气管通道，高压的 CO_2 气体进入排气系统，在冷冻笔探头端部空间里气体压力迅速升高，产生热量，使探头温度由冷冻工作温度恢复到常温，从而完成了制冷、解冻的过程。

3. 操作方法　以扬州华康·冷冻治疗仪·HB-801AW 为例。

（1）将排气管与脚踏摆放好。

（2）将冷冻仪的进气管连接在二氧化碳气瓶上，并用扳手旋紧，检查整个管道的连接情况。

（3）冷冻笔应平行插入仪器前面板插座中，并旋紧。

（4）打开气源总开关，再打开冷冻仪气体阀门，顺时针旋动调压开关至底。

（5）踩下脚踏开关，冷冻笔探头制冷，松开脚踏开关，冷冻笔探头解冻。

（6）手术完毕，先关闭冷冻仪气体阀门，再关闭气瓶阀门，取下冷冻笔，反复旋动冷冻仪气体阀门，排出机内余气。

4. 保养与维护

（1）使用结束后，记录使用情况，清洁仪器表面。

（2）冷冻笔采用低温灭菌，其接头上的两个黑色密封圈要经常涂润滑油，减缓橡胶的老化。

（3）使用冷冻仪前，要查看冷冻笔、消音管与脚踏完整性，并妥善放置，固定好冷冻笔。

5. 注意事项

（1）本仪器制冷源应采用液化 CO_2，压力为 4.5～6.5MPa，环境温度为 25℃ ±5℃，并保证气瓶不输出液态 CO_2。

（2）使用前查看气瓶压力是否充足。制冷温度在 −75～−60℃ 时，CO_2 气瓶工作压力应不低于 5.0MPa，如果低于 5.0MPa 就会影响到制冷和解冻效果，当工作压力低于 4.5MPa 时，仪器将不可能正常工作。

（3）冷冻仪上不能放置任何重物和易燃物品。

（4）冷冻仪的进气管和冷凝手柄不能直对着人，防止意外弹出致伤。

（5）冷冻笔的消毒宜采用低温等离子和环氧乙烷消毒法，禁止使用消毒液浸泡和接触腐蚀性物质。

（6）冷冻笔插入机器时，方向应注意保持平行，否则易损坏密封圈导致插座漏气而使仪器无法工作。

（7）与主机连接的脚踏开关软管，如打结、弯折会影响气体的通路或发生导管的爆裂，使用和存放时应加以注意。

6. 常见故障问题的排查及处理

（1）仪器制冷和解冻效果不佳

排查方法：①检查气瓶的工作压力，CO_2 气瓶的正常工作压力应不低于 5.0MPa，如果低于 5.0MPa 就影响到制冷和解冻效果；②可能是 CO_2 气体的纯度偏低，纯度＜99% 的 CO_2（如工业用 CO_2）会影响仪器的制冷和解冻。

（2）制冷时排气声明显增大

排查方法：①可能是冷冻笔插头密封圈损坏或老化，起不到密封作用；应更换密封圈。②可能是仪器控制阀故障；应找专业人员进行维修。

（3）输气导管两端的任一端有泄漏

排查方法：查看输气导管接头的密封圈是否损坏；尝试更换密封圈。

（六）鼻内镜（图 3-6）

1. 应用范围　鼻内镜手术系统适用于慢性泪囊炎，眶减压术，视神经管减压术，慢性鼻窦炎，鼻息肉，鼻腔、鼻窦肿瘤、垂体腺瘤，鼻、鼻窦、眶内、颅底异物取出术等。

2. 工作原理　探头上的摄像系统将捕捉到的画面传到手柄中的 CCD（摄像头）元件，并转换成电子信号传输到视频中心进行处理，经视频显示系统显像于电视监测器上。

3. 操作方法

（1）开启电源打开监视器、冷光源、摄像主机电源。

（2）连接摄像头、内镜导光束。

（3）连接鼻内镜镜头后，调节灯光亮度。

（4）术者调节摄像头蓝色变焦环，对画面进行放大和缩小；调节摄像头金色调焦环，对画面进行对焦，使画面清晰。术中若要调节白平衡，调节冷光源输出亮度在 30% 左右，将鼻内镜镜头对准白纸或白色纱布确保白色覆盖整个视野并保持视野清晰，按下成像系统操作面板上的白平衡键；监视器下方出现"白平衡成功"，表示白平衡校正完成。

（5）设备正常运行检测：操作前检查各模块以及摄像头和（或）电子镜的外观是否有破损；确认摄像头电缆和（或）电子镜电缆无破损或扭结；将摄像头和（或）电子镜对准一个物体，检查显示器上的显示画面质量。只有在顺利完成正常运行检测后才能使用设备及其附件。

（6）手术完毕后先收起高清摄像头至安全处，然后关闭各主机电源。

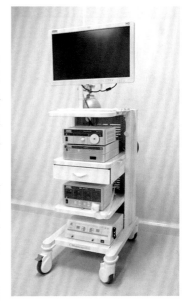

图 3-6　鼻内镜

4. 保养与维护

（1）启动仪器前，要检查电源线是否已连接好，仪器后面的电源输入线是否接紧，电源输入线外表是否完整，有无反折、牵拉，要确保机器处于正常状态。

（2）观看监视器图像时，需要移动监视器方向，可移动监视器整个底座，不得硬掰监视器屏幕，以防造成人为破坏。

（3）录像时，将连接线输入端与监视器后面的高清接口（图像输出）相连接。一般录像都接在成像系统上，如与成像系统连接后无图像，可接监视器后面的高清接口。

（4）使用时要先连接导光束和摄像头，再开电源开关。使用结束后先拔出导光束和摄像头，最后关电源开关。

（5）连接导光束及摄像头时防止管件反折、牵拉、打结及坠落。

（6）使用结束后及时收回导光束及摄像头，放置在稳妥处。

（7）仪器表面清洁时，用浸湿消毒剂的一次性低毛屑布擦拭设备的外表面。建议使用表面消毒剂和含氯化铵的一次性消毒剂擦洗消毒。不得用对机器有刺激、着色的消毒液擦拭（如碘酊、碘伏、乙醇等），清洁后要盖上防尘罩。

（8）图示灯泡寿命指示灯红色常亮，提示灯泡使用已超过 450 小时；指示灯红色闪烁，提示灯泡使用已超过 500 小时，需更换灯泡。

5. 注意事项

（1）建议不要频繁开关主机，如冷光源暂不使用时，将灯光亮度调节到最小状态。

（2）关闭仪器时，要先关监视器电源开关，再关监视器总电源；禁止在未关监视器的状态下，直接拔电源插头；如突发断电情况，要先关监视器，再重新启动机器。

（3）主机必须放置于通风良好的环境，避免遮挡主机散热孔，严禁将液体放在主机旁。

（4）不要过度扭曲摄像头连线及导光束，术后需将摄像头及导光束擦净后盘绕大圈存放，并加盖镜头保护盖，严禁折叠、扭曲。

（5）推荐使用环氧乙烷或低温等离子对摄像头进行灭菌，为了延长摄像头的使用寿命，建议使用无菌套。

（6）摄像头插头连接主机前须确保接口清洁干燥。

6. 常见故障问题的排查及处理

（1）图像不清晰

排查方法：①调节摄像头调焦环，查看是否因未调焦导致图像不清晰；②查看照明亮度是否不足，可适当调节冷光源的输出亮度；③查看内镜镜头端是否起雾，使用60℃左右热水浸泡并保持10秒以上，能有效防止物镜因温差导致的起雾现象。

（2）摄像头故障，机器提示不兼容摄像头，或屏幕出现彩条闪烁、偏色、无法感知摄像头等

排查方法：查看是否因导线老化、信号传递缺陷引起，也可能是摄像头电路元件老化变质，或者是由摄像头老化引起。出现上述情况，应寻找专业人员更换相应配件。

（3）显示器图像彩色失真

排查方法：①使用前是否使用白平衡功能，术前不能实施正确的系统白平衡可能引起彩色失真。尝试重新校准白平衡。②视频连接线损坏时，需要维修。③摄像主机损坏时，需要维修。

（4）图像噪点大

排查方法：最主要的原因是亮度不够。查看导光束是否有光纤维断裂现象，若损坏超过1/3建议更换。

（5）图像有干扰

排查方法：①查看摄像头连线是否损坏，需要维修；②视频连接头与主机视频连接头接触不良，需要清洁或维修；③查看是否由于高频电刀干扰导致。尝试将高频设备与摄像系统隔离。

（七）综合动力系统（图3-7）

1. 应用范围　手术动力系统可通过内镜摄像系统完成经鼻腔内镜下泪囊鼻腔吻合术、内镜下经筛径路视神经减压术、内镜下眶骨修复术、内镜下眼眶减压术、内镜下眶内肿物摘除术等。

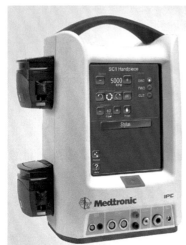

图3-7　综合动力系统

2. 工作原理　通过快速切削，将疾病部位切碎同时清除；直排引式设计，从刀头至吸引排出口呈一直线，将切削下来的组织迅速排出，从而达到有效治疗疾病的目的。

3. 操作方法

（1）摆放脚踏，连接脚踏线，检查部件是否完好。

（2）在输液架上悬挂生理盐水。

（3）插上电源，按下机器开关。

（4）系统启动后机器屏幕提示插入手柄，插入动力系统手柄，机器自动进入动力系统主屏幕。

（5）机器上方连接Endo-Scrub冲洗泵冲洗液管件，将冲洗液管件白色软管部分安装在主机的注水泵上（注意

水流方向)，并卡好、盖紧；下方连接动力系统冲洗液管件，将冲洗液管件安装在主机的注水泵上 (注意水流方向)，并卡好、盖紧。

(6) 将金刚磨头或刀头安装在动力系统手柄上。

(7) 将标准的吸引管连接在动力系统手柄的吸引端。

(8) 根据医师要求及手柄类型选择模式并调节参数。

(9) 机器使用完毕，按屏幕下方电源开关键关机，待屏幕黑屏后拔下电源线。

4. 保养与维护

(1) 手术结束时，及时清洁手柄，清洁时只能将清洗液从手柄吸引端往手柄卡口处打出，不可往手柄卡口处打入，以免损坏马达性能。

(2) 每次使用前后，仔细查看各磨头、刀头是否有碎片、过度磨损、偏离中心或其他缺陷，如有以上缺陷立即报废。

(3) 使用时要保持灌注液通畅，防止对组织造成热损伤。

(4) 不得将手柄浸泡于液体中，清洁后要充分干燥；烘箱温度不可超过 60℃，时间不可超过 30 分钟。

(5) 手柄消毒灭菌可采用压力蒸汽灭菌或环氧乙烷灭菌。不论选用何种消毒方法，存储前必须进行快速而彻底的干燥，以防止在马达及轴承内留下沉淀物，引起腐蚀。

(6) 定期由工程师对设备及手柄进行维护保养。

5. 注意事项

(1) 使用或清洗动力系统手柄时注意不能将手柄的头端朝上，以防液体反流损坏手柄马达。使用完毕要将手柄放在不易接触的位置，方向朝外，以防误伤。

(2) 更换弯刀头时，切记要先断开连接在手柄上的吸引器管路，否则，容易将刀头内外刀拉坏。

6. 常见故障问题的排查及处理

(1) 冲洗流量小或没有冲洗液

排查方法：①在泵中重新定位管路，利用从左到右的液体流动，验证泵盖完全闭合；②检查泵外剩余管路是否扭曲，必要时更换管路；③查看冲洗管管夹是否被夹闭或调节过小，导致冲洗液流量被限制；④冲洗管受阻，更换冲洗管尝试。

(2) 泵停转错误

排查方法：查看管路是否蜷缩或扭曲；或者管路被错误地放置在泵中。打开泵盖，在泵中重新定位管路，利用从左到右的液体流动，验证泵盖完全闭合。

(3) 钻头过度震动，异常噪声运动

排查方法：查看钻头是否牢固落座。回拉锁定夹头，重新复位钻头尝试。

(4) 马达旋转，但听到异响

排查方法：①查看从电源到控制台的所有连接，排查是否电路连接不良；②确保正确连接马达和脚控电线；③查看轴承是否磨损，更换驱动部件以隔离故障部位；④尝试拆卸并重新安装驱动附件和钻头。

(5) 手柄不能旋转

排查方法：①查看多功能脚踏板是否发生故障，如果多功能脚踏板在使用过程中发生故障，使用机器控制台背面的手动开始 / 停止按钮操作手柄；②查看手柄马达或马达驱动器是否发生故障，联系专业维修人员进行处理。

（八）眼内镜（图 3-8）

1. 应用范围　适用于在玻璃体视网膜手术、白内障、青光眼和泪道手术等方面的治疗，如玻璃体基底部异物探查、基底部玻璃体切割、内镜下人工晶状体植入、内镜下睫状体光凝术、内镜下泪囊鼻腔吻合术等。

2. 工作原理　探头上的摄像系统将捕捉到的画面传到手柄中的 CCD（摄像头）元件，并转换成电子信号传输到视频中心进行处理，经视频显示系统显像于电视监测器上。

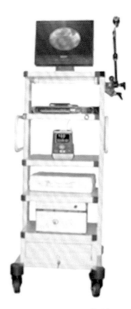

图 3-8　眼内镜

3. 操作方法

（1）检查氙光源、摄像机、显示器、刻录等组件的连接，以及电源线是否正常连接（接口有无松动）。

（2）打开氙光源、摄像机、显示器、刻录机等组件的电源开关。

（3）将目镜适配器与内镜探头正确连接。

（4）将氙光源光缆与内镜探头和光源正确连接。

①调节氙光源，使其亮度可以满足手术要求。

②需要时，可调节万向臂的方向，以满足操作范围。

③手术前，应调节目镜适配器，使显示图像大小符合手术医师的要求。

④调节 TV 适配器的焦距，使得成像清晰。

（5）手术过程中需要经常从灌注腔冲灌通道，防止探头堵塞。

（6）手术后，关闭氙光源、摄像机、显示器、刻录机等组件电源。

（7）拆下光源的光缆、微型钻头等。

（8）折叠好万向臂，将仪器移动到合适地点存放以备下次使用。

（9）手术后，应对内镜及套管进行清洗和消毒。

1）鼻内镜清洗消毒方法

①流动水下反复冲洗鼻内镜镜面和杆的血渍和污渍，用蘸有清洗剂的清洁低纤维软布擦拭去除残留物。

②鼻内镜镜面用蘸有清洗剂的吸水海绵擦拭。

③在清洗剂液面下擦洗，避免产生气溶胶和水花飞溅。

④在流动水下彻底冲洗鼻内镜表面的清洗剂等残留物。

⑤用流动纯净水反复漂洗鼻内镜。

⑥用 75% 乙醇纱布擦拭鼻内镜镜杆 2 遍，作用 3 分钟。

⑦用高压气枪干燥。

2）动力传输线清洗消毒方法：动力传输线用蒸馏水纱布擦拭两遍后再用 75% 乙醇纱布擦拭 2 遍，然后用高压气枪干燥。

3）泪道内镜清洗消毒方法

①流动水下冲洗内镜外表面的污物。

②用自来水枪冲洗内镜内腔的污物。

③用蘸有清洗剂的清洁低纤维软布擦拭去除残留物。

④镜面用蘸有清洗剂的吸水海绵擦拭。

⑤在清洗剂液面下擦洗，避免产生气溶胶和水花飞溅。

⑥在流动水下冲洗泪道内镜外表面的清洗剂等残留物。

⑦用流动纯净水反复漂洗泪道内镜外表面。

⑧用纯水枪冲洗管腔。

⑨用气枪吹干管腔。

⑩用75%乙醇纱布擦拭内镜外表面2遍，作用时间3分钟。

4. 保养与维护

（1）应注意保护光源光缆和内镜的导光光纤，切勿过猛折弯和抻拉，否则会造成损坏；微型钻头等细小的物品应小心放置，以避免丢失和损坏。

（2）探头在手术后应立即放入盒中，以避免摔落碰撞。对探头的消毒处理应按照规范执行，以免交叉感染，高温会影响探头和仪器的使用寿命，避免仪器遭受剧烈的振动。

（3）氙灯灯泡的使用寿命受开关次数的影响很大，手术过程中，不要关闭电源，手术间隔期间，可将亮度调到最低。

（4）设备存放间必须干净干燥，避免阳光直射且通风良好，高温会影响探头和仪器的使用寿命。

（5）每次使用完毕后将眼内镜套上防尘罩，套上CCD镜头的保护套，镜头表面定期用橡皮球吹去灰尘，切勿抹拭镜头内面，以免损伤镜头。

（6）防止振动和撞击，避免反复推动。每次使用完毕后收拢各节横臂，拧紧制动旋钮，锁好底座的固定装置。

5. 注意事项

（1）在使用前、使用中、使用后及清洗前和清洗后均要检查探头是否完好：①接CCD观察图像是否为完整的圆圈；②用注射用水冲洗灌注管道，检查是否通畅。

（2）光导纤维、电源线需盘绕放置，切勿打折。

6. 常见故障问题的排查及处理

（1）在检查过程中，在显示器上看不到内镜的图像

排查方法：①查看摄像头是否出现问题，尝试重新连接；②查看光源是否打开或照明光缆是否正确连接在机器上；③如果看不到诊断的图像，在显示器上有丝织品样的图像，说明光导纤维出现故障。

（2）图像成像不清晰

排查方法：①查看焦距是否调节到位。在打开摄像仪、光源和监视器电源后，把光源的亮度调到最高。在摄像仪上用白平衡钮对所获得的图像做白平衡调整。然后对内镜进行焦距调整，将内镜对准一个彩色的图像，调节TV适配器的焦距，以获得最锐利的图像边缘，然后在白平衡后再检查一次彩色的失真度。②查看摄像头接头是否有灰尘、污渍。③调节目镜适配器，使显示图像大小符合手术医师的要求。

（九）高频电刀（图3-9）

1. 应用范围 高频电刀是一种取代机械手术刀进行组织切割的电外科设备，广泛应用于外科手术中。

单极电刀广泛应用于外科手术、皮肤科、牙科，可按其功能用于不同组织的切割。

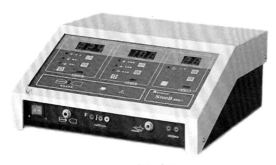

图 3-9　高频电刀

安装心脏起搏器的患者禁止使用电极高频电刀。

双极电凝主要是止血功能，广泛应用于神经外科、颌面外科、整形外科手术等，也可应用于安装心脏起搏器的患者。

2. 工作原理　利用高频电流释放的热能和放电对组织进行切割、止血，电流在电刀的刀尖形成高温、热能和放电，使接触的组织快速脱水、分解、蒸发、血液凝固，实现分解组织和凝血作用，达到切割、止血的目的。

单极模式中，使用负极板可构成电流回路，同时降低电极板处电流密度，避免电流离开患者后返回高频电刀时继续对组织加热而灼伤患者。

双极模式中，双极镊与组织接触良好，电流在双极镊的两极之间经过，形成回路，在干燥或潮湿的术野均能取得良好的电凝效果。

3. 操作方法　以苏州康迪 S900E 型高频电刀为例。

（1）接通电源，放置脚踏。

（2）将电凝线 / 电切割线、负极板电缆、电源线及手术所需附件与主机连接。

（3）打开电源开关，机器显示上次手术工作模式。

（4）依据手术要求调整工作模式及功率大小（由小到大）。精细手术功率在 10W 左右，一般电切功率为 30 ～ 40W，电凝在 30W 左右。

（5）如使用电切功能，应保证负极板与患者接触良好。

（6）连接电刀笔线路，使用手控开关或脚控开关。

（7）连接双极电凝线插头，术者用双极镊夹住组织或出血点后，踩脚踏电凝止血，然后松开脚踏。

（8）使用完毕，关闭主机电源开关，拔下电源插头。

（9）清洁机器表面，记录使用情况。

4. 保养与维护

（1）不允许液体流入机内，请勿打开机壳或将金属插入散热孔内。

（2）使用时不断用生理盐水冲洗，目的是保持组织湿润、无张力；保持术野洁净；避免高温灼伤周围的重要组织和结构；减少组织焦痂与电凝镊子的黏附。

（3）及时清除电凝镊上的焦痂：用湿纱布或专用无损伤布擦除电凝镊上的焦痂，不可用锐器刮除，否则会损伤镊尖的银铜合金。

（4）脚踏控制板在使用前应套上防水塑料套，以防止术中的血液及冲洗液弄湿脚踏控制板而难以清洁，或导致电路故障或短路。

（5）镊子尖端精细，在使用、清洁、放置时要注意保护镊尖，套上保护套，勿与其他重物堆放在一起。

（6）使用非易燃和非易爆制剂时须进行清洁、消毒，并确保没有湿气渗入机器内。不可使用乙醇或以乙醇作为基础消毒产品。

5. 注意事项

（1）负极板安放部位的选择

1）不合适的部位：骨性隆起、瘢痕、皮肤皱褶、脂肪组织或脂肪较厚、表皮、承受重量部位、液体可能积聚的部分；金属假肢、金属移植物或起搏器附近。

2）合适的部位：肌肉丰厚或血管丰富的平整及皮肤完整、干燥、清洁部位，易于观察的部位、平坦肌肉区、血管丰富区、剃除毛发的皮肤、清洁干燥的皮肤；负极板距离心电监护电极 15cm 以上；尽量接近手术切口部位（但不小于 15cm）减小电流环路，但应首先考虑选择理想的粘贴部位；尽量避免电流环路中通过金属移植物、起搏器、心电图电极、心脏；电极板的长边与高频电流来向垂直。

3）婴儿负极板粘贴部位可选择大腿、背部、腹部等平坦肌肉区，15kg 以下小儿应选择小儿负极板。

（2）一次性软式负极板使用注意事项

1）应保持平整，贴合皮肤应紧密，避免出现"帐篷现象"。禁止切割和折叠，防止局部电流过高或漏电。

2）应一次性使用，禁止重复使用。因为使用后，负极板表面的导电胶黏附了皮屑、毛发，其理化性能发生变化，导电不良，安全性能降低，患者发生灼伤的可能性增加。另外，同一块电极板在不同患者之间反复使用可能造成交叉感染。

3）负极板在消毒或冲洗时避免浸湿。

4）单回路中性极板长边应接近高频电流来的方向，有利于电流更分散；双回路中性电极对称点线应朝向手术区，电流从启动电极流向中性电极的对称点线，有利于回路安全监测系统的正常预警，夹具部位与患者身体接触有压伤的风险，双回路中性极板对角对齐手术方向可能会造成局部高温，错误的粘贴方向会影响回路监测系统的正常预警。

5）用于文身的颜料，尤其是红色含金属物质，会成为导电体或导热体，应绝对避免将回路负极板粘贴在文身处；避免工作电极直接接触文身处皮肤。

（3）双极电凝镊子的两尖端应保持一定的距离，不可相互接触而形成电流短路，失去电凝作用。

（4）假如一次性电极板的导电凝胶变干，请勿使用。

（5）推荐使用间断电凝，每次电凝时间约 0.5 秒，可重复多次，直至达到电凝效果，避免电凝过度导致损伤。

（6）患者不能接触连接地面或有可观的对地电容的金属部件（如手术台、支架等）。电凝线、电切割线应避免与患者或其他导线接触。

（7）避免使用易燃性麻醉剂、笑气。

（8）安装心脏起搏器的患者术前应由心内科医师评估患者起搏器情况，遵医嘱并根据患者对起搏器的依赖程度选择关闭起搏器或者强制启动模式；建议使用双极模式；必须使用单极模式时，回路负极板粘贴应尽量靠近工作电极，避免回路电流通过心脏及起搏器。

（9）注意保护皮肤，防止各种皮肤的潜在损伤，表皮破损、皮内出血、压伤时应正确揭除负极板，可从边缘沿皮纹方向缓慢揭除负极板。如果揭除速度过快、用力过猛可发生表皮与真皮分离或表皮剥脱等机械性损伤。

（10）中性电极安全监测：①单回路中性电极。机器能检测中性极板是否连接到主机，但无法判断电极板是否有效地与患者皮肤接触。②双回路中性电极。机器可测量阻抗，监测中性极板是否与皮肤监测良好；测量电流平衡，监测中性极板放置是否正确；监测中性极板的电流密度。

（11）设备使用前应试验中性电极、双极电凝、脚踏开关等是否正常输出。试验有无输出时，不可用刀头电极直接敲击中性电极，试验双极镊时不可把双极镊直接短路，否则会有较大火花而将刀头或镊尖烧蚀。试验时应将湿纱布放在中性电极板上，用刀头电极接触试验，或用双极镊夹住浸湿的纱布或做脱脂棉试验。

6.常见故障问题的排查及处理

（1）机器无能量输出

排查方法：①查看机器输出模式选择是否错误。②查看机器功率调节是否过低，功率设置过小会导致无能量输出。③部分机器有安全防护设置，同时启动两个脚踏开关会导致输出中断，无能量输出，需要重新启动主机方可输出。④高频电流回路故障会导致无能量输出的情况，如电路中连接错误、接触不良、电凝线金属导丝断裂、电极内部连接不良等均可导致电路短路，导致无能量输出。⑤控制开关或连线故障，查看脚踏导线线缆是否断裂，排查主机故障。

（2）输出有能量，但输出效果差

排查方法：①查看电极是否接触不良，有无氧化、锈蚀、组织、焦痂。②查看电凝线或电极是否受损。③中性极板的粘贴位置、面积、方向都会影响到输出效果，与连接线的连接质量及连接线的导电性也会影响到输出效果。④术野血液过多，在血液环境中使用高频电刀效果会因为血液分散电流密度而降低。⑤产生异常电流回路。手术床、输液架、床头架等影响产生异常回路；电极漏电、器械分流等因素也会导致异常电流回路的产生。

（3）开电源机器即报警

排查方法：该故障一般为极板回路问题，可从以下几个方面进行排查。①极板电缆插头未插入机器或未插紧，尝试插紧极板接口插头及电缆插头；②极板电缆断线或脱落，可更换极板或更换极板电缆尝试；③极板插座簧片接触不良，将簧片适当拨向中心尝试；④粘贴式极板未夹紧极板柄导体，夹紧粘贴式软极板柄部导体尝试；⑤排除以上原因后，属于机内故障。

（十）小型压力蒸汽灭菌器（图 3-10）

1.应用范围　适用于医疗用品或与血液、体液可能接触的材料和器械的灭菌仪器。

2.工作原理　通过高温高压产生蒸汽作用于待灭菌的物品，使物品达到灭菌效果。

3.操作方法　以德国 MELAG 美莱格灭菌器为例。

（1）开机前检查

1）日常维护及运行前安全检查。

2）确认冷却水（自来水）龙头打开或确保水箱中注入定量蒸馏水。

3）舱门密封圈紧密完好，干净、平整。

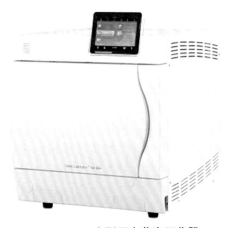

图 3-10　小型压力蒸汽灭菌器

4）电源线连接好。

5）检查打印机和打印纸，打印机电源连接完好，指示灯亮（红灯和黄灯）。

（2）打开电源开关

1）接通电源，打开位于门右下方的主电源开关，屏幕上会显示"欢迎"界面，1 分钟后设备自动进入主菜单。

2）预热，一次预热时间通常需要 13 分钟。

（3）装载及灭菌物品

1）装载物品

①在主菜单界面按开门键，门自动打开。

②装载物品：在腔体内垂直放置消毒包，消毒包之间要平行摆放，保持一定的距离。

③将门关上并轻用力将门顶住，直至门开始自动闭合。

2）据灭菌的物品选择相应的程序

P1：通用程序（universal-program）

P2：快速 S 程序（quick-program S）

P3：快速 B 程序（quick-program B）

P4：朊病毒程序（prion-program）

P5：柔和程序（gentle-program）

3）开始灭菌：按 START 键，启动灭菌程序。显示屏上彩色专栏和 LED 状态栏显示蓝色。

4）灭菌结束：显示屏显示灭菌成功。显示屏上彩色专栏和 LED 状态栏显示绿色。

5）按下开门键，取出物品。

6）打印电脑记录，查对打印数据，做好记录并签名。

4. 保养与维护

（1）每天运行前及工作结束后用柔软的非棉绒布蘸清水清洁外壁、内腔、密封圈、装载架托盘。

（2）每天工作结束后，用干布把密封圈擦干净。

（3）每天工作结束后，把舱门虚开。

（4）每周清洗灭菌用纯水箱一次。

（5）每两周用非棉绒布清洁门轴，门轴上油一次。

（6）每周至少对灭菌器进行一次生物监测，以确保灭菌效果。

5. 注意事项

（1）灭菌器需放置在水平台面上，避免因放置不平使灭菌器舱内进水量不均，导致温度和压力无法达到正常标准。

（2）每次使用前检查水箱内的水位，保证在正常范围内。

（3）放入灭菌舱内的物品不可过多，严禁堆叠装载、触碰舱壁。

（4）使用专用包装材料对所需灭菌物品进行包装。

（5）使用纸塑包装材料时，应注意包装材料纸面相对，塑面相对，交错并垂直放置于篮筐内进行灭菌，以防止水分滞留。

（6）设立专门的记录本记录每锅次灭菌物品、时间、效果，粘贴每锅次的报告记录，妥善保存 3 年。

6. 常见故障问题的排查及处理

（1）灭菌器无法启动

排查方法：①可能是由于电源问题导致，检查电源线是否连接牢固或是否有电源故障；②检查灭菌器面板上的指示灯是否亮起，有时候可能是由于指示灯故障导致。

（2）温度控制失效，可能导致灭菌器无法达到所需的消毒温度

排查方法：①检查温度传感器工作是否正常，有时候灭菌器的温度传感器可能出现故障；②检查加热元件工作是否正常，有时候加热元件损坏也会导致温度控制失效；③查看密封圈是否老化、损坏，因为在长期高温高压使用下，密封圈老化速度很快也会发生此故障。

（3）机器提示供水水质不合格

排查方法：①查看进水各管路有无堵塞；②再次确认是否使用符合规定的纯水；③请专业人员排查水质传感器是否发生故障。

（十一）过氧化氢低温等离子灭菌器（图 3-11）

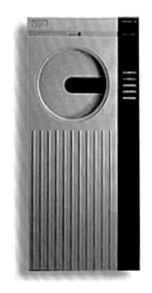

图 3-11 过氧化氢低温等离子灭菌器

1. 应用范围 可用于金属和非金属设备的灭菌处理，特别适用于非耐高热物品、非耐湿物品的灭菌，如关节镜、腹腔镜、鼻窦内镜、电切镜、输尿管镜、电凝线、电钻、电锯等物品的灭菌。

2. 工作原理 采用高精度的低温低频等离子发生器，灭菌循环过程中在灭菌舱内生成持续、稳定、活性极强的过氧化氢带电粒子，作用于微生物膜脂、DNA 和其他重要细胞结构，与细菌体内蛋白质和核酸发生反应，扰乱微生物的生存功能，破坏其生命力。

3. 操作方法 以强生·过氧化氢低温等离子灭菌系统·Sterrad 100S 为例。

（1）检查设备屏幕上的提示

1）Insert New Cassette，提示按操作要求插入卡匣。

2）Ready to Use，提示设备备用状态，可正常使用。

（2）装载物品

1）检查待灭菌物品是否符合要求。

2）按 Open Door 键开门。

3）按要求装载需要的灭菌物品。

4）每锅随物品进行生物监测，放入生物监测指示剂。

5）正确装载后按 Close Door 键关门。

（3）开始灭菌循环

1）装载后，显示"使用就绪"。

2）按 Start（开始）键启动程序。

3）根据情况选择短循环或长循环：按 Start+Start 键，机器进行短循环模式；按 Start+Cancel+Start 键，机器进行长循环模式。

（4）观察灭菌循环：过氧化氢低温等离子体灭菌器的灭菌过程一次循环分为 5 个阶段，即真空期、注射期、扩散期、等离子期、通风期。5 个阶段根据程序设计可以重复和交叉，

完成双循环的灭菌周期。

（5）灭菌循环完成：循环完成以 4 种方式的信号提示。

1）机器会发出长的警示音。

2）机器信息屏幕显示"过程完成"。

3）机器自动打印报告，报告输出显示过程参数（报告若有红色油墨出现表明有异常）。

4）循环完成后，舱门仍是关闭的。

（6）取出物品，按要求将生物指示剂放入培养。根据试剂要求，观察培养结果。

（7）按要求做好灭菌记录。

（8）记录使用情况，并检查、登记、签名、确认。

4. 保养与维护

（1）一般情况下，保持过氧化氢等离子灭菌器处于持续通电的备用状态；保持舱门处于常闭状态。

（2）灭菌器外表面可使用清水软布或中性清洁剂软布进行清洁、擦拭、保洁；注意勿直接在触摸屏上喷洒清洁剂。

（3）灭菌舱内一般情况下不需要特别进行清洁保养，如有可视污物需要处理时请关闭灭菌器电源后使用清水软布或中性清洁剂软布进行擦拭。

（4）不建议使用酒精或其他高强度消毒剂进行灭菌设备的清洁，不建议使用研磨剂或粗糙的清洁工具。

（5）定期清洁蒸发托盘及检查其完好性，必要时更换；定期更换卡匣收集箱；定期更换打印机色带和打印纸。

5. 注意事项

（1）禁忌灭菌的材质：包括布类、纸类、油类、液体类和粉剂等。

（2）不建议灭菌的物品：包括密闭空腔类器械、一次性医疗器械、植入物等。

（3）金属物品不能直接碰触灭菌舱电极网；装载物品时应与等离子电极网预留 2.5cm 的空间；灭菌物品放置时不可堆积，不能超出器械架范围，不能触碰舱门或舱底部。所有物品均应包装后再灭菌，严禁"裸灭"。

（4）使用与机器兼容的专用器械盒、包装材料、灭菌袋、包内包外指示卡和生物检测剂等。

（5）使用特卫强医用包装袋包装的物品，装载时应注意每个包装的"纸"面（即特卫强面）对塑面，有序装载，勿堆叠。

（6）灭菌器无最小灭菌容积限制，但有最大灭菌容积限制，装载量应低于 80%。

（7）安装卡匣前注意检查，若出现损坏、指示标识不合格，切勿使用。设备侧边的位置有卡匣收集箱，最多可收集 30 片卡匣（145 个灭菌循环）。当装满后设备屏幕和打印纸均会提示"清空卡匣收集箱，无更多循环可运行"的字样，请立即进行更换。使用后的卡匣为医疗废物，按照医疗废物处理。定期更换卡匣收集箱，放置时要保证方向正确，更换收集箱时戴手套操作，因其可能会残留过氧化氢，若不慎接触应及时用大量清水冲洗。

（8）生物监测包或生物测试包（PCD）应放置于灭菌舱内远离过氧化氢注入口的部位，如下层器械搁架、卸载侧（非过氧化氢注入口）门附近，或生产厂家使用说明上建议的灭菌器最难灭菌的部位，且灭菌器应处于满载状态。

（9）定期清洁蒸发托盘，无托盘时禁止启动仪器；托盘发生变形、耗损时，应及时更换。

6. 常见故障问题的排查及处理

（1）灭菌循环取消、失败

1）真空期取消

排查方法：①检查装载物品是否过量，细长管腔类物品是否过多。装载物品过多是导致灭菌循环失败最常见的原因之一。减少装载量或细长管腔类物品，尝试重新灭菌。②待灭菌物品潮湿也是导致灭菌循环失败的另一个常见原因。出现灭菌循环取消时，打开舱门，用手触摸各灭菌物品外表面以判断是否有物品潮湿。如果有物品潮湿，该灭菌包外表面手感较冰冷。取出未干燥物品重新干燥、包装后再尝试重新灭菌。③装载物品碰壁也会导致真空期取消。检查物品是否触碰舱门或舱底壁及等离子电极网，导致腔体不密闭。调整装载，正确摆放，尝试重新灭菌。④排查以上原因后，可考虑机器的真空泵是否损坏导致无法抽真空，应请专业人员进行排查维修。

2）注射期程序取消

排查方法：①检查灭菌舱中装载物品是否有纸、油、布及粉剂类等吸附物品存在。取出吸附性的不兼容物品，重新包装后再灭菌。②装载物品潮湿也是导致注射期程序取消的原因之一。打开舱门，用手触摸各灭菌物品外表面以判断是否有物品潮湿。如果有物品潮湿，该灭菌包外表面手感较冰冷。取出未干燥物品重新干燥、包装后再尝试重新灭菌。③查看灭菌物品装载是否过多，以及检查物品装载是否超出器械搁架范围，出现"挡灯"（遮挡过氧化氢监测灯）问题，导致灭菌循环失败。减少装载量，调整位置，尝试重新灭菌。④卡匣错位会导致灭菌过程中注射期程序取消。设备在注射期发生卡匣错位报警时，应关闭电源，从机器侧面的卡匣收集箱中倾斜45°取出一片使用过的卡匣作为工具卡匣，将工具卡匣沿着箭头方向平直插入卡匣通道，推动被卡住的卡匣，将在通道里发生错位不能运行的卡匣推进卡匣收集盒，再取出工具卡匣放入卡匣收集盒，确认卡匣轨道内无卡匣。清空卡匣后，可做一次主控复位，再重新插入新卡匣进行灭菌操作。⑤排查以上原因后，可能由于过氧化氢注射孔长期未清洁，喷射口堵塞所致，尝试清洁喷射孔后再次灭菌。

3）等离子期程序取消：错误原因一般是压力不在所需范围内。

排查方法：①查看是否有金属物品接触舱壁及器械搁架是否安装错误，重新调整物品放置位置再次尝试。②检查灭菌舱和电极之间是否有异物。③检查电源是否断电或电源缺相。

（2）通风期时机器报错：电源故障，排风超时。

排查方法：可能由于电源不稳定、短暂跳闸或电源缺相导致，检查电源，进行主控复位再次尝试。

（3）机器无法开/关门

排查方法：①按 CANCEL 键后稍等片刻机器会恢复开/关门。②查看机器电源保护终端器，将按键复位后进行主控复位尝试。③如仍未解决，应寻找专业人员进行处理。

三、眼科常用设备的使用

（一）手术床（图 3-12）

1. 应用范围　手术床是提供手术和麻醉的平台，是手术治疗中最基本的医疗仪器。

2. 操作方法

(1) 手术床应定位放置并处于锁定状态。

(2) 患者上手术床前：确认手术床已锁定，将手术床降至最低水平位。

(3) 患者上手术床后：根据手术医师的习惯及要求，调节床高、头位、倾斜度。患者躺好后，必须上护栏，必要时上约束带。

(4) 患者下手术床时：确认手术床已锁定，将手术床降到最低水平位，放下护栏。

(5) 患者头位的调节方法：右掰可调节头部倾斜度，左掰可调节颈部倾斜度，左右同时掰可调节头部、颈部倾斜度（图 3-13）。

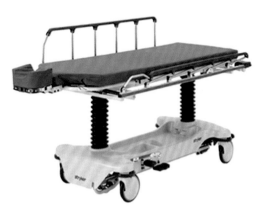

图 3-12　眼科手术床

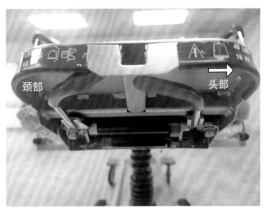

图 3-13　手术床头位调节位置

(6) 手术床床高与倾斜度的调节方法：手术床可根据手术需要调节床高和手术床前倾、后倾（图 3-14）。

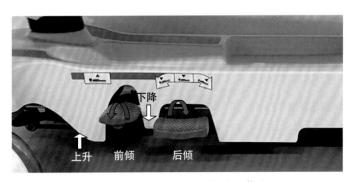

图 3-14　手术床床高及倾斜度调节位置

3. 保养与维护

(1) 每次使用手术床后，应进行清洁消毒。

(2) 使用手术床时，建议使用床罩，床罩一用一更换。

(3) 定期维护：应设立负责人定期检查手术床各部位的功能状态：头枕部调节功能、床体升降功能、护栏升降功能等，若有故障应及时报修，以免影响患者安全。

4. 注意事项

(1) 使用手术床转运患者时，运送过程中应保持均匀、缓慢的车速。

（2）移动手术床后必须确认手术床处于锁定状态。

（3）调节床高、护栏时，检查患者肢体位置，避免夹伤患者。

（二）手术椅（图 3-15）

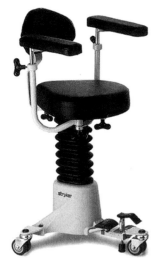

图 3-15 眼科手术椅

1. 应用范围 手术椅是医师手术过程中必备的医疗仪器。眼科手术多为显微镜进行手术，手术医师在眼科手术过程一般均须用手术椅。手术椅的设计应符合人体工程学特点，为术者提供舒适的坐位，最大程度降低手术医师的疲劳度和强度，使手术更安全地进行。

2. 操作方法

（1）使用前检查手术椅的性能是否正常，脚轮能否正常移动。

（2）根据手术医师需要选择安装手术椅所配备的眼科扶手架，可用于术者术中支撑双臂使用，避免长时间手术造成术者手部疲劳。

（3）术者坐上手术椅后，根据手术需要和床高等因素调节手术椅的高低，调节好后制动。

3. 保养与维护

（1）每次使用手术椅后，应进行清洁消毒。

（2）定期维护：应设立负责人定期检查手术椅各部位的功能状态，手术椅能否正常升降、制动功能是否正常等，若有故障及时报修。

4. 注意事项

（1）发现手术椅座面皮革破损，无法制动或无法升降时，应及时让专业人员进行维修。

（2）使用手术椅前要确认其位置，必要时先制动，防止手术椅滑动导致坐空跌倒。

（三）轮椅（图 3-16）

1. 应用范围 对于一般清醒、行动自如的患者，可选用轮椅进行转运。

2. 操作方法

（1）使用前检查轮椅各部件性能是否正常。

（2）使用前将轮椅两侧手刹刹住制动，抬起轮椅脚踏板。

（3）扶患者缓慢坐上轮椅。

（4）放下轮椅脚踏板，让患者双脚放在脚踏板上，为患者系上安全带。

（5）确认患者坐稳后，解锁轮椅，进行转运。

（6）如需推动轮椅上下坡，首先应确定患者安全带已系好。上坡时可嘱患者身体微微前倾，可以防止后翻；下坡时应倒转轮椅缓缓下坡，避免因惯性导致患者摔出轮椅。

3. 保养与维护

（1）每次使用后进行清洁消毒。

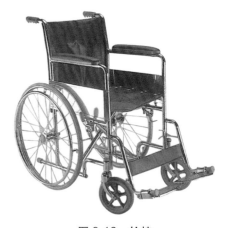

图 3-16 轮椅

（2）定期维护：由负责人每周检查轮椅各部位的功能状态：安全带能否正常使用，轮椅车轮、手刹性能是否正常，轮椅脚踏板功能是否正常等，若有故障及时报修。定期检修转动各部位，定期加注少量润滑油。

（3）保持轮椅清洁，放于干燥通风处，防止轮椅配件生锈。

（4）保持轮椅轮胎气压充足，不能与油、酸性物质接触，以防变质。

4. 注意事项

（1）为确保患者安全，患者坐上轮椅前必须保证两侧手刹均刹住，不可只刹住一边手刹。

（2）禁止踩踏脚踏板上下轮椅。患者上轮椅或下轮椅时一定要将脚踏板翻起，让患者双脚着地，以免患者因失去平衡而摔伤或损坏脚踏板。

（3）患者坐上轮椅时动作应缓慢轻柔，防止用力过猛导致轮椅后翻。

（4）患者坐上轮椅后，嘱患者双手置于胸前或腿上，切莫随意乱摆，嘱患者双脚放在脚踏板上，以防夹伤或撞伤。

（5）推动轮椅时速度要慢，保持平稳，以免患者出现不适或发生意外，推轮椅时注意保护操作者自己的脚不被碾伤。

（6）推动轮椅时严禁在斜坡处休息。

（7）轮椅不使用时应收起，放于指定位置，防止绊倒路人。

（四）平车（图 3-17）

1. 应用范围　一般情况下，平车可用于转运或运送急危重症、手术前后及肢体疾病需做各种检查等行动不便的患者，以保证患者的安全。

2. 操作方法

（1）使用前检查平车各部件性能是否正常。

（2）评估患者体重、病情及躯体活动能力。

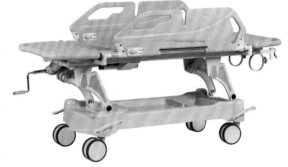

图 3-17　平车

（3）平车过床操作

1）挪动法过床操作：挪动法适用于局部麻醉手术患者，病情许可，能在床上配合移动者。

①平车与手术床平行相靠，平车车头与手术床床头平齐，平车刹车固定。

②搬运者身体抵住平车中部。

③协助患者挪动至平车，挪动顺序：上身→臀部→下肢。

④从平车挪动回病床时，挪动顺序：下肢→臀部→上身。

⑤确保患者躺好后，上好护栏及约束带。

2）小儿过床操作：体重较轻的小儿患者，可抱着过床。

①平车放置在安全位置，确保平车四个轮子均制动。

②操作者一手搂在患者颈部，另一手搂在患者膝盖上方大腿处，将患儿抱紧并向操作者身边靠拢，不可将患儿放在手臂上处于悬空状态。

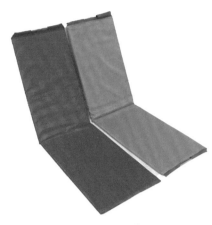

图 3-18　医用过床易

③将小儿患者安置在平车上，系好约束带。

3）成人过床易过床操作：医用过床易（图 3-18）是将患者从手术台、推车、病床等移位的最佳工具之一，可使患者平稳、安全地过床，并减轻其被搬运时所产生的痛苦。既能避免在搬运患者过程中造成不必要的损伤，又提高了护理质量，降低了护理人员的工作强度。过床易的工作原理是通过过床板与过床板外套之间的摩擦滑动而使过床板外套循环滚动，从而使躺在过床易上的患者转移到另一张床（或其他设备）上。

①过床易放置于平车上，卸下一侧护栏。平车与手术床平行相靠，平车车头与手术床床头平齐，手术床的高度略高于平车（之间落差不得超过 15cm）。

②平车制动，并确定手术床已制动。

③患者平卧，双手交叉置于胸前或腹部，妥善管理管道。

④手术床及平车两侧的工作人员用身体抵住平车和手术床。手术床一侧的人员扶着患者对侧的肩部和臀部，协助患者侧身超过 30°左右；也可利用患者身下的大床单，手术床一侧的人员先将患者对侧的床单拉起，平车一侧的人员将过床易垫 1/3 或 1/2 在患者身下。

⑤手术床一侧的人员卸下床栏，一手托患者头颈部，另一手推患者腰臀部。平车一侧的人员托住患者肩部和腰臀部；也可利用患者身下的大床单，平车一侧的人员用力提拉床单，确保患者的头、肩部和腰臀部均有受力点，双方同时喊出过床口令并同时用力，将患者转移至平车上。

⑥上好平车护栏，整理患者衣被，为患者系好约束带。

4）成人无过床易过床操作：如无过床易，至少应有 3 位医务人员协助过床，确保手术床和平车轮子均处于刹车状态。

①一人站在手术床一侧头端，另一人站在足端，第三个人站在平车护栏一侧同时用身体顶住平车。

②由站在头端的医务人员作为主导，一手置于患者颈部下方，另一手置于患者腰部。

③同侧另一人一手置于患者臀部，另一手置于患者小腿下。

④第三个人站在平车一侧中间位置，一手置于患者肩部下方，另一手置于患者臀部下方，同时用身体顶住平车。

⑤确认三方已准备完毕，由主导者喊出口令，同时将患者搬至平车。

⑥将患者妥善平稳安置在平车上后，上好护栏，系好约束带。

（4）将患者安置在平车上，根据患者病情准备必要的辅助工具。确保患者平稳安置后，解锁推动平车。

（5）用平车转运患者时，患者头部与转运者方向需一致。转运过程中，应随时注意观察患者的病情变化。

3. 保养与维护

（1）平车每次使用后进行清洁消毒。

（2）定期维护：由负责人定期检查平车各部位的功能状态，若有故障及时报修。保持平车轮胎气压充足，不能与油、酸性物质接触，以防变质。

（3）过床易可用湿布清洗，尽量不要用硬刷在灰色材质上使用，外罩可正常清洁消毒。

（4）平车使用完毕后应定位放置，包括其附属物，如输液架、氧气枕等要放置在科室固定位置。如平车有污染，要及时进行清洗及消毒处理。

4. 注意事项

（1）若患者同时在进行静脉输液，过床前，应由巡回护士取下挂在手术床上的液体，理顺管道后挂在平车上，患者方可过床。转运前将所有引流管妥善固定，如尿袋等，防止脱落，确保患者输液通道通畅。

（2）小儿患者头部两侧用枕头横放在护栏处，保护患者在转运过程中不直接撞到护栏而受伤。

（3）患者上下平车和过床前应确保手术床、病床及平车轮子已上锁，处于制动状态。

（4）协助过床医务人员的动作要轻稳，步调应协调一致，确保患者安全过床，无坠床发生。

（5）如使用过床易搬运患者，平车与病床的高度差不可大于 15cm，防止滑行速度过快发生意外。垫过床易时注意将患者的双脚移至过床易上，过床时注意控制速度，防止滑动过快。

（6）使用平车时，推车方向是小轮在前、大轮在后，便于控制方向；患者的头应卧于大轮一端，可减少因颠簸引起的不适（若平车的四个轮子均为小轮子则无具体要求）。

（7）转运途中，转运人员应在患者头侧，随时观察患者病情。推车速度不可过快，推动时保持平稳，以免患者不适或发生意外。如有坡道应保持头部处于高位，严禁在斜坡处休息。转运途中注意患者的身体不可伸出平车外。

（8）搬运骨折患者注意固定好骨折部位再搬运。昏迷或呕吐患者应将其头偏向一侧，防止窒息。转运途中应随时询问患者感受，注意为患者保暖，注重人文关怀。

（9）推车进门时应先将门打开，不可用车撞门，避免震动患者或损坏建筑物。

（五）无影灯（图 3-19）

1. 应用范围　无影灯是用于照明手术部位，避免因手术人员身体或器械等阴影干扰手术操作的手术室常用仪器。

2. 操作方法

（1）检查无影灯外观和各关节臂，确认功能是否正常。

（2）接通电源，开启无影灯开关。

（3）打开按键面板的灯头开关，安装对应的灭菌手柄。

（4）使用时，根据手术医师习惯或手术类型的需求，调节无影灯光线、亮度、色温、光斑大小等。

（5）使用结束，将无影灯亮度调至最低后，关闭开关。

（6）将无影灯复位放置。

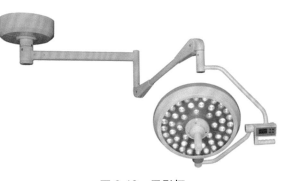

图 3-19　无影灯

3. 保养与维护

（1）定期由专职人员对无影灯进行预防性维护。

（2）及时更换损坏的光源，确认安装正确后方可再次使用。

（3）每日启用前或手术结束后，用清水清洁无影灯表面。

（4）发生血液、体液污染遵循先清洁、再消毒的原则，消毒时应选用中性消毒剂，避免强碱强酸接触灯表面。

4. 注意事项

（1）定期检查无影灯是否牢固，防止发生坠落等意外。

（2）无影灯的工作距离（灯头离术野区域）一般为 70 ～ 160cm，最佳为 100cm。

（3）调节无影灯亮度应由弱到强，禁止突然将亮度开到很大，防止损坏灯泡。

（4）定期检查无影灯的阻尼情况，避免灯臂灯头飘移现象。

（5）定期检查无影灯的弹簧力度，避免弹力不足或弹力过载现象发生。

（6）无影灯不使用时，应将无影灯安置于功能位，以减轻悬臂负重，防止损伤机械性能。

第4章

物 品 管 理

在现代化手术室建设进程不断推进的今天，医疗人才是基础，物资是条件，管理是关键。手术室物品管理是指对手术所需各类物资的计划、采购、合理使用等环节进行组织和控制的过程，有效管控是保证手术成功和安全的先决条件。眼科手术室物资种类繁杂，型号规格多样，科学、规范的物资管理有利于提高手术室物品管理质量，更好地满足临床需求；有利于高效、合理地分配医疗资源，提高物资使用效率；眼科手术室物品管理主要包括手术器械管理、手术敷料的管理、常用耗材管理及药品管理等内容。

一、手术器械的管理

（一）眼科手术常用器械种类

1.眼科常规手术器械

（1）开睑器：适用于眼科手术中撑开眼睑，显露手术视野（图4-1）。

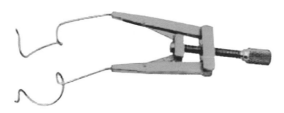

图 4-1　开睑器

（2）剪刀类器械：包括小直剪、小弯剪、角膜剪、囊膜剪、虹膜剪、维纳斯剪等。

1）小直剪：适用于手术中剪开手术贴膜（图4-2）。

2）小弯剪：适用于眼科手术中剪切组织（图4-3）。

3）角膜剪：适用于眼科显微手术中剪切角膜及球结膜（图4-4）。

4）囊膜剪：适用于白内障手术中剪切囊膜（图4-5）。

5）虹膜剪：适用于眼科手术中剪切虹膜（图4-6）。

6）维纳斯剪：适用于青光眼手术中剪切角膜、巩膜及小梁组织（图4-7）。

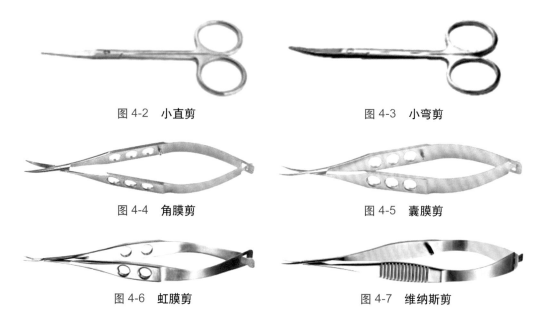

图 4-2　小直剪

图 4-3　小弯剪

图 4-4　角膜剪

图 4-5　囊膜剪

图 4-6　虹膜剪

图 4-7　维纳斯剪

（3）镊类器械：包括显微有齿镊、显微无齿镊、晶状体植入镊、撕囊镊、Jewffler 无齿镊、斜视固定镊、巩膜塞镊等。

1）显微有齿镊：其功能端有齿，适用于夹持牢固组织（图 4-8）。

2）显微无齿镊：其功能端无齿，适用于夹持脆弱组织（图 4-9）。

3）晶状体植入镊：适用于人工晶状体植入术中夹持或折叠人工晶状体（图 4-10）。

4）撕囊镊：适用于白内障手术中撕开囊膜（图 4-11）。

5）Jewffler 无齿镊：适用于角膜移植手术中调节缝线松紧度（图 4-12）。

6）斜视固定镊：适用于斜视手术中夹持、固定肌止端（图 4-13）。

7）巩膜塞镊：适用于玻璃体视网膜手术中夹持巩膜塞（图 4-14）。

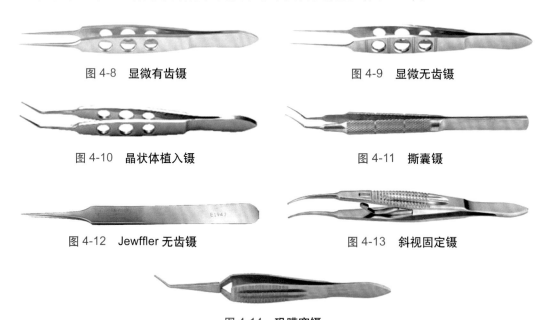

图 4-8　显微有齿镊

图 4-9　显微无齿镊

图 4-10　晶状体植入镊

图 4-11　撕囊镊

图 4-12　Jewffler 无齿镊

图 4-13　斜视固定镊

图 4-14　巩膜塞镊

（4）眼用持针器：包括显微针持和普通针持。

1）显微针持：适用于眼科显微手术中各种缝针的夹持（图 4-15）。

2）普通针持：适用于眼科手术中各种缝针的夹持（图 4-16）。

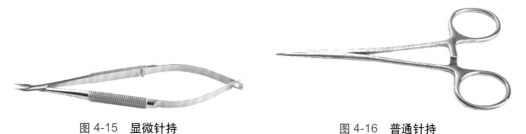

图 4-15　**显微针持**　　　　　　　　图 4-16　**普通针持**

（5）钩类器械：包括晶状体调位钩、劈核器、斜视钩、深部拉钩、眼睑拉钩等。

1）晶状体调位钩：适用于人工晶状体植入术中调节人工晶状体位置（图 4-17）。

2）劈核器：适用于白内障超声乳化手术中劈裂晶状体核（图 4-18）。

3）斜视钩：适用于斜视手术中牵拉眼部肌肉和筋膜（图 4-19）。

4）深部拉钩：适用于术中牵拉眼球周围组织，以充分显露术野（图 4-20）。

5）眼睑拉钩：适用于眼科手术中拉开眼睑，显露手术区域（图 4-21）。

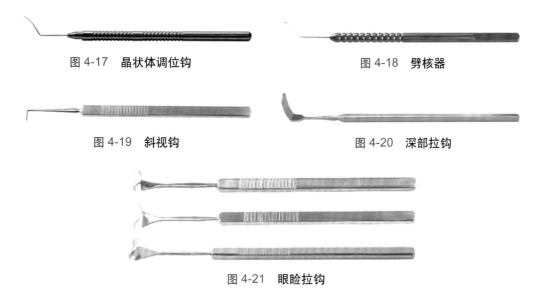

图 4-17　**晶状体调位钩**　　　　　　图 4-18　**劈核器**

图 4-19　**斜视钩**　　　　　　　　　图 4-20　**深部拉钩**

图 4-21　**眼睑拉钩**

（6）手术刀柄：与手术刀片配合使用，适用于手术中皮肤组织的切开、巩膜瓣的解剖及角膜缘的切开（图 4-22）。

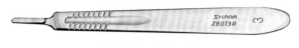

图 4-22　**手术刀柄**

（7）钳类器械：包括血管钳、蚊式血管钳、巾钳等。

1）血管钳：多用于手术中止血和分离组织，也用于协助缝合，夹持敷料（图 4-23）。

2）蚊式血管钳：为细小精巧的血管钳，适用于精细的止血和分离组织（图 4-24）。

3）巾钳：适用于在建立无菌屏障时固定无菌巾单（图 4-25）。

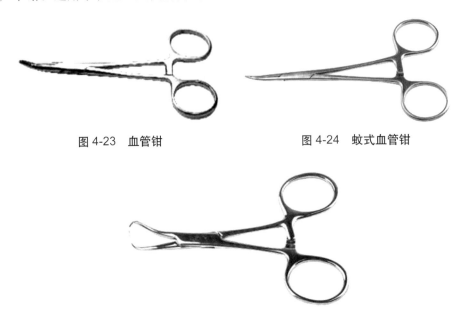

图 4-23　血管钳　　　　　　　图 4-24　蚊式血管钳

图 4-25　巾钳

（8）脑科吸引头：适用于手术中吸除手术中出血、分泌物、脓液、烟雾等，使术野清楚，利于手术进行（图 4-26）。

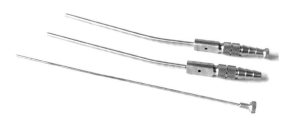

图 4-26　脑科吸引头

2. 眼科特殊手术器械

（1）白内障手术特殊器械

1）超声乳化手柄：适用于白内障超声乳化术中超声乳化晶状体核（图 4-27）。

2）I/A 手柄：也称注吸手柄，适用于白内障超声乳化术中吸除晶状体残余皮质，或冲洗前房（图 4-28）。

3）人工晶状体推注器：适用于人工晶体植入术中植入人工晶状体（图 4-29）。

4）圈匙：适用于白内障手术中娩出晶状体核（图 4-30）。

（2）青光眼手术特殊器械

1）小梁切开刀：适用于小梁切开术中切开小梁网（图 4-31）。

2）小梁咬切器：适用于小梁切除术中以减小局部切口宽度，以最小切缘行巩膜对位缝合，提高局部封闭性，有效控制术中浅前房发生（图 4-32）。

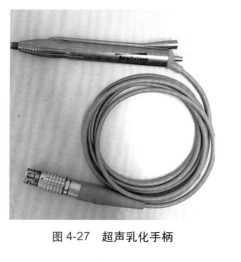

图 4-27　超声乳化手柄

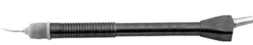

图 4-28　I/A 手柄

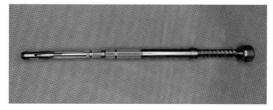

图 4-29　人工晶状体推注器

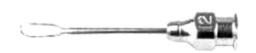

图 4-30　圈匙

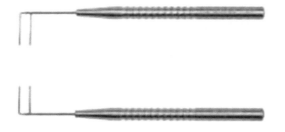

图 4-31　小梁切开刀

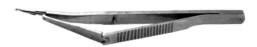

图 4-32　小梁咬切器

（3）玻璃体视网膜手术特殊器械

1）镜片固定环：适用于玻璃体手术中固定角膜接触镜（图 4-33）。

2）笛针：适用于玻璃体手术中吸除眼底少量液体、气体等（图 4-34）。

3）巩膜顶压器：适用于玻璃体手术中顶压巩膜，协助术者观察周边视网膜及玻璃体（图 4-35）。

4）角膜接触镜：包括平凹镜、双凹镜、大斜镜、小斜镜、中斜镜等，适用于玻璃体视网膜手术中协助术者观察视网膜及玻璃体情况（图 4-36）。

5）非接触式广角镜：适用于玻璃体视网膜手术中协助术者观察眼底情况（图 4-37）。

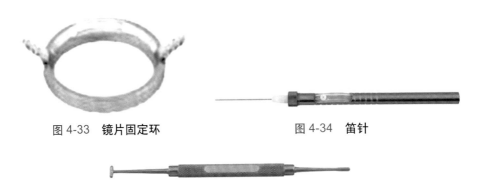

图 4-33 镜片固定环 　　　　　图 4-34 笛针

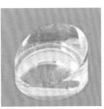

图 4-35 巩膜顶压器

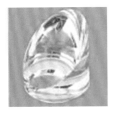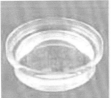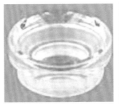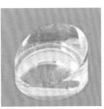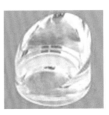

图 4-36 角膜接触镜（从左至右依次为大斜镜、平凹镜、双凹镜、小斜镜、中斜镜）

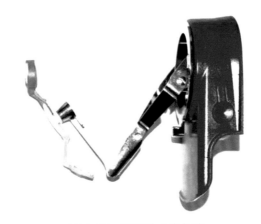

图 4-37 非接触式广角镜

（4）眼眶、整形手术特殊器械

1）咬骨钳：适用于眶外壁的骨折术或咬除眼部骨组织等（图 4-38）。

2）骨凿：适用于眼眶手术中凿除骨质（图 4-39）。

3）骨锤：适用于协助骨凿截骨及物体的植入或取出（图 4-40）。

4）骨膜剥离子：适用于剥离骨膜（图 4-41）。

5）角板：适用于眼睑手术中支撑眼睑，保护眼球（图 4-42）。

6）霰粒肿夹：适用于眼科手术中夹持固定囊肿（图 4-43）。

7）刮匙：适用于眼科手术中刮除肿瘤和病变骨面（图 4-44）。

8）泪点扩张器：适用于泪道手术中扩张泪点（图 4-45）。

9）泪道探通针：适用于泪道手术中探查、扩张泪道（图 4-46）。

10）眼球测量仪：适用于眼球摘除术中义眼型号的测量，同时具有压迫球后止血的作用（图 4-47）。

11）鼻内镜：适用于检查鼻腔内结构性病灶或占位性病灶，在眼科手术中常用于经鼻内镜泪囊鼻腔吻合术中观察内腔情况（图 4-48）。

12）耳鼻喉动力手柄：适用于经鼻内镜行泪囊鼻腔吻合术术中消磨、清除鼻息肉（图 4-49）。

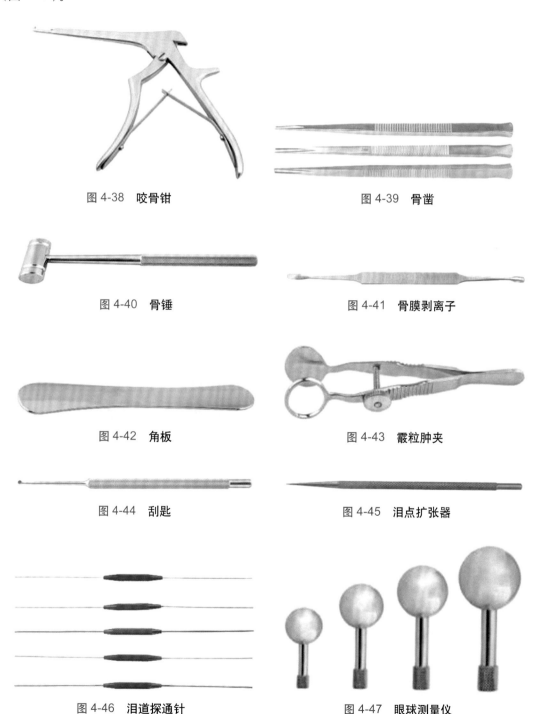

图 4-38　咬骨钳

图 4-39　骨凿

图 4-40　骨锤

图 4-41　骨膜剥离子

图 4-42　角板

图 4-43　霰粒肿夹

图 4-44　刮匙

图 4-45　泪点扩张器

图 4-46　泪道探通针

图 4-47　眼球测量仪

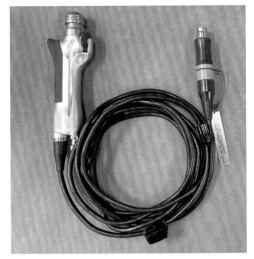

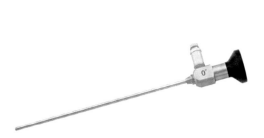

图 4-48 鼻内镜   图 4-49 耳鼻喉动力手柄

（5）角膜移植手术特殊器械

1）角膜固定环（角膜 Flieringa 环）：适用于角膜移植术中固定眼球形状（图 4-50）。

2）角膜环钻：适用于角膜移植术中钻切角膜植片（图 4-51）。

3）角膜垫：适用于角膜移植术中钻切角膜植片时提供基台（图 4-52）。

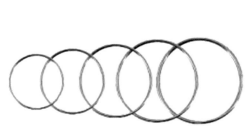 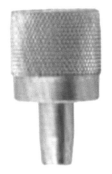 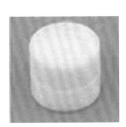

图 4-50 角膜固定环   图 4-51 角膜环钻   图 4-52 角膜垫

（6）角膜屈光手术特殊器械

1）角膜上皮铲：适用于准分子激光屈光性角膜切削术（PRK）及准分子激光角膜上皮瓣下磨镶术（LASEK）中剥离角膜上皮（图 4-53）。

2）乙醇贮环：适用于 LASEK 术中盛放 20% 乙醇（图 4-54）。

3）角膜上皮环钻：适用于 LASEK 术中切割角膜上皮（图 4-55）。

4）角膜上皮扒钩：适用于 LASEK 术中分离角膜上皮瓣边缘（图 4-56）。

5）负压吸引环：适用于准分子激光原位角膜磨镶术（LASIK）（图 4-57）。

6）飞秒制瓣分离器：适用于飞秒激光辅助的角膜原位磨镶术（FS-LASIK）中分离飞秒激光制作的角膜瓣（图 4-58）。

7）眼用冲洗针：适用于飞秒激光辅助的角膜原位磨镶术（FS-LASIK）中角膜瓣层间

冲洗和复位（图 4-59）。

8）全飞秒分离器：适用于飞秒激光小切口角膜基质透镜取出术（SMILE）中分离飞秒激光制作的角膜基质透镜（图 4-60）。

9）飞秒透镜镊：适用于飞秒激光小切口角膜基质透镜取出术（SMILE）中角膜基质透镜的取出（图 4-61）。

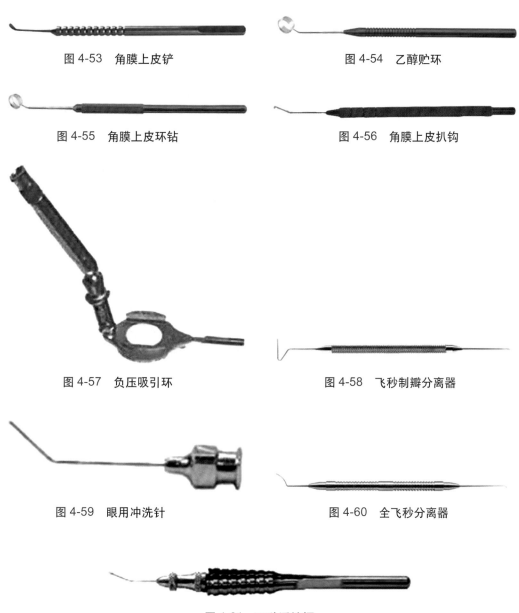

图 4-53　角膜上皮铲

图 4-54　乙醇贮环

图 4-55　角膜上皮环钻

图 4-56　角膜上皮扒钩

图 4-57　负压吸引环

图 4-58　飞秒制瓣分离器

图 4-59　眼用冲洗针

图 4-60　全飞秒分离器

图 4-61　飞秒透镜镊

（二）眼科手术常用器械包的配置

1. 白内障超声乳化手术器械包（表 4-1，图 4-62）

表 4-1 白内障超声乳化手术器械包

器械	数量	器械	数量
开睑器	1 把	*超声乳化手柄	1 把
小直剪	1 把	*I/A 手柄及 I/A 管	1 把
显微有齿镊	1 把	晶状体植入镊	1 把
撕囊镊	1 把	劈核器	1 把
晶状体调位钩	1 把	虹膜恢复器	1 把

*注：超声乳化手柄、I/A 手柄及 I/A 管为独立包装灭菌包，与器械包分别包装

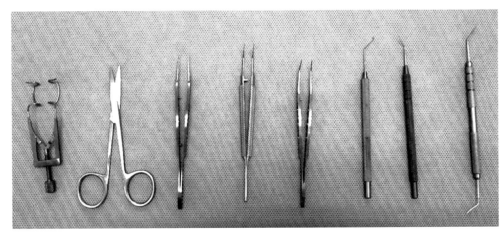

图 4-62 白内障超声乳化手术器械包

2. 青光眼手术器械包（表 4-2，图 4-63）

表 4-2 青光眼手术器械包

器械	数量	器械	数量
小直剪	1 把	小梁咬切器	1 把
开睑器	1 把	角膜剪	1 把
虹膜恢复器	1 把	显微针持	1 把
刀片夹	1 把	维纳斯剪	1 把
虹膜剪	1 把	无损伤镊	2 把
显微有齿镊	2 把	普通针持	1 把
圆规尺	1 把	显微无齿镊	1 把

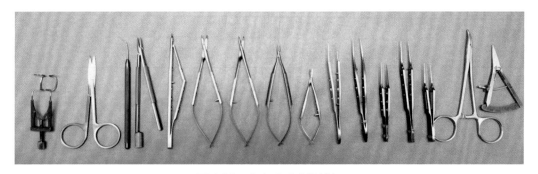

图 4-63 青光眼手术器械包

3. 白内障囊外摘除手术器械包（表 4-3，图 4-64）

表 4-3 白内障囊外摘除手术器械包

器械	数量	器械	数量
开睑器	1 把	小直剪	1 把
圆规尺	1 把	普通针持	1 把
圈匙	1 把	角膜剪	1 把
显微有齿镊	2 把	晶状体植入镊	1 把
虹膜恢复器	1 把	晶状体调位钩	1 把
抽吸管	1 把	前房维持器	1 把

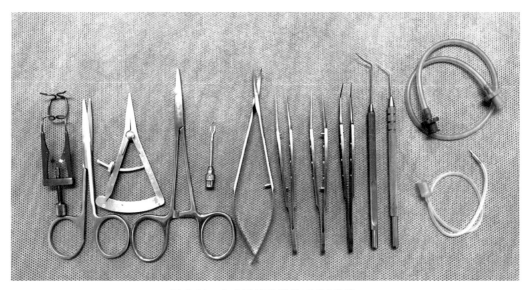

图 4-64 白内障囊外摘除手术器械包

4. 后房型人工晶状体植入手术器械包（表 4-4，图 4-65）

表 4-4　后房型人工晶状体植入手术器械包

器械	数量	器械	数量
开睑器	1 把	小直剪	1 把
晶状体装载镊	1 把	晶状体推注器	1 把
显微有齿镊	1 把	晶状体定位器	1 把
晶状体调位钩	1 把		

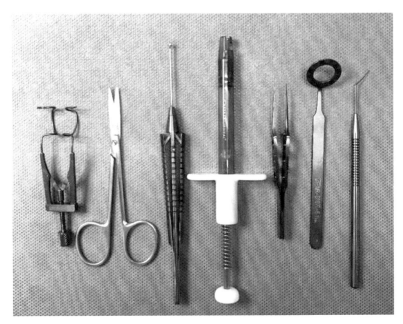

图 4-65　后房型人工晶状体植入手术器械包

5. 玻璃体视网膜手术器械包（表 4-5，图 4-66）

表 4-5　玻璃体视网膜手术器械包

器械	数量	器械	数量
开睑器	1 把	小直剪	1 把
血管钳	1 把	显微针持	1 把
角膜剪	1 把	显微有齿镊	1 把
巩膜塞镊	2 把	笛针	2 把
巩膜顶压器	1 把	上皮刮刀	1 把

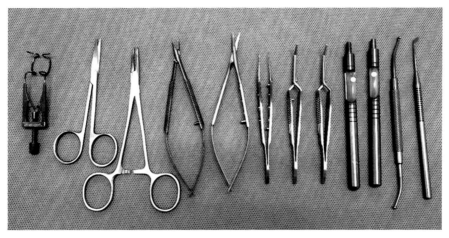

图 4-66 玻璃体视网膜手术器械包

6. 巩膜环扎 / 硅压手术器械包（表 4-6，图 4-67）

表 4-6 巩膜环扎 / 硅压手术器械包

器械	数量	器械	数量
小直剪	1 把	开睑器	1 把
小弯剪	1 把	直尺	1 把
巩膜顶压器	1 把	带孔斜视钩	2 把
深部拉钩	1 把	显微有齿镊	1 把
10cm 有齿弯镊	1 把	7cm 无齿镊	2 把
7cm 有齿镊	2 把	带锁针持	1 把
显微针持	1 把	角膜剪	1 把
血管钳	2 把	巾钳	1 把
蚊式血管钳（弯）	1 把	圆规尺	1 把

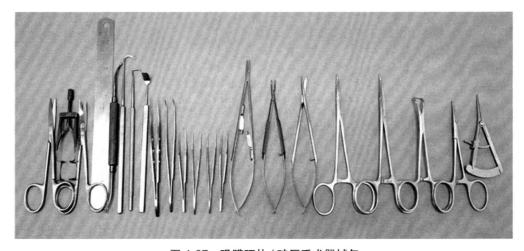

图 4-67 巩膜环扎 / 硅压手术器械包

7. 斜视手术器械包（表 4-7，图 4-68）

表 4-7　斜视手术器械包

器械	数量	器械	数量
开睑器	1 把	0.3mm 显微有齿镊	1 把
小直剪	1 把	E1887 无齿镊	1 把
圆规尺	1 把	显微有齿镊	3 把
血管钳	2 把	斜视固定镊	2 把（1 左 1 右）
角膜剪	1 把	板拉钩	1 把
显微针持	1 把	斜视钩	4 把（2 大 2 小）

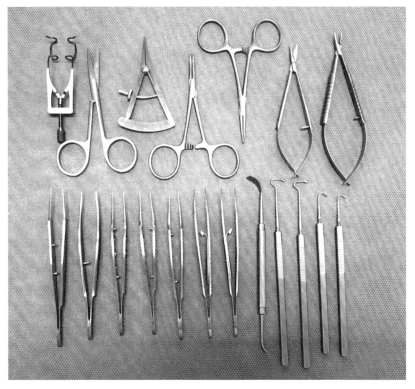

图 4-68　斜视手术器械包

8. 眼眶整形手术器械包（表 4-8，图 4-69）

表 4-8　眼眶整形手术器械包

器械	数量	器械	数量
剥离子	1 把	直尺	1 把
开睑器	1 把	小直剪	1 把
血管钳	4 把	普通针持	1 把
弯剪	1 把	显微针持	1 把

续表

器械	数量	器械	数量
角膜剪	1 把	肌肉镊	1 把
0.5mm 有齿镊	2 把	0.3mm 有齿镊	1 把
显微有齿镊	1 把	眼睑拉钩	2 把
刀柄	1 把	斜视钩	2 把
角板	1 把		

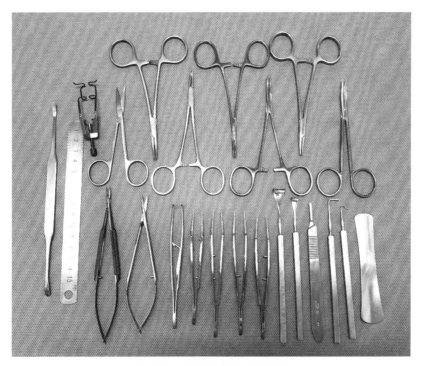

图 4-69　眼眶整形手术器械包

9. 泪囊鼻腔吻合手术器械包（表 4-9，图 4-70）

表 4-9　泪囊鼻腔吻合手术器械包

器械	数量	器械	数量
剥离子	1 把	眼睑拉钩	1 把
刀柄	1 把	10cm 有齿弯镊	1 把
10cm 有齿镊	1 把	角膜剪	1 把
显微针持	1 把	普通针持	1 把
血管钳	3 把	小弯剪	1 把

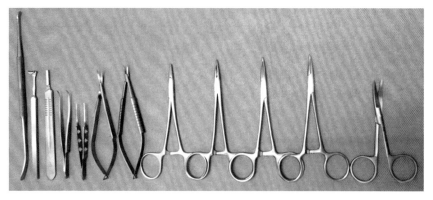

图 4-70 泪囊鼻腔吻合手术器械包

10. 眼球摘除手术器械包（表 4-10，图 4-71）

表 4-10 眼球摘除手术器械包

器械	数量	器械	数量
视神经剪	1 把	蚊式血管钳	1 把
眼球测量仪	3 个		

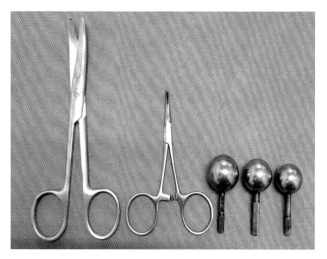

图 4-71 眼球摘除手术器械包

11. 眼表手术器械包（表 4-11，图 4-72）

表 4-11 眼表手术器械包

器械	数量	器械	数量
开睑器	1 把	血管钳	1 把
小直剪	1 把	显微针持	1 把
角膜剪	1 把	显微有齿镊	2 把
刀柄	1 把		

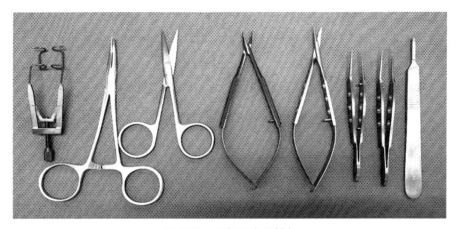

图 4-72 眼部手术器械包

12. 霰粒肿手术器械包（表 4-12，图 4-73）

表 4-12 霰粒肿手术器械包

器械	数量	器械	数量
小弯剪	1 把	普通针持	1 把
显微针持	1 把	角膜剪	1 把
霰粒肿夹	2 把（1 大 1 小）	7cm 有齿镊	1 把
刀柄	1 把	刮匙	1 把

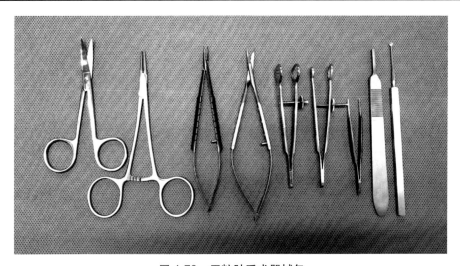

图 4-73 霰粒肿手术器械包

13. 开眶手术器械包（表 4-13，图 4-74）

表 4-13　开眶手术器械包

器械	数量	器械	数量
带孔斜视钩	1 把	眼睑拉钩	3 把（2 大 1 小）
无齿镊（粗）	1 把	有齿镊（粗）	1 把
普通针持	2 把	大直剪	1 把
组织剪	1 把	皮钳	1 把
老虎钳	1 把	枪状镊	1 把
单头骨膜剥离子	1 把		

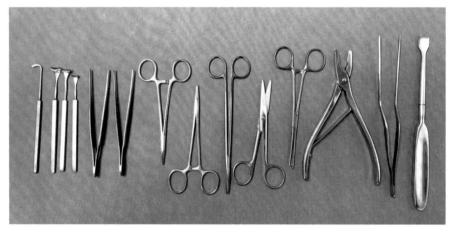

图 4-74　开眶手术器械包

14. 角膜移植手术器械包（表 4-14，图 4-75）

表 4-14　角膜移植手术器械包

器械	数量	器械	数量
开睑器	1 把	小直剪	1 把
虹膜恢复器	1 把	Jewffler 无齿镊	1 把
显微有齿镊	3 把	0.12mm 有齿镊	1 把
10cm 有齿弯镊	1 把	晶状体植入镊	1 把
显微针持	2 把	左右角膜剪	2 把（1 左 1 右）
角膜剪	3 把	蚊式血管钳	2 把
圆规尺	1 把		

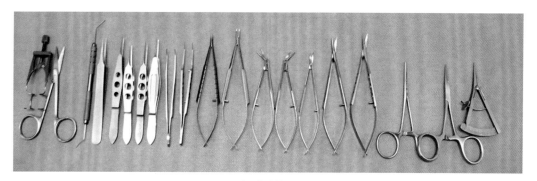

图 4-75　角膜移植手术器械包

15. 眼外伤手术器械包（表 4-15，图 4-76）

表 4-15　眼外伤手术器械包

器械	数量	器械	数量
开睑器	1 把	小直剪	1 把
圆规尺	1 把	普通针持	1 把
血管钳	1 把	虹膜恢复器	1 把
斜视钩	1 把	晶状体调位钩	1 把
劈核器	1 把	角膜剪	1 把
显微针持	1 把	撕囊镊	1 把
显微有齿镊	2 把	显微无齿镊	1 把
晶状体植入镊	1 把	7cm 有齿镊	1 把

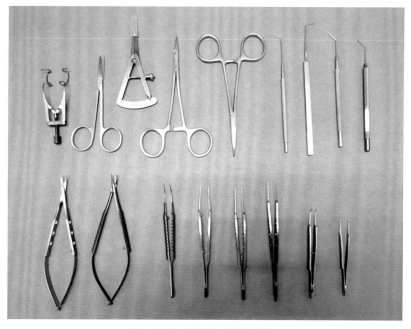

图 4-76　眼外伤手术器械包

16. 眼内注药器械包（表 4-16，图 4-77）

表 4-16 眼内注药器械包

器械	数量	器械	数量
开睑器	1 把	显微有齿镊	1 把
圆规尺	1 把	小直剪	1 把

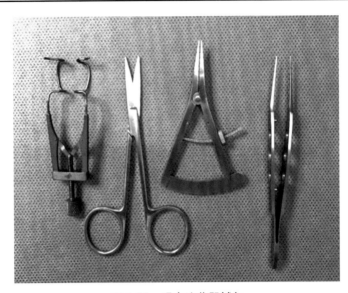

图 4-77 眼内注药器械包

（三）眼前节毒性反应综合征的发生与预防

1. 定义 眼前节毒性反应综合征（TASS），于 1992 年由 Monson 等首次提出，是一种急性术后炎症反应，指非感染性物质进入眼前段对眼内组织引起毒性损伤，是继发于眼前节手术后的急性无菌性炎症反应。

2. 发生因素 眼内灌注液中的化学成分、pH、渗透压、人工晶状体在清洁和消毒过程中接触和存留的物质、超声手柄、注吸手柄的连台使用及冲洗不完全、植入器和针管器械冲洗不够彻底和一次性器械的反复使用都可能导致 TASS 的发生。此外，据报道，变形的粘弹剂物质残留、前囊膜染色剂、防腐剂、消毒剂、去污剂、麻醉剂、细菌内毒素、高压蒸汽灭菌器中的水和水蒸气均可以导致 TASS 的发生。由此可见，使用未适当或未正确处理的眼科器械是引发 TASS 的重要因素之一。

3. 常见表现及鉴别诊断 以白内障术后表现最为常见，TASS 的常见表现为角膜内皮损害，也可能造成永久性眼内组织损伤，导致视力受损。多见于手术过程顺利的眼前节手术后 12～24 小时；视力下降为眼前指数或手动，但无明显疼痛感或者出现轻微疼痛；中度弥漫性角膜水肿、伴有睫状体充血、内皮细胞损失率在 70% 以上；纤维素性渗出甚至前房积脓、虹膜损害、瞳孔不规则散大，严重者继发青光眼。这种炎症反应仅局限于眼前节，眼后节组织无明显受累。对房水和玻璃体进行革兰染色和细菌培养，结果均显示为阴性。

TASS 主要与感染性眼内炎相鉴别。感染性眼内炎多因术眼术前带菌，器械或敷料消毒措施不严格，滴眼液污染等，多发生于术后 2 天至 1 周，其体征不仅局限于眼前节，患者玻璃体多受累，玻璃体内有大量渗出及脓腔形成。约 75% 的眼内炎患者眼部疼痛，并伴有其他感染体征，如术眼畏光、流泪、眼睑肿胀、结膜水肿、分泌物增多、弥漫性结膜充血等。

4.预防措施 TASS 重在预防。据 ASCRS 的 TASS 工作小组报告，TASS 最常见的危险因素是器械清洁和灭菌不彻底，特别是手柄冲洗不充分，使用酶剂和超声清洗器械。其中，使用酶促清洗剂是已知最常见的危险因素。另外，白内障术后未充分清洗超乳针头和 I/A 手柄是导致 TASS 常见的原因之一。重复使用管道，器械清洗不充分也是原因之一。因此，手术室及供应室相关工作人员应定期进行眼科手术器械清洁灭菌培训，以降低 TASS 发生风险。

2010 年 ASCRS 提出一系列的清洁和消毒眼外科器械的建议如下。

（1）保持眼科仪器管道的湿润，直到反复冲洗干净，防止干燥的碎片和粘弹剂黏附在管道壁上。

（2）加大眼科管道和仪器冲洗的水量，使用制造商规定的冲洗液。

（3）尽量使用一次性眼科管道。

（4）不重复使用一次性眼科器械。

（5）不用戊二醛消毒眼科设备器械。

另外，所有可能进入前房的药物和材料、药物的浓度、pH 和渗透压等都要引起医师的重视。总而言之，TASS 的预防在于整个手术团队的共同努力，手术过程中的各个环节都至关重要。

二、手术敷料的管理

（一）手术敷料分类

手术敷料包括医用织物、棉纱类敷料两大类，可分为非一次性使用敷料和一次性使用敷料。目前临床通常使用经过高压蒸汽灭菌、低温蒸汽灭菌或 ^{60}Co 辐射灭菌后直接供应的一次性灭菌手术敷料，使用便捷。

因眼科手术的专科特性，且眼科白内障手术中所植入的人工晶状体，多为丙烯酸酯材质，具有渗水性，易致使污染物存留，对纤维毛絮具有强劲吸附性，且不易剥离，因此，建议眼科手术室使用低纤维材质一次性手术敷料包，以确保手术安全，在满足手术需求的同时，提高手术室工作效率。

1.手术室医用织物 在国家卫生健康委员会颁布的《医院医用织物洗涤消毒技术规范》中明确指出"医用织物是指医院内可重复使用的纺织品，包括患者使用的衣物、床单、枕套；工作人员使用的工作服、帽子；手术衣、手术铺单；病床隔帘、窗帘以及环境清洁使用的布巾、地巾等。"手术室常用医用织物包括手术铺单、手术衣、刷手服、各种包布等，为非一次性使用敷料。

（1）手术室医用织物选材必须符合中华人民共和国医药行业标准 YY/T 0506、《医疗机构消毒技术规范》（WS/T367—2012）的管理要求，医用织物材质包装材料必须符合 ISO 11607 标准中包装材料管理要求。近年来国内外相关研究表明，传统棉布材质医用织物，是手术间空气中尘埃颗粒的重要来源。因此，手术室应按使用需求选取适宜材质，手术敷料应避免选择传统棉布材质，可选取编织紧密、落絮少、耐磨性强、可灭菌、兼具棉布和传统一次性非织造材料优点的新型材质，如长纤维聚酯功能性织物等，确保手术敷料使用安全。

（2）手术室医用织物宜选择透气性、柔软性、悬垂性和水蒸气穿透性较好的材质制作，以有效阻止感染源向患者手术创面传播、血液或体液透过手术衣将感染源向手术人员传播的风险，实现双向保护。

（3）手术室医用织物宜采用洗涤、折叠，包装、送消一体化集中供应的服务模式，有效减少往返科室的运输次数，降低其折叠过程中（尤其是洁净手术室）产生的飞絮与尘埃，有效控制和保障手术室洁净度。

（4）新制作的手术室医用织物宜洗涤一次再行使用，过期及开启后未使用的非一次性手术敷料包均需再次行洗涤、打包、灭菌等规范处理。

（5）手术室医用织物存放间应通风、干燥、保持整洁，每天做平面清洁及空气消毒，设专人负责检查、清点、补充。

（6）污衣送洗之前，应检查有无手术器械或锐器夹杂，黏附于敷料上的手术薄膜、清洁片、化学消毒试纸等必须清除干净，以免损坏洗衣机和影响洗涤效果。折叠手术单时应清除黏附的毛发、线头、纸屑等杂物，如有稀薄，残缺或有破损必须立即更换，不可继续使用。

2. 棉纱类敷料　棉纱类敷料是指手术台上使用的棉纱类小敷料（如棉球、纱布、纱条、棉片等），品种繁多、使用量大，多为一次性使用物品，覆盖在伤口上。有覆盖作用的覆盖物，可协助控制出血、加速伤口的愈合、防止感染并吸收任何分泌物。覆盖伤口的敷料应使经过消毒灭菌的、具有吸收性、通气性能好的棉垫、纱布、带孔薄膜或黏性薄膜等。所有进入手术切口的敷料均应有显影标志，在 X 线透视下可显影，以防止敷料残留体内。眼科敷料是眼科手术和治疗时的必需物品。

（1）棉纱类手术敷料等一次性使用医疗用品均需由医院统一购置，使用科室不得自行采购。

（2）建立登记账册，由专职人员管理，定期清点、检查并及时补充，确保供应的数量、质量。

（3）灭菌与未灭菌的物品应有明确标志，分室放置，严禁混放。

（4）直接用于切口的棉纱类手术敷料等物品，一律需经灭菌处理且监测合格后方可使用，每类物品应独立包装，标明型号、名称和有效期。

（5）备用棉纱类手术无菌敷料应确保基数充足，以满足临床手术需求。

（6）感染控制科室应定期对棉纱类手术无菌敷料进行卫生学检测。

（7）眼科手术常用棉纱类敷料的种类与规格

1）纱布：纱布类敷料的质料分为粗、细两种，均应为质地柔软的脱脂纱布，以吸水力强、纤维不易脱落为佳。用于术中擦血及洗涤手术野皮肤、覆盖伤口等，大小约 5cm×7cm。

2）眼垫：由柔软、有吸水性、外层为细纱布的棉垫制成，中间填棉垫，其长、宽、厚约为 6.5cm×5.5cm×1cm。眼垫供包封手术眼用。

3）棉球：小棉球用于眼科手术时，保护角膜和拭血。直径约为 1cm。

4）脑棉片：用于泪囊鼻腔吻合术术中拭血。眼科手术一般用规格为 3cm×10cm，带显影条。

5）棉签：常用于手术或治疗的拭血或消毒。分为以下 3 种。

①小棉签：手术时拭血及治疗用，长约 6cm，棉头粗约 0.3cm。

②中棉签：用途较为广泛，常用于皮肤消毒、换药等，也可用于眼科手术术中拭血，长约 12cm，棉头粗约 0.7cm。

③大棉签：常用于消毒手术野的皮肤，长约 12cm，棉头粗约 1.2cm。

6）显影纱布：用于开眶手术术中止血用，可进入体腔内，带显影条。规格约为 5cm×18cm。

7）绷带：包扎眼部用，长约 6m，宽约 4.8cm。有棉纱绷带和弹性绷带两种。

（二）眼科手术包的种类与物品配置

眼科用无菌手术包多用一次性手术包，经环氧乙烷灭菌，包内应有环氧乙烷灭菌指示卡及可追溯的合格证。

1. 眼科单孔手术包 用于大部分眼部手术，能够满足眼部等手术需求，单孔设计，集液袋、医用薄膜一体成型设计，为眼科手术建立无菌屏障。

物品配置：棉签、纱布块、塑料制品（杯）、塑料制品（弯盘）、治疗巾、洞巾、包头巾、眼垫、医用手术薄膜。

2. 眼科双孔手术包 用于眼部双眼手术或斜视手术，双开孔设计，能够满足大部分眼科大中型手术临床使用需求。

物品配置：棉签、塑料制品（弯盘）、塑料制品（杯）、纱布块、医用手术薄膜、治疗巾、洞巾、包头巾。

（三）手术衣的种类

外科手术衣是医师进行外科手术时所要求穿的专用服装，其所用材质需要具有防护性能，能够阻隔病毒、细菌等侵袭医护人员。在要求无菌、无尘和耐消毒的基础上，还要求具有隔菌、抗菌性和舒适性。

按手术衣的设计类型分为对开式无菌手术衣和全包背式无菌手术衣。按材质可分为全棉手术衣、聚酯纤维、聚乙烯手术衣、聚丙烯手术衣等。手术室应按使用需求选取适宜材质。近年来国内外相关研究表明，传统棉布材质医用织物是手术间空气中尘埃颗粒的重要来源。因此，手术织物应避免选择传统棉布材质，可选取编织紧密、落絮少、耐磨性强、可灭菌、兼具棉布和传统一次性非织造材料优点的新型材质。

三、眼科常用耗材的管理

医疗耗材一般指医疗器械中用于对疾病的预防、诊断、治疗、监护、缓解，对损伤或残疾的诊断、监护、缓解、补偿，对解剖或者生理过程的研究、替代、调节、妊娠控制等医疗设备以外的器具、材料或其他物品。随着眼科医疗技术的迅猛发展，医疗耗材的使用量和品种数量均日渐扩大，医疗耗材的管理已衍变为国内手术室物品管理的热点与难点。

在医疗耗材临床管控过程中，应重点关注质量管理、安全管理、文档管理、绩效管理、成本管理、环境管理等环节，制订标准化管理流程。

（一）一次性低值耗材管理

医疗低值耗材一般是指相对于高值耗材而言的物品，一般均为一次性使用，是指进入人体组织内，包括进入血管、体腔肌肉内，出厂前对其无菌热源、溶血反应、异常毒性反应等检验合格的，在有效期内直接用于人体疾病诊断、治疗、调节人体生理功能的，用后及时进行无害化处理的医疗器械。其在医院诊治过程中使用频率高、种类繁多、需求量大，且较为稳定，能有效预防医源性感染，控制传染性疾病的传播。眼科常用一次性低值耗材有吸血海绵、纱布、注射器等。

1. 管理流程

（1）设定耗材基数：根据工作性质、质量、实际需求及消耗物品质量、性能，制订消耗器材基数，以此作为常规供应依据，原则上不得随意更改。基数应定期进行调整。

（2）申报请领物品：根据每月不同使用量及时订购所需物品，减少积压浪费。填写设备科发放专用申请单，按规定填写申请数量，如有急需物品需注明。请领物品时按设备科出库单验收查对所领物品质量及数量。

（3）发放物品的管理：由专人负责发放。所发出物品必须保证质量合格，有灭菌合格标志、在有效期限范围内。物品应先按近效期的物品发放。

（4）储存物品的管理：物品存放要专人负责，建立账册。灭菌、非灭菌物品要分室存放。按耗材有效期、种类、规格分类摆放，标识清晰统一。医疗用品必须拆除外包装方可入库存放。物品存放量一般为 1 个月用量，特殊物品原则上不应超出 3 个月存储量。

2. 购入管理　一次性物品的购入管理应遵循国家卫生健康委员会颁布的《医院感染管理规范》中一次性使用医疗用品的管理规定执行。

（1）专职单位或人员负责本单位一次性物品的采购，使用管理及回收处理进行监督。

（2）供货单位应具备有关证件及认证情况，包括主要性能指标、生产条件、产品说明及产品进入临床使用认证。

（3）采购物品由医院设备科主要负责，手术室根据临床使用量向设备科申报月计划。设备科管理人员在接收到请领计划后，通知符合准入标准的供货商送货。

（4）及时听取临床应用中对产品提出的反馈要求。

（5）分期、分批进行采购，避免进货过多，造成积压浪费。

3. 验收特点

（1）需由专职人员对入库的低值耗材进行管理。由双方管理人员共同核对入库单，检查入库耗材的包装是否紧密，数量是否与申请数相符，细致核对每批次耗材的名称、型号、厂家、灭菌标识、生产日期和有效期、包装质量、货品数量及规格等，核对无误方可验收。

（2）耗材入库前须拆除外包装，经检测不符合标准要求的医疗用品，应予以退货。

（3）外包装注明名称、生产厂标、批号、规格、型号，并注明有效期。根据需要，应设立"无热源""一次性""包装破损禁止使用"等标志符号。

4. 储存特点

（1）无菌医用耗材存放环境应符合医院消毒供应中心三项卫生行业标准（WS310—2016）。按照清洁物品和无菌物品分区、分批次放置，标识清楚，近效期物品先用。

（2）管理人员可根据库房的大小和耗材的使用情况及有效期先后顺序注明标签后分类进行放置，即由近到远进行放置。库房室内保持洁净，温度 $\leq 27℃$，相对湿度 $\leq 60\%$，无腐蚀性气体，阴凉干燥，通风良好，每天用空气消毒机定时消毒 2 次，每次 1 小时。

（3）无菌物品储存间室内应设置消毒设备，定期消毒。每天进行卫生清洁及紫外线消毒，每月进行空气培养及细菌培养。非工作人员不得随意进入无菌物品储存间。

（4）专职人员须认真负责，严格执行各项规章制度，出入库手续要齐全，不同种类、不同型号分别放置，按有效期先后顺序摆放，及时准确掌握供应量和有效期。

（5）批量购入，合理安排供应，避免超量、过期造成浪费；认真登记企业名称、型号、规格、产品数量、生产批号、灭菌批号、产品有效期等。

（6）无菌物品存放架距地面 $\geqslant 20cm$，距墙面 $\geqslant 5cm$，距天花板 $\geqslant 50cm$。

（7）手术间内配置无菌物品存放区，用于存放少量无菌耗材，供每日手术使用。耗材的种类和数量应满足常规手术的基本需求和专科手术的特殊需求，必要时设置基数，存放数量不宜过多，以免造成过期和浪费。手术室护士定期检查手术间内耗材的存放及使用情况，及时管理和补充。

5.耗材监管

（1）无菌与消毒标准

1）一次性使用医疗用品经环氧乙烷及电离辐射或其他经国家卫生健康委员会审查合格的方法进行灭菌消毒，必须备有产品合格证和卫生许可证。

2）一次性医疗用品产品经环氧乙烷灭菌或消毒出厂时的环氧乙烷残余量必须 $\leqslant 10\mu g/g$。

3）一次性物品灭菌合格率必须达到 100%，不合格物品不得发放使用。

（2）监督检测管理：一次性医用物品使用前必须进行监督检测，每套产品用塑料袋密封包装。使用物品包装必须符合以下产品包装标准。

1）小包装要有下列标志：制造厂名称、地址和商标，产品名称和型号，卫生许可证号，使用说明，灭菌方法和有效期，生产日期。

2）中包装用塑料袋密封，要有下列标志：制造厂名称和商标，产品型号和数量，生产日期，出厂批号，使用说明书。

3）大包装箱上要有下列标志：产品名称、型号和数量，制造厂名称和地址，卫生许可证，产品出厂批号和灭菌日期，灭菌合格证和有效期。

（3）一次性医用物品检测：在物品进行灭菌处理后，存放有效期内进行采样。采样时，应检测相同批号的同种物品，采样合格方可使用。

（4）专职人员负责定期汇总使用量，详细记录出入库日期及数量，并由设备科定期与手术室共同审核手术消耗材料的数量和种类，保证物资的使用安全。

（5）建立一次性耗材的信息化管理：计算机中心集成化管理收费模式已经被广泛应用于各类医院，其在入库、出库及收费的规范化管理方面具有巨大优势。计算机中心可在手术科室安装扫码装置，医务人员可将耗材的名称、型号、规格、编码、有效期、"三证"、数量等基本信息输入系统，实现耗材信息的规范化、实时化、集成化管理。系统随时跟踪条形码，既快速掌握了耗材的实时库存，又使收费及时准确、一目了然，避免漏收费现象发生。

（二）高值耗材管理

医用高值耗材是指相对于普通低值耗材而言，一般指分属于专科使用、直接作用于人体起到治疗作用、对安全性有严格要求且价值相对较高的医疗耗材。眼科手术室中常见的医用高值耗材有硅油、重水、人工骨板、人工晶体、青光眼引流阀、义眼台等。

1. 管理制度

(1) 各种医用高值耗材由专人负责管理，未经允许手术室人员和患者不得携带高值耗材进入手术室。

(2) 建立计算机管理网络，高值耗材设立入库、出库登记制度及高值耗材管理制度，以便进行失效期、数量、价格、规格及型号的查询。

(3) 根据用量设立高值耗材基数，不宜过多，以免过期，每月清点并请领高值耗材一次。

(4) 高值耗材在库房内摆放应按失效期顺序分科、分类摆放，防止使用混乱，造成高值耗材过期。

(5) 将医用特殊高值耗材按科室需要，由专人发放至各手术间，同时要注明手术台次、患者姓名、耗材品名、型号。

(6) 手术中未使用的医用高值耗材，由巡回护士交回发放人员。

(7) 手术后发放人员核对收费单，账目相符，以避免出现漏收、错收、少收费用现象或丢失高值耗材情况。

(8) 每月统计各手术科室高值耗材使用量并上报。

(9) 新增高值耗材，各手术科室应填写申请单，经医院设备科，手术室护士审批批准后方能请领。

(10) 需要低温储存的高值耗材应放置于冰箱内保存，定期清理冰箱，保持冰箱内的整洁。

(11) 保持高值耗材库房清洁，整齐，定期进行空气消毒。

(12) 高值耗材未经护士长同意，一律不得外借。

2. 购入标准　根据国家市场监督管理总局颁布的《医疗器械临床监督管理条例》相关规定，生产厂商或代理商须持《医疗器械生产许可证》《医疗器械经营许可证》和《营业执照》，经审核合格后方可进入医院招标、采购程序，向医院供应的高值耗材需由制造商及供货商出示准入证明方可以进入，并在医院设备物资管理科和手术室各留档一份，进行备案。

3. 存放要求　高值耗材的存放要求应严格遵循国家卫生健康委员会颁布的《医疗清毒供应中心管理规范》相关规定，设专人管理、分类、定点存放，标识清晰。宜采用目视化管理方法，设置分类索引，方便查找。

4. 出入库流程

(1) 申领流程

1) 科室管理人员根据临床需求，每月向医院设备科提交请领计划。

2) 设备科管理人员在接收到请领计划后，通知符合准入标准的供货商送货。

(2) 入库流程

1) 由设备科根据高值耗材信息出具院内唯一编码，贴于外包装的固定位置，便于科学化、现代化、有效的全程跟踪管理。

2) 手术室需由专人对入库的高值耗材进行管理。耗材由设备科进入手术室时，双方管理人员应共同核对高值耗材名称、有效期、包装完整性、编码等各项信息，核对无误后，确认入库。有医院信息管理系统的，通过医院信息管理系统扫码确认入库。

（3）取、用流程：取时，由巡回护士及手术室耗材管理人员共同核对患者信息及高值耗材信息，确认无误后，由巡回护士将其领入手术间；用时，巡回护士应与手术医师再次核对相关信息，确认无误后，方可使用。

（4）出库、计费流程：高值耗材使用后，巡回护士将出厂条码及医院产生的唯一编码贴于病历及手术收费单上。收费员仔细核对收费单上的可收费高值耗材，逐项进行收费。有信息管理系统的医院，通过"医院信息管理系统"中的"手术室计费系统"进行扫码即可计费出库。

5. 核对、盘点流程　手术室高值耗材管理人员应每天核对高值耗材的使用情况，以避免出现漏收、错收、少收费用的现象。每月末手术室高值耗材管理人员与设备科管理人员共同查对库存情况，以达到账物相符。

6. 高值耗材追溯管理　医用高值耗材不但价格昂贵，更直接关系到医疗质量及患者生命安全，其供应链管理及质量管理均较低值耗材管理更为严格，要求实现全程可追溯管理。可依托"医院信息系统"中的"高值耗材管理"模块，引入国际物品编码组织（globe standard 1，GS1）、健康产业条形码（health industry bar code，HIBC）等国际标准条形码，并配备成熟解析技术，实现高值耗材全程编码化管理，一物一码，从入院登记，到患者使用计费，依靠编码信息进行有效管理，并全部施行系统信息存储，留档备案，实现高值耗材全程可追溯管理，严格防范医疗风险的发生。设备科采用条形码统一管理手段，在高值耗材入库时对供货商提供产品的条形码再次进行扫描。将生产厂家、生产日期、供货商、进货日期、产品批号、价格等有关高值耗材的相关信息，一对一条形码输入医院高值耗材编码中心数据库，并打印成条形码粘贴在耗材的外包装袋上。手术室领物后可在系统内进行查询，巡回护士将使用后的高值耗材外包装袋上的条形码（设备科统一扫描的条形码及生产厂家提供的条形码）贴在指定的病历上，实现了高值耗材与患者一一对应的关系。利用条形码管理技术使高值耗材在使用中更加公开合理、透明、规范，有效地实现了高值耗材的追溯管理。如因高值耗材引起不良反应，只需根据病历上粘贴的条形码，就能查到有关耗材的详细信息。在因高值耗材引起医疗纠纷的诉讼中可以承担举证倒置的责任，并提供准确的法律依据。

（三）人工晶状体管理

白内障是常见的致盲性眼病之一，人工晶状体植入术是目前常用的有效治疗白内障术后无晶状体眼屈光异常最理想的方法。人工晶状体是一种植入眼内的人工透镜，具有取代天然晶状体的作用，在眼科手术中有着广泛应用。临床上使用的人工晶状体的公司、品牌、型号和度数繁多，为保证每名患者植入高品质的适宜度数的人工晶状体，达到术后恢复满意视力的良好预后，人工晶状体的使用管理显得尤为重要。

眼科手术室一般设有手术室人工晶状体库，由专人负责管理，通过高效、安全、合理的管理体制，为白内障手术患者提供准确无误的人工晶状体，保证手术的顺利进行，避免医疗事故的发生。

1. 入库管理

（1）中标的人工晶状体根据合同规定的备库数量入库，专职人员将晶状体归类摆放并标识清楚，制订人工晶状体一览表发放给医生和护士，并在各手术间配备一份最新晶状体一览表。

（2）新中标的人工晶状体入库后，专职人员摆放并标识清楚，告知医生和护士，并尽快请专人来讲解该人工晶状体的特点和使用方法。

（3）每周补充入库的晶状体，专职人员须认真检查名称、内外包装、中文标签、生产日期、灭菌日期、灭菌标识及失效期，如有一项不合格将不予入库，交由设备科处理。

（4）设立常用度数的晶状体基数，避免耗材的库存积压导致存货风险。对于特殊的人工晶状体，如多焦点人工晶状体、ICL 晶状体等，由医生提前两天告知晶状体库管理员进行预购。

2. 存放管理

（1）在手术室设立独立的人工晶状体库房。人工晶状体存放在带锁的玻璃门柜中，晶状体度数标示面向外，便于查找和取出，按不同公司产品、不同分类，度数由低到高、从上至下摆放。相同的人工晶状体，有效期近的在前，有效期远的在后，以方便取用。

（2）人工晶体按照一次性使用无菌医疗用品规范，合理储存，人工晶状体柜离地≥20cm、离墙≥5cm，距天花板≥50cm，室温≤27℃，湿度≤60%，晶状体库每周清洁，保持整洁。

（3）专职人员负责每日清点人工晶状体的数目，核对人工晶状体出入库的数量。每月检查人工晶状体的有效日期，近效期的人工晶状体根据厂家的换货规定日期提前更换。

（4）手术中已拆开灭菌包装但由于特殊原因未使用的人工晶状体，不可再次使用，须由主刀医师签字确认，专职人员负责交由设备科退换。

（5）每天工作结束后，晶状体库管理者应将晶状体柜上锁，钥匙妥善存放。

3. 取用管理

（1）手术前，由手术医师填写晶状体请领单并签字，并在手术系统中填好预定的晶状体品牌及度数。

（2）患者进入手术间后，巡回护士应认真核对患者姓名、住院号/ID 号、手术眼别与病历、晶状体计算单、晶状体请领单是否一致。

（3）术中根据医师要求，确定晶状体品牌及度数，巡回护士检查晶状体申请单内容是否正确、齐全，包括患者姓名、住院号/ID 号、手术眼别、手术方式、人工晶状体品牌、晶状体度数、A 值等。核对无误后，由巡回护士持晶状体申请单到晶状体库领取。设有电子化晶状体调配系统的眼科手术室，也可以在确定晶状体品牌及度数后，在系统上请领晶状体。巡回护士与晶状体库管理者共同核对晶状体申请单，将申请单交给晶状体库管理者后，领取晶状体，并放于手术间指定位置，以方便使用。注意：手术间内只允许放置正在手术患者的晶状体。晶状体库管理者负责发放并登记，随用随取，避免浪费或遗失。坚持"先进先出，效期近的先出，效期远的后出"的原则，有效期近的人工晶状体先使用，避免过期浪费。

（4）领取到相应晶状体后，巡回护士应再次根据晶状体计算单上的信息核对晶状体：患者身份、手术眼别及晶状体的相关信息，并与洗手护士/具有执业资质的医师确认，要求洗手护士/医师看到所要的晶状体品牌和度数，确认无误后方可打开晶状体到无菌手术台上。

（5）晶状体使用后，分别在人工晶状体申请单、手术收费单和手术器械清点单贴上人工晶状体标签，便于收费和完善护理记录，并再次核对晶状体计算单上的信息与所开的晶状体度数是否正确。医师留取晶状体标签贴于手术记录单上，便于追溯。

（6）手术后专职人员核对手术收费单上和晶状体申请单上的晶状体标签，进行电脑录入及收费，避免漏收费现象。

（7）晶状体库管理者每天检查人工晶状体库，了解人工晶状体所缺度数，并及时联系设备科补充。

四、眼科手术常用药品的种类与管理要求

药品是确保医疗活动正常开展所需要的基础物资，兼具物资和医疗双重属性。药品管理在医院医疗和经济活动中均占据十分重要的地位，是手术室重要的管理工作之一。根据2015年版国家药典委员会编纂的《中华人民共和国药典临床用药须知》，眼科手术室药品主要涉及糖类、盐类与酸碱平衡调节药，眼科用药，麻醉药和麻醉辅助用药三类，另需根据相关标准，配备抢救车急救药品。眼科手术室需严格执行医院各项药品管理制度，严格遵循药品储存及相关管理要求，结合眼科专业用药特点及临床使用情况，进行规范化药品管理。

（一）药品管理

1. **手术室药品定点存放，设专职人员管理**　遵循眼科手术室药品管理制度，手术室药品管理专职人员负责药品请领、备案、保管、检查效期等具体管理工作，定期检查药品质量、数量，如发现过期、变质、浑浊或标签不清等状况，应立即报废、不得使用。手术室设有基数药品清单记录，落实药品基数管理，每日清点、核查药品数量、质量，做好记录和签名。对手术间临近效期的药品予以调配使用，避免过期与浪费。近效期药品提前1个月到药房更换。

2. **目录制定**　药品应根据科室需要自定品种，保存一定基数。基数药品清单一式两份，一份由药房保存，另一份由科室保存。护士长或科主任签名报药房备案。

3. **药品领取**　科室到药房领取，打印药品领用单，每周定期申领药品。药品应指定专人管理，负责领药、退药、保管、检查等工作，使用后及时补充，以保持在规定的基数，保证随时可用。

4. **药品使用**　做到"先进先出""近效期先用"原则，严格执行查对制度，行双人复核。

5. **药品监督检查**　每周全面检查整理药品柜、急救车、冰箱内药品，保证药品无过期、无变质、无浑浊、无标签不清。科室负责人定期检查药品目录、数量、质量、效期、警示标识。药房每月对药品进行检查。

6. **手术室所用药品必须由药房提供**　不能存放非医院提供的药品，也不得使用患者自带药品。

7. **有效期以包装上的日期为准**　麻醉药、剧毒药及高危药品单独存放，设明显警示标识，双人双锁管理；内用药和外用药、散瞳剂和缩瞳剂分开放置；生物制品及需要低温储存的药品应放置于冰箱内保存。

8. **标识管理**　在国家市场监督管理总局颁布的第24号令《药品说明书和标签管理规定》中明确规定："麻醉药品、精神药品、医疗用毒性药品、放射性药品、外用药品和非处方药品等国家规定有专用标识的，其说明书和标签必须印有规定的标识。"全院药品标识统一，规范药品标识管理，标识清晰、规格统一，标识须注明药品名称、浓度、剂量和数量。

包装相似、听似、看似、一品多规及多剂型药物应设明显的警示标识，手术室人员应具备识别能力；外观相似、药名相近的药品分开放置，同种药品但不同规格的分开放置，并粘贴药品标识；属于多种类别的药物，按照"毒、麻、精、放、危"的顺序，张贴排序最靠前一类标识即可。例如，某药既属于麻醉药又属于高危药品，仅张贴麻醉药标识即可；高浓度电解质制剂（如 15% 氯化钾、10% 氯化钠、50% 葡萄糖等）、肌肉松弛剂（如万可松、爱可松）等药品属于高警示药品，张贴高警示药品标识。

9. 术中用药管理

（1）核对患者带药及药物过敏史等信息。

（2）术中如需用药，一般由麻醉医师抽取并输注，由麻醉医师双人核对。如只配备一位麻醉医师，可由巡回护士与麻醉医师进行核对，核对无误后予以输注，并由麻醉医师在麻醉记录单上记录。护士在给药前后应观察患者的用药反应，如有异常应立即与麻醉医师及主刀医师沟通。

（3）若无麻醉医师，术中需临时用药时，巡回护士应大声复述一遍医师的口头医嘱，与医师核对药物名称、剂量、规格等，并保留空药瓶或安瓿待核对，手术结束后及时让医师补开用药医嘱。

10. 抢救车药品管理

（1）抢救车内设置固定的抢救药品、物品，包括抢救药品（根据抢救需求固定本科室统一的药品基数）、气管插管一套、喉镜、牙垫、压舌板、开口器、舌钳、吸引器、简易呼吸器、吸氧管、手电筒、听诊器、血压表、输液器、注射器、皮肤消毒盘、接线板等。

（2）药品标识清晰，并附有抢救车示意图。

（3）抢救物品、药品必须班班交接有记录，固定基数，用后及时补充。

（4）定期对抢救车进行清点并进行有效期检查。

11. 毒麻药品管理　严格遵循中华人民共和国国务院颁布的第 442 号令《麻醉药品和精神药品管理条例》予以规范管理，设专职人员负责，按规定置于保险柜内存放，药品按临床使用需求设定基数，并设立基数清点登记本，每日双人清点核对并签字。"麻醉、精神类"药品施行专人负责、专柜加锁、专用账册、专用处方、专册登记的"五专"管理。"麻醉、精神类"药品如果用后有余量，由麻醉医生双人核对后，在麻醉药方的相应位置填写清楚并将残余药液妥善处理。毒麻药使用后应留好空安瓿，麻醉医师按要求填写麻醉药处方并及时送还毒麻药管理人员，核对无误后到药房请领。

（二）表面麻醉药、局部麻醉药

眼科手术涉及的范围较小，时间相对较短，大部分眼科手术均可在表面麻醉或局部麻醉下顺利完成。因此，表面麻醉药或局部麻醉药在眼科手术中有着广泛应用。

眼科表面麻醉药物的化学构成多为由一个芳香族疏水环（多为苯环）、一组亲水的酰胺基及一个酯性或酰胺中间链组成的叔胺。目前常用的表面麻醉剂包括酯合物E（如丁卡因、丙美卡因、奥布卡因等）、酰胺复合物（如利多卡因、布比卡因等）。

1. 丙美卡因　又称爱尔卡因、丙对卡因，不分解为氨苯甲酸，因此被认为较其他的酯合表面麻醉药物安全。滴入结膜囊时，产生较小的刺激性和疼痛感，无抑菌特性。用于表面麻醉的浓度为 0.5%，可在几秒内起效，但效应时间通常小于 10 分钟。丙美卡因可以作为多数眼部手术中局部麻醉药的补充。表面麻醉剂不宜长期使用，长期使用可能引起角膜损伤、视力减退或伤口愈合延迟。

用法用量：滴药前先拭去眼泪，嘱患者抬头，单手分开下眼睑，将药液滴注于下结膜囊内，再嘱患者轻轻闭合眼睑。嘱患者转动眼球，使药液均匀散播。隔 2～5 分钟滴眼一次，共 3 次。注意嘱患者滴药后闭合眼睑，以防止角膜上皮干燥，减轻角膜上皮剥脱。

2. 利多卡因　目前利多卡因是眼科手术中最常用的麻醉药物之一，其穿透力强，起效快，扩散快，用于时间较长的眼科手术术前麻醉，常用于眼科手术球结膜下注射、筋膜下注射、球旁注射、球后麻醉等。

用法用量：局部浸润（成人 0.25%～0.5%，一次不超过 0.4g；小儿 0.25%～0.5%）或相应部位注射。

3. 布比卡因　为酰胺类长效局部麻醉药，作用时间较长，用于外周神经阻滞和硬膜外腔阻滞等。布比卡因也可与利多卡因联合应用，具有镇痛效果增强、减少不良反应、延长麻醉时间、减少毒副作用、减少麻醉药物用量的优点。

4. 罗哌卡因　通过阻断钠离子流入神经纤维细胞内对沿神经纤维的冲动传导产生可逆性的阻滞。与传统的局部麻醉药相比，盐酸罗哌卡因具有多种特点，包括作用时间长、疗效独特、可控性强、毒副作用低微等。盐酸罗哌卡因作用的时间比较长，效果持续比较久。盐酸罗哌卡因的阻滞分离度远远超过布比卡因，镇痛效果较好，清除率高。盐酸罗哌卡因的效果与剂量相关，对身体的作用是可以预测和控制的。盐酸罗哌卡因安全性高，毒副作用很低。

用法用量：罗哌卡因大剂量用于外科麻醉，小剂量使用可以产生感觉阻滞（镇痛）。适用于外科手术麻醉、急性疼痛控制等。

5. 主要并发症　丙美卡因偶见短暂的刺痛、灼痛、流泪，但较轻微。长期或反复应用可有结膜充血肿胀和急性角膜炎等。

局部麻醉药主要并发症包括眼心反射、高敏反应、变态反应、中枢神经毒性反应和心脏毒性反应。其中高敏反应、变态反应比较罕见，需要与毒性反应、血管收缩药反应加以区别。严重的中枢神经毒性反应按轻重程度顺序可出现以下症状：耳鸣、口唇麻木、头晕头痛、视物模糊、言语不清、意识不清、惊厥、心血管虚脱、呼吸停止。因此，局部麻醉时应全程监测生命体征，与患者言语交流。另外，布比卡因的心脏毒性早于神经系统症状出现，使用时应注意。

眼心反射（oculocardiac reflex，OCR）常发生在斜视手术、视网膜手术、眶内手术和眼球摘除术等，其中以小儿斜视手术中发生率较高。表现在刺激眼球或眼眶，牵拉眼外肌时引起的心动过缓或心律失常。临床表现为突然发作的心率减慢、心律失常，可伴有血压下降及胸闷、心慌、憋气、烦躁、冷汗等。OCR 直接与手术操作和刺激有关，小儿较老年人易发。术前给予阿托品对 OCR 的发生有一定的预防作用。一旦发生应立即暂停手术操作，通常可缓解，心率和节律会在 20 秒内恢复正常。首次手术刺激引起的 OCR 最显著，重复操作后心动过缓的发生会越来越少。如 OCR 引起严重的心律失常或持续存在，应静脉给予阿托品，伴有明显低血压者加用血管活性药物。

（三）散瞳药与睫状肌麻痹药

散瞳药和睫状肌麻痹药均可以散大瞳孔，后者还可以调节麻痹。常用的散瞳药和睫状肌麻痹药为抗胆碱药，一些拟肾上腺素药物有散瞳作用，但没有麻痹睫状肌的作用。眼局部用阻滞 M 胆碱受体（毒蕈碱受体）的抗胆碱药可调节麻痹（睫状体麻痹）及使瞳孔散大。这类 M 胆碱受体阻断剂麻痹副交感神经分布的睫状肌及瞳孔括约肌，它们主要用于：散大瞳孔，便于进行眼底检查；麻痹睫状肌，进行屈光检查；葡萄膜炎时散大瞳孔和麻痹睫状肌，防止瞳孔缘后粘连，缓解疼痛和畏光。但对浅前房和窄前房角者应慎用，以免瞳孔散大后周边部虹膜阻塞前房角，引起闭角型青光眼的急性发作。

散瞳药包括：副交感神经抑制剂——托吡卡胺滴眼液、环喷托酯滴眼液、阿托品眼膏及眼用凝胶；交感神经兴奋剂——去氧肾上腺素滴眼液；复方制剂——复方托吡卡胺滴眼液是临床上最常应用的散瞳药，为托吡卡胺和去氧肾上腺素的合剂。在眼科手术中，常用盐酸肾上腺素注射液按一定比例稀释使用达到扩大瞳孔的效果。

1. 复方托吡卡胺滴眼液　用于诊断及治疗为目的的散瞳和调节麻痹。托吡卡胺是托吡酸的合成衍生物，为 M 胆碱受体阻断剂，作用类似阿托品。去氧肾上腺素是肾上腺素 α 受体兴奋药，具有散瞳、调节麻痹作用。

用法用量：用于眼科手术散瞳时，通常为每次 1～2 滴，间隔 3～5 分钟，共滴眼 3 次。用于调节麻痹时，通常为每次 1 滴，间隔 3～5 分钟，共滴眼 2～3 次，可根据症状适当增减。

2. 阿托品（atropine）　是一种抗胆碱药，能阻断 M 胆碱受体，使瞳孔括约肌和睫状肌松弛，导致去甲肾上腺素能神经支配的瞳孔扩大肌的功能占优势，从而使瞳孔散大，具有散瞳、麻痹睫状肌、抑制分泌、扩张血管、解痉镇痛和促进新陈代谢等作用。

用法用量：1% 硫酸阿托品，滴眼或涂眼，酌情而定。40 岁以上患者慎用。

3. 肾上腺素（adrenaline）　肾上腺素是一类 α 受体激动剂，具有兴奋 α、β 受体的作用，可作用于瞳孔扩大肌，快速扩大瞳孔。如果术前散瞳眼药水无法扩大瞳孔，则手术过程中可能要注射肾上腺素帮助扩大瞳孔。

用法用量：将 1mg/ml 的肾上腺素注射液按 1：10 000～1：50 000 比例稀释，将稀释液进行前房内注射，可使部分白内障术前用散瞳药散瞳不理想者起到快速扩大瞳孔的效果。在术中用含 1：1 000 000 肾上腺素眼冲洗液（每 500ml 平衡盐溶液加 1% 肾上腺素 0.5ml）能保持术中瞳孔散大，根据手术过程的需求酌情使用冲洗液。

4. 散瞳药和睫状肌麻痹药使用注意事项　因该类药物引起散瞳和睫状肌麻痹，使用时需注意：在散瞳和调节麻痹作用消失之前不要从事驾车、操作机械等具有危险性的工作；可采取戴太阳镜等方法避免阳光等强光直射；在 4～5 小时有视物模糊、较平常刺眼的感觉，可自行恢复；深色虹膜对散瞳具有较强的抵抗作用，因此用药后瞳孔不易散大。要注意避免滴用的药物过量。

散瞳药和睫状肌麻痹药对正常眼压患者无影响，但患有青光眼、具有房角狭窄、前房较浅等眼压上升因素的患者应慎用，可使眼压明显升高而有激发青光眼急性发作的风险。

为避免药物经鼻黏膜吸收，使用散瞳剂滴眼或涂眼后应压迫泪囊区 3～5 分钟，如出现口干、颜面潮红等类阿托品样毒性反应要立刻停用，必要时予以拟胆碱类药物解毒。

（四）缩瞳药

缩瞳药为胆碱能药物，直接兴奋副交感效应器细胞（拟副交感神经制剂），或通过抑制胆碱酯酶而间接起作用（抗胆碱酯酶制剂）。局部滴眼时，这类药物能引起瞳孔缩小、睫状体收缩，以及眼压降低。

1. 毛果芸香碱（pilocarpine）　是一种具有直接作用的拟胆碱药物，通过直接刺激位于瞳孔括约肌、睫状体及分泌腺上的毒蕈碱受体而起作用，具有缩瞳和降低眼压作用。常用浓度为 0.5%、1%、2% 溶液滴眼，用药后 30 ～ 40 分钟缩瞳作用达高峰。

用法用量：眼科手术一般用于缩瞳作用。对抗散瞳作用：1% 溶液滴眼 1 滴 2 ～ 3 次；先天性青光眼房角切开或外路小梁切开术前：1% 溶液一般滴眼 1 ～ 2 次；虹膜切除术前：2% 溶液一次 1 滴。滴完缩瞳剂后要立即压迫泪囊区 3 ～ 5 分钟。

2. 卡巴胆碱注射液（carbachol injection）　为人工合成的拟胆碱药，能直接作用于瞳孔括约肌产生缩瞳作用，同时还有抗胆碱酯酶间接作用，故缩瞳时间较长。眼科手术中前房注射本品 2 秒后，瞳孔即开始缩小，为快速强效缩瞳剂。在人工晶状体植入术中使用，能使瞳孔缩小，维持原来的瞳孔生理形态，有利于人工晶状体位置的稳定，避免人工晶状体移位、夹持，是人工晶状体植入术中常用药。同时卡巴胆碱注射液也用于青光眼手术、角膜移植等需要缩瞳的眼科手术。注意禁止口服、肌内及静脉注射。

用法用量：前房内注射，一次 0.2ml。

3. 主要不良反应　拟胆碱药可能引起角膜上皮细胞损害和促进近视的发展，虹膜炎、继发性青光眼是其禁忌证。

（五）抗菌药物

抗菌药物系指具有杀灭或抑制各种细菌的作用的药物，用于眼科的抗菌药物包括各种抗生素、化学合成的抗菌药物如磺胺类和喹诺酮类。抗生素（antibiotics）系指由细菌、真菌或其他微生物在生活过程中所产生的具有抗病原体或其他活性的一类物质。选择有效的抗生素，首先要掌握不同抗生素的抗菌谱，务必使所选药物的抗菌谱与所感染的微生物相适应，考虑细菌的耐药性。

抗菌药物按药动学和药效学分类，又分为时间依赖性抗菌药物、浓度依赖性抗菌药物。时间依赖性抗菌药物是指抗菌药物的抗菌作用与药物浓度不呈线性关系，在最小抑制细菌繁殖的浓度（MIC）4 ～ 5 倍时杀菌率即处于饱和，抗菌作用与同细菌接触时间密切相关，而与峰浓度关系较小，抗菌后效应（PAE）较短或没有抗菌后效应，故需采取多次给药方式，这类药物包括头孢菌素类、万古霉素、大环内酯类、林可霉素类。浓度依赖性抗菌药物是指抗菌作用和临床疗效与血药峰浓度相关，药物抗菌活性随药物浓度增加而增加，当血药峰浓度（C_{max}）大于致病菌 MIC 的 8 ～ 10 倍时，抗菌活性最强，抗菌后效应强，这类药物包括氨基糖苷类、喹诺酮类，给药方案可采用高浓度给药，全身给药每天 1 次即可，但结膜囊容纳的液体有限，故眼科滴眼剂需要多次给药。

1. 妥布霉素（tobramycin）　对革兰阴性菌，特别是铜绿假单胞菌有强大的抗菌作用。用于铜绿假单胞菌和其他敏感菌所致严重感染。目前暂未发现对妥布霉素有耐药性的菌属，但长期使用可能会产生细菌的耐药性。

用法用量：①妥布霉素滴眼液适用于外眼及附属器敏感菌株感染的局部抗感染治疗，常与眼膏联合使用，滴眼液用量根据感染情况按说明使用，眼膏睡前涂用。眼科手术中，眼膏常用于术毕眼部用药。②妥布霉素地塞米松滴眼液 / 眼膏用于肾上腺皮质激素有反应的眼科炎性病变及眼部表面的细菌感染或有感染危险的情况，眼用激素用于眼睑、球结膜、角膜、眼球前段组织及一些可接受激素潜在危险性的感染性结膜炎等炎症性疾病，可以减轻水肿和炎性反应。有抗感染成分的复方制剂可以应用于发生眼表感染危险大的部位和预计有大量细菌存在于眼部的潜在危险时。

2. 氧氟沙星（ofloxacin）　抗菌谱和抗菌作用均比诺氟沙星作用强，对革兰阴性、阳性菌和部分厌氧菌也有较强的杀灭作用，对支原体、衣原体也有效。用于治疗细菌性结膜炎、细菌性角膜炎、角膜溃疡、睑板腺囊肿、泪囊炎、眼睑炎、睑板腺炎、术后感染以及用于眼科围手术期预防性用药。

用法用量：氧氟沙星滴眼液一般每日 3 次，每次滴 1 滴；眼膏用于术后或睡前涂眼。

3. 头孢呋辛钠（cefuroxime sodium）　为第二代头孢菌素抗生素。对多种革兰阳性和革兰阴性细菌有效。适用于在感染细菌未明确或由敏感细菌引起感染时。另外，头孢呋辛钠可以有效预防术后感染。注射用头孢呋辛钠可引起血液和淋巴系统紊乱、一过性肝酶水平升高等。

用法用量：以规格为 0.75g/ 瓶的注射用头孢呋辛钠为例。眼内注药浓度为 2mg/0.1ml，玻璃体切割术灌注液浓度为 20mg/500ml，用 37.5ml 的 0.9% 氯化钠注射液溶解药物，得到浓度为 20mg/ml，直接取用。

4. 头孢他啶(ceftazidine)　对革兰阴性菌的作用强，对铜绿假单胞菌有很强的抗菌作用。用于治疗革兰阴性杆菌、厌氧菌所致的外眼感染。

用法用量：以规格为 1g/ 瓶的注射用头孢他啶为例。眼内注药浓度为 2mg/0.1ml，玻璃体切割术灌注液浓度为 20mg/500ml，用 50ml 的 0.9% 氯化钠注射液溶解药物，得到浓度为 20mg/ml，直接取用。

5. 万古霉素（Vancomycin）　对革兰阳性菌如葡萄球菌、链球菌和杆菌敏感。万古霉素的眼内半衰期为 38.5 小时，临床采用 1 ～ 2mg（0.1ml）球内注射。主要用于金黄色葡萄球菌及革兰阳性菌引起的严重的眼科感染。

用法用量：以规格为 0.5g/ 瓶的注射用万古霉素为例。眼内注药浓度为 1mg/0.1ml，玻璃体切割术灌注液浓度为 10mg/500ml，用 50ml 的 0.9% 氯化钠注射液溶解药物，得到浓度为 10mg/ml，直接取用。

6. 主要不良反应　妥布霉素地塞米松滴眼液 / 眼膏长期或大剂量使用可导致眼压升高，视神经损害、视野缺损；并发性白内障，继发眼部真菌或病毒感染；角膜、巩膜变薄的患者，使用后可能引起眼球穿孔；伤口愈合延缓。妥布霉素眼膏 / 滴眼液可引起眼睑发痒与红肿、结膜红斑等。眼刺激感、眼睑瘙痒感、眼睑炎、结膜充血、眼痛、眼睑肿胀。

氧氟沙星滴眼液 / 眼膏主要不良反应有眼刺激感、眼睑瘙痒感、眼睑炎、结膜充血、眼痛、眼睑肿胀等。严重不良反应有休克、过敏样症状等。

注射用头孢他啶可发生皮疹、皮肤瘙痒、药物热；恶心、腹泻、腹痛；注射部位轻度静脉炎等。注射用头孢呋辛钠可引起血液和淋巴系统紊乱、一过性肝酶水平升高等。快速静脉滴注万古霉素时或之后，可能发生类过敏性反应，包括低血压、喘息、呼吸困难、荨麻疹或瘙痒等。

据相关文献报道，头孢类抗生素致双硫仑样反应与饮酒可达 99% 的密切相关。为防止双硫仑样反应，对所有应用头孢类抗菌药物 / 头孢类抗生素的患者应常规询问有无药物过敏史、乙醇过敏史和近期饮酒史，如患者在用药前 7 天有饮酒史，应禁用该类药物；对应用头孢类抗生素的患者，应当嘱其在停药后禁酒时间不能少于 7 天，一旦发生双硫仑样反应，应立即停药并积极采取相应措施治疗。

（六）冲洗剂

1. 0.9% 氯化钠溶液　为中性等渗灭菌溶液。用于眼部异物和伤口的冲洗，用于结膜囊冲洗。

2. 眼内灌注液　理想的眼内灌注液应接近房水成分，主要包括碳酸氢盐、葡萄糖等。碳酸氢盐具有维持酸碱度稳定和维持角膜生存的作用；葡萄糖为细胞代谢提供能量，能够维持角膜和晶状体的透明和视网膜正常功能。常用的有林格液、平衡盐溶液（BSS）和改良平衡盐液、复方电解质眼内冲洗液。

（1）用法用量：眼内灌注液主要用于术中前房冲洗，将残存的皮质、血液、色素、粘弹剂或异物等冲出，也可暂时替代房水或玻璃体。冲洗液必须对眼组织无损害，可含有 K^+、Na^+、Cl^-、Ca^{2+}、Me^{2+}、葡萄糖或 ATP；pH 要求在 6.9 ～ 7.5；渗透压为 200 ～ 500mOsm/L。

（2）主要副作用：眼内灌注液温度在 30 ～ 35℃较适宜，低于 20℃或高于 40℃均可损害角膜内皮，甚至视网膜脱离。

（七）麻醉科常用药物

现将眼科手术监测下麻醉管理用药及全身麻醉用药介绍如下。

【眼科手术监测下麻醉管理（MAC）用药】

1. MAC 常用药物　大多数眼科手术可局部麻醉下完成，但仍有镇痛不足的顾虑，难以消除患者的紧张、焦虑和恐惧，甚至导致手术操作无法继续。

美国麻醉医师学会（ASA）将麻醉医师参与的从术前评估、制订麻醉计划到指导给药达到所需镇静并对局部麻醉患者监护，随时处理紧急情况称为监测下麻醉管理（monitored anesthesia care，MAC），以强调麻醉安全。

随着眼科激光、玻璃体切除等技术的应用和改进，手术刺激减少，手术时间大大缩短，越来越多的眼科手术可以在 MAC 下完成，不仅可以降低患者的焦虑水平，增加合作程度，还可以减少对手术的不良记忆，同时可强化局部麻醉的镇痛效果，增加患者和术者的满意度。

（1）苯二氮䓬类

1）特点：抗焦虑、催眠和遗忘作用。

2）常用药物和剂量：咪达唑仑 25 ～ 60μg/kg，静脉注射，局部麻醉前使用。

（2）阿片类

1）特点：镇痛，有呼吸抑制的危险。老年和肥胖患者宜减量。

2）常用药物：芬太尼 1μg/kg；或舒芬太尼 0.1 ～ 0.2μg/kg，静脉滴注，局部麻醉前使用。

（3）丙泊酚

1）特点：短效，镇静和催眠，降低术后恶心呕吐。

2）常用剂量：可采取靶控输注（target-controlled infusion，TCI）1 ～ 1.5μg/ml，静脉泵注。

（4）右美托咪定

1）特点：高选择性 α_2 受体激动剂；镇静、催眠、镇痛、抗焦虑作用，同时抑制交感神经活性，稳定血流动力学，临床使用剂量范围无呼吸抑制作用，具有可唤醒特性，还能降低眼压。起效时间 5 ～ 10 分钟，达峰时间 25 ～ 30 分钟。

2）常用剂量：首剂 1μg/kg，10 分钟以上缓慢静脉注入，避免快速给药引起血压升高和心率减慢。维持剂量 0.1 ～ 0.7μg/（kg·h）。

2. **MAC 实施**　临床上采用静脉复合用药，在吸氧和严密监测下根据手术进展小剂量、间断或连续用药。

3. **注意事项**　实施 MAC 的前提是局部麻醉有效。单纯靠镇静、镇痛药解决疼痛，患者可能失去配合能力。

无论采取何种药物和方式进行 MAC，维持适宜的镇静深度最重要。个体差异大，对药物的敏感性不同，宜小剂量、逐渐增加药量。因此，要保持患者术中的反应力，能够配合医师指令，避免打鼾和突然的体动或头动，也应避免镇静、镇痛不足，以及患者血压升高、心率增快。应取患者舒适度和安全性之间的平衡点。

【全身麻醉用药】

大部分儿童，手术复杂、时间长及难以配合的成年人，首选全身麻醉。根据患者的年龄、合作程度、手术方式和时间，决定麻醉诱导和维持方式。

不同眼科手术对麻醉要求的侧重点不同。诱导和苏醒平稳，维持围手术期血流动力学的稳定；术中保证一定的麻醉深度，完善的镇痛；保证患者头部绝对制动，眼球固定；确保通气和供氧；有效预防和控制眼心反射，维持眼压稳定；有效预防或降低术后呼吸抑制、躁动、疼痛、恶心呕吐等不良反应。

全身麻醉药物可分为吸入麻醉药物和静脉麻醉药物。静脉麻醉药物又包含镇静药、镇痛药和肌肉松弛药 3 种类型。

1. **吸入麻醉药——七氟烷（sevoflurane）**　用于全身麻醉诱导剂维持。起效快，诱导和苏醒较快，可单独使用，也可与其他静脉麻醉剂联合使用。婴幼儿外周静脉穿刺困难、哭闹，如选用基础麻醉则术后睡眠时间较长，目前越来越倾向于采用七氟烷吸入诱导，患儿入睡后再进行静脉穿刺和麻醉。因诱导及苏醒快，可用于小儿或成人的门诊小手术或检查性手术的麻醉。因七氟烷与钠石灰作用后产生有毒的分解产物，尤其是在二氧化碳吸收剂的温度升高至 45℃时，有害代谢产物更多，故不宜使用钠石灰的全紧闭麻醉，需要时可用钡石灰并降低二氧化碳吸收剂的温度。

2. **镇静药**

（1）丙泊酚（propofol）：具有良好的镇静和催眠作用，起效快，作用时间短，苏醒快而完全，无兴奋现象，无蓄积作用，降低术后恶心呕吐的发生率，还能达到短时间镇痛的效果。麻醉诱导迅速，经过平稳，无肌肉不自主活动；有抗惊厥、降低颅内压、眼压的作用；能抑制咽喉反射，有利于气管插管和置入喉罩，用于麻醉的诱导和维持。对丙泊酚或其中的乳化剂成分过敏者禁用。

（2）依托咪酯（etomidate）：适用于老年人或心血管功能差的患者。对循环系统影响小，能够维持血流动力学稳定。因缺乏镇痛作用，故主要用于麻醉诱导和短小手术的麻醉维持，用作静脉全身麻醉诱导药或麻醉辅助药。不良反应有注射痛、肌震颤，甚至胸壁强直及肾上腺皮质功能短暂抑制。癫痫患者及肝、肾功能严重不全者禁用；有免疫抑制、脓毒血症及进行器官移植患者禁用或慎用。

（3）咪达唑仑（midazolam）：为苯二氮䓬类药物，具有抗焦虑、镇静、催眠和遗忘作用。起效快，半衰期短，常与其他药物合用于麻醉诱导和维持，也用于麻醉前用药及各类麻醉镇静。对苯二氮䓬类药物过敏的患者、重症肌无力患者、精神分裂症患者、严重抑郁状态患者禁用。

（4）硫喷妥钠（sodium thiopental）：为短时作用的巴比妥类药物，常用于麻醉诱导、麻醉维持、抗惊厥等。

（5）氯胺酮（ketamine）：为非巴比妥类药物。氯胺酮是一种具有深度镇痛，且对呼吸和循环系统影响较轻的静脉全身麻醉药，尤其体表镇痛效果好。缺点是出现精神症状较多，且循环兴奋效应较明显。目前主要用于各种体表的短小手术、烧伤清创、麻醉诱导、静脉复合麻醉与小儿麻醉、小儿镇静及疼痛治疗，也可用于神经阻滞麻醉及椎管内麻醉的辅助用药。其特点是起效快，镇痛良好，保留咽部保护性反射和自主呼吸。

氯胺酮可导致患者腺体分泌增多，术前需注射阿托品。成人使用后有幻觉、噩梦或谵妄等不愉快。氯胺酮很少单独使用，与咪达唑仑或丙泊酚合用可减少不良反应。禁用于高血压、冠心病、心功能不全、休克以及颅内压、眼压增高的患者。

（6）右美托咪定（dexmedetomidine）：作为麻醉辅助用药，右美托咪定在临床麻醉中主要用于镇静、抗焦虑、减少麻醉药的用量、降低麻醉和手术引起的交感兴奋效应，从而提高血流动力学的稳定。右美托咪定可用于麻醉诱导及术中维持，以及 ICU 机械通气患者的镇静。它可以减少清醒镇静及麻醉维持时其他镇静催眠药和阿片类药的用量。当手术患者心肌缺血风险较大时也可考虑应用。

（7）异丙嗪（promethazine）：能阻断平滑肌、毛细血管壁等组织受体，从而与组织起竞争性拮抗作用，并有显著的中枢安定作用，能加强麻醉药、催眠药及镇痛药的作用，并能降低体温和镇吐。临床麻醉中此药作为麻醉前用药，有较好的镇静和抗呕吐作用。此药也是冬眠合剂的主要组成成分之一。

3. 镇痛药　镇痛药能抑制手术疼痛刺激的应激反应，可有效减弱一过性心血管刺激反应（如气管插管），减少镇静催眠药物和吸入性麻醉药的用量。充分的镇痛也能降低术后躁动的发生率。

（1）芬太尼（fentanyl）：为强效麻醉性镇痛药，作用与吗啡相似，用于镇痛，作用快，维持短。适用于各种疼痛及手术后和手术过程中的镇痛；也用于防止或减轻手术后出现的谵妄；还可与麻醉药合用，作为麻醉辅助用药；又可用于麻醉的诱导。支气管哮喘、呼吸抑制、对本品特别敏感的患者及重症肌无力患者禁用。

（2）吗啡（morphine）：为中枢抑制药，用于剧烈疼痛及麻醉前给药，具有镇痛、镇静、镇咳、抑制呼吸及肠蠕动作用，增强括约肌的紧张性等作用。婴儿、哺乳期妇女、严重肝功能不全、肺源性心脏病、支气管哮喘及颅脑损伤等禁用。

（3）哌替啶（pethidine）：为强效镇痛药，适用于各种剧痛，如创伤性疼痛、手术后疼痛、对内脏绞痛应与阿托品配伍应用。用于分娩镇痛时，须监护本品对新生儿的抑制呼吸作用。室上性心动过速、颅脑损伤、颅内占位性病变、慢性阻塞性肺疾病、支气管哮喘、严重肺功能不全等禁用。严禁与单胺氧化酶抑制剂同用。

（4）盐酸曲马多（tramadol）：用于急、慢性疼痛，用于手术后中、重度疼痛，可达到与吗啡相似的镇痛效果；由于不产生呼吸抑制作用，适用于老年人、心肺功能差的患者及日间手术患者。禁用于乙醇、催眠药、镇痛药及精神病类药物急性中毒者。对阿片类药物敏感者、患有惊厥性疾病者及妊娠期和哺乳期妇女慎用。可能影响驾驶和机械操作能力。

（5）瑞芬太尼（remifentanil）：用于全身麻醉诱导和全身麻醉中维持镇痛。禁用硬膜外和鞘内给药，支气管哮喘患者及重症肌无力患者禁用。该药代谢不受肝、肾功能的影响。

（6）纳布啡（nalbuphine）：又名纳丁啡，是结构与羟吗啡酮和纳洛酮相关的阿片类激动 - 拮抗剂。纳布啡临床上用作清醒镇静或平衡麻醉中的镇痛药，同时也已用于术后镇痛及慢性疼痛的治疗。

4. 肌肉松弛剂　在全身麻醉中复合应用，便于手术操作，可以降低深麻醉对患者的不良影响。小儿和老年人对肌松剂敏感，宜减量。对于使用肌松剂的患者，术毕关注是否有肌松残留，必要时使用拮抗剂。

肌肉松弛剂分为除极和非除极肌松剂。除极肌松剂有琥珀胆碱。临床常用的为非除极肌松剂，如阿曲库铵、维库溴铵、罗库溴铵、顺式阿曲库铵等。

（1）琥珀胆碱（suxamethonium）：为除极类肌松剂，作用快，持续短，易于控制，适用于全身麻醉气管内插管和手术中提供骨骼肌松弛。青光眼患者避免使用琥珀胆碱，以防眼压剧升而发生意外。此外，脑出血、视网膜脱离、白内障摘除术、高血钾及低血浆胆碱酯酶的患者忌用；孕妇和使用抗胆碱酯酶药患者慎用。

（2）阿曲库铵（atracurium）：适用于气管内插管的肌肉松弛和胸腹部手术所需的肌肉松弛。对本品过敏者、重症肌无力患者及支气管痉挛患者禁用。该药经特殊霍夫曼（Hoffmann）途径降解代谢，不依赖于肝、肾功能，适用于肝肾功能不全者。阿曲库铵可诱发大量组胺释放而出现血压降低、心率加快甚至过敏性休克。

（3）维库溴铵（vecuronium bromide）为单季铵类固醇类中效非除极肌松药。通过与乙酰胆碱竞争位于横纹肌运动终板的烟碱样受体而阻断神经末梢与横纹肌之间的传导。维库溴铵不促进组胺释放，所以特别适用于心肌缺血和心脏病患者。适用于全身麻醉气管内插管和手术中提供骨骼肌松弛。维库溴铵可致呼吸肌松弛，使用时应给患者机械通气，直至自主呼吸恢复。重症肌无力患者、肌无力综合征患者、败血症患者、肾衰竭患者慎用。既往对维库溴铵或溴化物离子有过敏反应的患者禁用。

（4）罗库溴铵（rocuronium bromide）适用于全身麻醉、维持术中骨骼肌松弛和气管插管。本品为起效最快的非除极肌松药，一般在静脉注射 60 秒后就能为插管提供极好的条件。罗库溴铵不促进组胺释放。其药代动力学与维库溴铵相似，消除主要依靠肝，其次是肾。重症肌无力者禁用。有肝病的患者慎用。可能会引起肺高压、心脏瓣膜病的患者要谨慎用药。

（5）顺式阿曲库铵（cisatraeurium）：特点是作用强，起效快，恢复迅速，无蓄积作用。不释放组胺，对心血管影响轻微，代谢产物无毒性亦无肌松效应。其肌松强度为阿曲库铵的 3 倍左右。该药经特殊霍夫曼（Hoffmann）途径降解代谢，既具有阿曲库铵非器官依赖性的代谢特点，又具有维库溴铵对心血管影响小的优点。

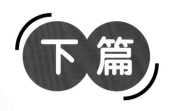

眼科手术护理配合

第 5 章

眼睑手术护理配合

眼睑位于眼球前方，是保护眼球和协助瞳孔调整进入眼内光线的重要组织，也是颜面仪容的重要组成部分。眼睑病是指发病部位为眼睑处的皮肤、睑腺、睫毛、肌肉等的疾病，它既可能从属于全身疾病的一部分，也可能是局部疾病。眼睑病包括眼睑部位的肿瘤、外伤、炎症及眼睑的内外翻、上睑下垂、眼睑先天性畸形等。眼睑病多数影响患者的外观及视力，一部分需要手术治疗。眼科手术室应结合眼睑手术的特点和发展要求，建立一套科学严谨的手术护理配合方案，保障手术的顺利实施。

一、眼睑肿物切除术护理配合

眼睑肿物一旦影响外观，累及睑缘后产生畏光、异物感或遮挡视物等症状，以及可疑为恶性的肿物，均需手术切除。

【手术适应证】

眼睑各类型肿物或者为了做病理检查进一步确诊的肿物。

【手术禁忌证】

眼部有急性炎症者。

【术前准备】

（一）物品准备

1. 常规物品 眼科手术包（包头巾 4 条、孔巾 1 条、治疗巾 2 条、无菌棉签、无菌敷料）、无菌手术衣、无菌手套、无菌注射器（2ml 注射器、5ml 注射器）、无菌棉签、无菌敷料、眼科专用手术膜、胶布、医用绷带。

2. 特殊耗材 无菌手术刀片（根据医师喜好提供 11 号刀片或 15 号圆刀片）、画线笔、5-0 可吸收线、7-0 进口尼龙线、6-0 可吸收线、6-0 胶原蛋白线（以上缝线仅供参考，根据医师需求提供）。

3. 常规药品 生理盐水、利多卡因注射液、肾上腺素注射液、表面麻醉剂、眼膏（根据医嘱）。

（二）器械准备

整形器械、双极电凝线、双极电凝头。

（三）仪器准备

1. 高频电刀仪 接通电源，开启电源开关，放置好脚踏，确保仪器处于功能完好状态，选择双极电凝模式，根据手术需要调节电凝能量。

2.手术床　检查手术床是否处于功能完好状态，根据手术医师及患者的情况调整好手术床的高度及头位。

3.无影灯及眼科手术显微镜　确保仪器处于功能完好状态，根据医师需求使用。

（四）患者准备

1.麻醉方式

（1）局部麻醉。

（2）无法配合或无法耐受局部麻醉的患者可采用全身麻醉。

2.手术体位　仰卧位。

【手术配合】

1.手术安全核查　手术开始前进行手术安全核查，确认患者信息无误。

2.消毒铺巾　配合医师用 5% 聚维酮碘溶液消毒眼睑及眼周皮肤并包头、铺巾。

3.连接管道　连接双极电凝线，并根据医师要求调节电凝能量。

4.手术摆台（图 5-1）

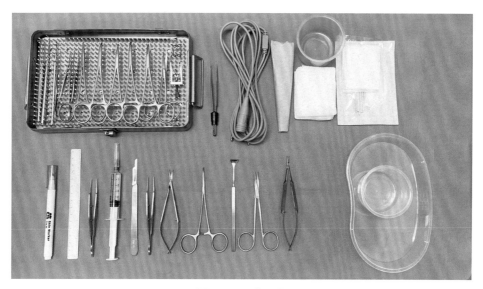

图 5-1　手术摆台

5.手术步骤（图 5-2）及护理配合（表 5-1）

表 5-1　手术步骤及护理配合

手术步骤	护理配合
1.画手术切线	递画线笔画手术切线，沿肿物边缘画手术切线
2.局部麻醉	递麻醉药（抽取利多卡因，可加入适量肾上腺素注射液，一般可按 1：100 000 比例配制）进行浸润麻醉
3.分离肿物	（1）递无菌刀片沿手术画线切开皮肤 （2）递有齿镊＋眼用剪分离肿物，根据需要电凝止血

续表

手术步骤	护理配合
4. 取出肿物	递眼用剪逐层分离肿物周围组织，电凝止血，完整取出肿物后送病理检查
5. 缝合皮肤切口	对合皮肤切口，递 6-0 可吸收线间断缝合皮肤切口
6. 包扎术眼	（1）巡回护士结膜囊内涂眼药膏 （2）递纱布覆盖并加压包扎术眼

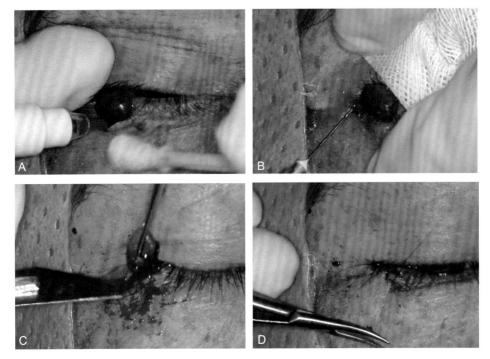

图 5-2　手术步骤示意图

A. 画手术切线；B. 局部麻醉；C. 分离肿物；D. 缝合皮肤切口

【手术配合要点】

1. 做好各项术前准备，用物准备齐全，根据手术类型添加特殊器械。

2. 有留取标本者应及时按流程送检。

3. 安全使用高频电刀，术前告知患者术中使用电刀会引发特殊气味，避免使用时造成不必要的心理恐慌，从而加重出血。

4. 局部麻醉手术时，患者清醒，注意交谈方式方法，勿讨论与手术无关的话题。

5. 术中严密观察患者生命体征，因局部麻醉药中添加了肾上腺素注射液，需注意患者血压。术前血压高的患者应及时告知主刀医师，主刀医师根据患者的血压情况酌情考虑是否添加肾上腺素注射液。

6. 巡回护士应密切关注手术进程，督导手术相关人员遵循无菌技术操作原则。及时提供术中所需物品，并严格执行物品清点查对制度，按照清点时机，对手术器械、敷料、缝针及特殊物品等实施双人逐项唱点并准确记录。

7. 做好心理护理，患者多为局部麻醉告知其手术注意事项，忌因疼痛而不配合手术。

必要时可适当添加局部麻醉药。告知患者双手忌拿到头上，污染切口，避免感染。对不合作患者需要把双手约束在手术床两侧。

8. 绷带包扎时注意松紧适宜，以缠绕的绷带下可伸入一个手指为标准，过松易出现血肿，过紧易造成眶压升高引起头痛、呕吐等不适。

二、上睑下垂矫正术护理配合

上睑下垂矫正术根据其严重程度主要有两大类手术方式：第一类上睑提肌缩短术，轻度、中度上睑下垂者多为此类。第二类额肌瓣悬吊术，主要针对上睑提肌功能较差或功能完全丧失者；上睑下垂矫正失败者；睑裂狭窄综合征的患者；上睑下垂严重，通过提上睑肌缩短术得不到改善者。

（一）上睑提肌缩短术护理配合

【手术适应证】

上睑提肌肌力 ≥ 4mm 的先天性、老年性、外伤性或其他类型的上睑下垂患者。

【手术禁忌证】

1. 上睑提肌肌力在 3mm 以下的上睑下垂患者。

2. 眼部急性炎症患者。

【术前准备】

1. 物品准备

（1）常规物品：眼科手术包、双孔巾、无菌手术衣、无菌手套、无菌注射器（2ml 注射器、5ml 注射器）、无菌棉签、无菌敷料、眼科专用手术膜、胶布、医用绷带。

（2）特殊耗材：无菌手术刀片（根据医师喜好提供 11 号刀片或 15 号圆刀片）、画线笔、5-0 可吸收线、7-0 尼龙线、5-0 慕丝线、6-0 胶原蛋白线（以上缝线仅供参考，根据医师需求提供）。

（3）常规药品：生理盐水、利多卡因注射液、肾上腺素注射液、表面麻醉剂、眼膏（根据医嘱）。

2. 器械准备　整形器械、双极电凝线、双极电凝头。

3. 仪器准备

（1）高频电刀仪：接通电源，开启电源开关，放置好脚踏，确保仪器处于功能完好状态，选择双极电凝模式，根据手术需要调节电凝能量。

（2）手术床：检查手术床是否处于功能完好状态，根据手术医师及患者的情况调整好手术床的高度及头位。

（3）无影灯及眼科手术显微镜：确保仪器处于功能完好状态，根据医师需求使用。

4. 患者准备

（1）麻醉方式

1）局部麻醉。

2）无法配合或无法耐受局部麻醉的患者可采用全身麻醉。

（2）手术体位：仰卧位。

【手术配合】

1. 手术安全核查　手术开始前进行手术安全核查，确认患者信息无误。

2. 消毒铺巾　配合医师用 5% 聚维酮碘溶液消毒双眼眼睑及眼周皮肤并包头、铺巾。

3. 连接管道　连接双极电凝线，并根据医师要求调节电凝能量。

4. 手术摆台（图 5-3）

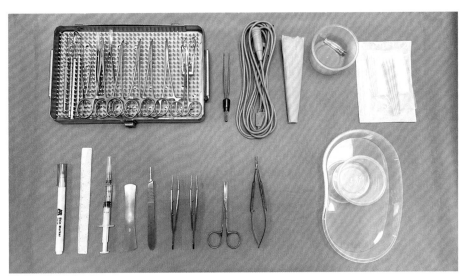

图 5-3　手术摆台

5. 手术步骤（图 5-4）及护理配合（表 5-2）

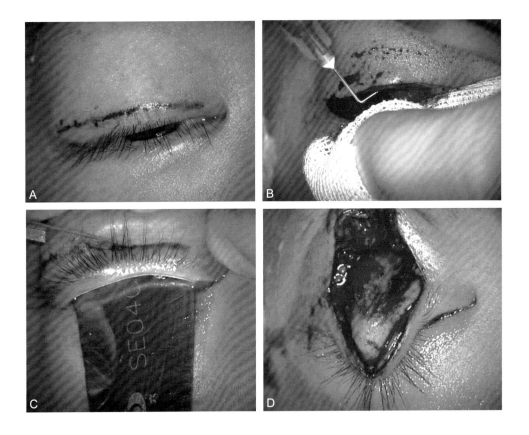

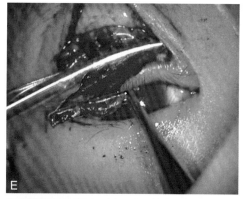
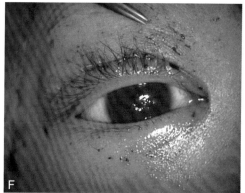
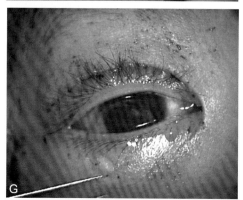

图5-4　手术步骤示意图

A. 画手术切线；B. 局部麻醉；C. 做皮肤切口；

D. 显露及离断上睑提肌；E. 上睑提肌缩短；

F. 皮肤缝合；G. 佩戴绷带镜

表5-2　手术步骤及护理配合

手术步骤	护理配合
1. 画手术切线	距术眼上睑缘4～5mm处画重睑标记线
2. 局部麻醉	递麻醉药（抽取利多卡因，可加入适量肾上腺素注射液，一般可按1：100 000比例配制）进行上睑皮下、上方穹窿结膜下麻醉
3. 做皮肤切口	（1）递涂有眼膏的睑板，放入上睑内侧结膜囊内 （2）递手术刀，沿手术切线切开眼睑皮肤 （3）递眼用剪从切口处钝性分离皮下及眼轮匝肌显露睑板
4. 显露及离断上睑提肌	（1）递5-0慕丝线于上睑缘中央做一悬吊线，拉开上睑 （2）递拉钩将切口牵开，可见腱膜前间隙与腱膜之间出现沟状凹陷，递眼用剪沿此沟向上分离，将腱膜与眶隔分开或打开眶隔直到显露横韧带，电凝止血 （3）于睑板上方剪开两侧腱膜，分离腱膜与Müller肌，递肌肉镊夹住上睑提肌腱膜，在睑板上缘将其剪断，向下牵拉分离上睑提肌腱膜，并剪断其内角外角，松解肌肉
5. 上睑提肌缩短	（1）测量缩短长度，在缩短处中央做1针褥式线，递有齿镊+显微针持夹持5-0可吸收线穿过肌腱、睑板（位于睑板中上1/3交界处，深度为1/2睑板厚度） （2）观察睑裂高度，调节直至满意后结扎缝线，缝线两侧各缝1针褥式缝线，调整睑裂弧度满意后打结系牢，剪除部分缩短肌肉
6. 皮肤缝合	递7-0尼龙线或6-0胶原蛋白线间断缝合皮肤切口，缝线穿过上睑提肌腱膜及部分睑板组织，重睑形成

手术步骤	护理配合
7. 佩戴绷带镜	术眼佩戴角膜绷带镜
8. 包扎术眼	（1）巡回护士结膜囊内涂眼药膏
	（2）递纱布覆盖并加压包扎术眼

【手术配合要点】

1. 该类手术一般都需要双眼对照，消毒时必须消毒双眼，并告诉局部麻醉患者术中注意配合，以求达到最佳的矫正效果。

2. 做好各项术前准备，用物准备齐全，根据手术类型添加特殊器械。

3. 安全使用高频电刀，术前告知患者术中使用电刀会引发特殊气味，避免使用时造成不必要的心理恐慌，从而加重出血。

4. 局部麻醉手术时，患者清醒，注意交谈方式方法，勿讨论与手术无关的话题。

5. 术中严密观察患者生命体征，因局部麻醉药中添加了肾上腺素注射液，需注意患者血压。术前血压高的患者应及时告知主刀医师，主刀医师根据患者血压情况酌情考虑是否添加肾上腺素注射液。

6. 巡回护士应密切关注手术进程，督导手术相关人员遵循无菌技术操作原则。及时提供术中所需物品，并严格执行物品清点查对制度，按照清点时机，对手术器械、敷料、缝针及特殊物品等实施双人逐项唱点并准确记录。

7. 做好心理护理，患者多为局部麻醉告知其手术注意事项，忌因疼痛而不配合手术。可适当添加局部麻醉药。告知患者双手忌拿到头上，污染切口，避免感染。

8. 全身麻醉患者麻醉后必须妥善固定肢体，动作轻柔，非术眼需采取保护措施，涂眼膏或胶布粘贴。全身麻醉患者术中注意保暖。术后复苏过程中须守在手术床旁，保证患者安全，切忌患者双手抓挠术眼。

9. 绷带包扎时注意松紧适宜，以缠绕的绷带下可伸入一个手指为标准，过松易出现血肿，过紧易造成眶压升高引起头痛、呕吐等不适。

（二）额肌瓣悬吊术护理配合

【手术适应证】

1. 额肌功能良好，上睑提肌肌力在 4mm 以下或功能丧失的先天或后天性重度上睑下垂患者。

2. 下颌瞬目综合征。

3. 先天性睑裂狭小综合征。

【手术禁忌证】

1. 由于各种原因引起额肌功能障碍者，如周围性面瘫。

2. 眼部急性炎症患者。

【术前准备】

1. 物品准备

（1）常规物品：眼科手术包、双孔巾、无菌手术衣、无菌手套、无菌注射器（2ml 注射器、5ml 注射器)、无菌棉签、无菌敷料、眼科专用手术膜、胶布、医用绷带。

(2)特殊耗材:无菌手术刀片(根据医师喜好提供 11 号刀片或 15 号圆刀片)、画线笔、5-0 可吸收线、6-0 胶原蛋白线、7-0 进口尼龙线(以上缝线仅供参考,根据医师需求提供)。

(3)常规药品:生理盐水、利多卡因注射液、肾上腺素注射液、表面麻醉剂、眼膏(根据医嘱)。

2. 器械准备 整形器械、双极电凝线、双极电凝头。

3. 仪器准备

(1)高频电刀仪:接通电源,开启电源开关,放置好脚踏,确保仪器处于功能完好状态,选择双极电凝模式,根据手术需要调节电凝能量。

(2)手术床:检查手术床是否处于功能完好状态,根据手术医师及患者的情况调整好手术床的高度及头位。

(3)无影灯:确保设备处于功能完好状态。

4. 患者准备

(1)麻醉方式

1)局部麻醉。

2)无法配合或无法耐受局部麻醉的患者可采用全身麻醉。

(2)手术体位:仰卧位。

【手术配合】

1. 手术安全核查 手术开始前进行手术安全核查,确认患者信息无误。

2. 消毒铺巾 配合医师用 5% 聚维酮碘溶液消毒双眼眼睑及眼周围皮肤并包头、铺巾。

3. 连接管道 连接双极电凝线,并根据医师要求调节电凝能量。

4. 手术摆台 (图 5-5)

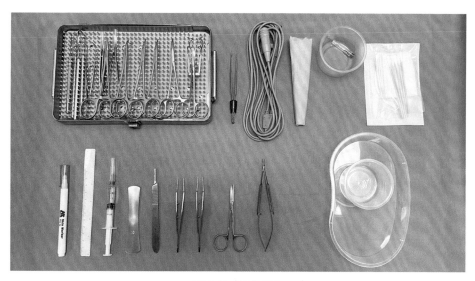

图 5-5 手术摆台

5. 手术步骤（图 5-6）及护理配合（表 5-3）

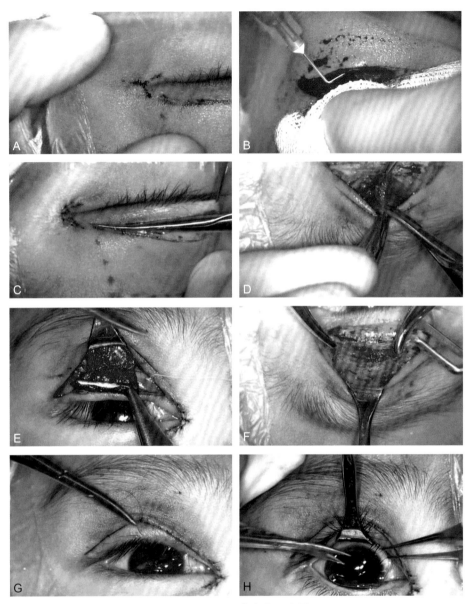

图 5-6　手术步骤示意图

A. 画手术切线；B. 局部麻醉；C. 做皮肤切口，分离组织；D. 分离与显露额肌；E. 制作额肌瓣；F. 固定额肌瓣；G. 皮肤缝合；H. 佩戴绷带镜

表 5-3　手术步骤及护理配合

手术步骤	护理配合
1. 画手术切线	距术眼上睑缘 4 ～ 5mm 处画重睑标记线
2. 局部麻醉	递麻醉药（抽取利多卡因，可加入适量肾上腺素注射液，一般可按 1 ∶ 100 000 的比例配制）进行术侧上睑皮下及眉弓部皮下到骨膜分两层注射麻醉

续表

手术步骤	护理配合
3. 做皮肤切口，分离组织	(1) 递手术刀，沿手术切线切开眼睑皮肤 (2) 递角膜剪，沿眼轮匝肌表面和皮下组织间自切口向上做潜行分离，达上眶缘后继续向上在额肌面与皮下组织间继续剥离至眉弓上 20mm 处，形成宽约 20mm 的皮下隧道
4. 分离与显露额肌	递蚊式血管钳在近上睑中央处沿皮下深入到达眶缘，在眶缘上额肌附着点处夹持额肌，将血管钳向上翻，显露眶部眼轮匝肌与额肌接合部，于接合部用剪刀尖进入肌肉达骨膜，沿上眶缘骨膜表面向上做钝性分离（范围与皮下分离的范围相当），分离眉区上方额肌
5. 制作额肌瓣	(1) 递眼用剪 + 有齿镊，在额肌游离缘内侧斜向内上剪开约 15mm 长、外侧斜向外上剪开 15mm 长，形成一上宽（约 20mm）下窄（约 15mm）梯形、可移行的额肌瓣 (2) 递电凝镊，电凝皮下出血点
6. 固定额肌瓣	(1) 分离眼轮匝肌，露出睑板 (2) 将额肌瓣从眼轮匝肌下穿过，向睑缘方向牵拉，提拉上睑至上睑缘达目标高度，于额肌瓣缘处过针，递有齿镊 + 显微针持夹持 5-0 可吸收线分别于内中外 3 处在睑板中上 1/3 处设置 3 对褥式缝线，打成松紧结，观察睑裂高度，弧度满意后，固定上述线结
7. 皮肤缝合	递 7-0 尼龙线或 6-0 胶原蛋白线间断缝合皮肤切口
8. 佩戴绷带镜	术眼佩戴角膜绷带镜
9. 包扎术眼	(1) 巡回护士在患者的结膜囊内涂眼药膏 (2) 递纱布覆盖并加压包扎术眼

【手术配合要点】

同"上睑提肌缩短术护理配合"。

三、双眼重睑成形术护理配合

双重睑俗称双眼皮，重睑指上睑皮肤在睑缘上方有一浅沟，即重睑沟，当睁眼时此沟上方皮肤松弛在此沟处悬垂向下折，而此沟以下的皮肤上移形成重睑。单睑是指眉弓下缘到睑缘间皮肤平滑，睁眼时，无皱襞形成，俗称单眼皮。重睑术亦称双眼皮成形术。

【手术适应证】

要求行双重睑成形者。

【手术禁忌证】

1. 患严重全身疾病，如高血压，糖尿病，严重出、凝血功能障碍者。

2. 眼部及周围组织炎症者。

3. 瘢痕体质者。

4. 精神状态不稳定或有心理障碍者。

【术前准备】

（一）物品准备

1. 常规物品　眼科手术包、双孔巾、无菌手术衣、无菌手套、无菌注射器（2ml 注射器、

5ml注射器)、无菌棉签、无菌敷料、眼科专用手术膜、胶布、医用绷带。

2.特殊耗材　无菌手术刀片(根据医师喜好提供11号刀片或15号圆刀片)、画线笔、5-0可吸收线、6-0尼龙线、6-0胶原蛋白线(以上缝线仅供参考,根据医师需求提供)。

3.常规药品　生理盐水、利多卡因注射液、肾上腺素注射液、表面麻醉剂、眼膏(根据医嘱)。

(二)器械准备

整形器械、重睑术器械、双极电凝线、双极电凝头。

(三)仪器准备

1.高频电刀仪　接通电源,开启电源开关,放置好脚踏,确保仪器处于功能完好状态,选择双极电凝模式,根据手术需要调节电凝能量。

2.手术床　检查手术床是否处于功能完好状态,根据手术医师及患者的情况调整好手术床的高度及头位。

3.无影灯及眼科手术显微镜　确保仪器处于功能完好状态,根据医师需求使用。

(四)患者准备

1.麻醉方式

(1)局部麻醉。

(2)无法配合或无法耐受局部麻醉的患者可采用全身麻醉。

2.手术体位　仰卧位。

【手术配合】

1.手术安全核查　手术开始前进行手术安全核查,确认患者信息无误。

2.消毒铺巾　配合医师用5%聚维酮碘溶液消毒双眼眼睑及眼周围皮肤并包头、铺巾。

3.连接管道　连接双极电凝线,并根据医师要求调节电凝能量。

4.手术摆台 (图5-7)

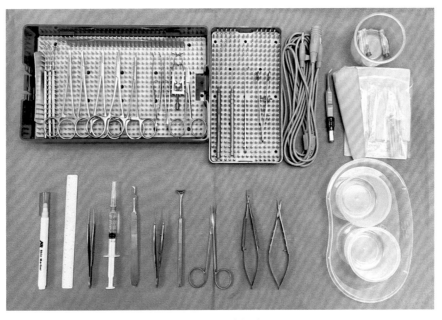

图 5-7　手术摆台

5. 手术步骤（图 5-8）及护理配合（切开法）（表 5-4）

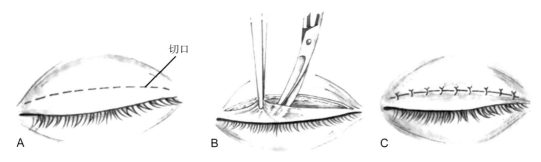

图 5-8　手术步骤示意图

A. 画手术切线；B. 切除部分眼轮匝肌、部分眶脂肪；C. 缝合皮肤切口

表 5-4　手术步骤及护理配合

手术步骤	护理配合
1. 画手术切线	（1）根据患者的要求和眼睑局部的情况进行重睑设计 （2）递画线笔，画重睑标记线
2. 局部麻醉	递麻醉药（抽取利多卡因，可加入适量肾上腺素注射液，一般可按 1 ： 100 000 比例配制）做上睑皮下浸润麻醉
3. 做皮肤切口，分离组织	（1）递无菌手术刀，沿手术画线切开皮肤 （2）递眼用剪，分离皮下组织，显露眼轮匝肌 （3）递电凝镊，电凝止血
4. 切除部分眼轮匝肌	递有齿镊，提起切口下缘，切除切口处少许眼轮匝肌，显露睑板
5. 切除部分眶脂肪	（1）递拉钩，向上拉开眼轮匝肌充分显露上睑提肌肌腱和眶隔，如果眶脂肪膨出或过多，应打开眶隔，剪去多余脂肪，电凝止血 （2）递有齿镊 + 显微针持夹持 5-0 可吸收线缝合眶隔
6. 整理皮肤切口	递有齿镊 + 眼用剪切除多余的皮肤
7. 缝合皮肤切口	递有齿镊 + 显微针持夹持 6-0 尼龙线或 6-0 胶原蛋白线间断缝合皮肤切口
8. 对侧眼手术	以同样的方法完成对侧眼
9. 包扎术眼	（1）巡回护士在患者的结膜囊内涂眼药膏 （2）递纱布覆盖并加压包扎术眼

注：高富军，林会儒，姜中铭，2002. 实用眼科手术彩色图谱 . 上海：第二军医大学出版社 .

【 手术配合要点 】

同 "上睑提肌缩短术护理配合"。

四、睑内翻矫正术护理配合

睑内翻是指睑缘向内卷曲所致的睑缘位置异常眼病。睑内翻使睫毛和睑缘皮肤触及眼球，造成角膜和球结膜损伤。重症者可致视力严重减退，甚至失明，应及早手术矫正。倒睫是睫毛位置异常，表现为睫毛生长方向指向球结膜与角膜并产生刺激症状。倒睫不一定有睑内翻，睑内翻必然有倒睫。睑内翻按其发生原因可分为 3 类：第一类，先天性睑内翻，常为双侧；第二类，痉挛性睑内翻，可为单侧；第三类，瘢痕性睑内翻，可为单侧。

【手术适应证】

1. 先天性睑内翻。

2. 老年性痉挛性睑内翻。

3. 瘢痕性睑内翻。

【手术禁忌证】

1. 眼睑或球结膜有急性炎症者。

2. 眼前节有炎症者。

【术前准备】

（一）物品准备

1. 常规物品　眼科手术包、无菌手术衣、无菌手套、无菌注射器（2ml 注射器、5ml 注射器）、无菌棉签、无菌敷料、眼科专用手术膜、胶布、医用绷带。

2. 特殊耗材　无菌手术刀片（根据医师喜好提供 11 号刀片或 15 号圆刀片）、画线笔、6-0 可吸收线、6-0 胶原蛋白线（以上缝线仅供参考，根据医师需求提供）。

3. 常规药品　生理盐水、利多卡因注射液、肾上腺素注射液、表面麻醉剂、眼膏（根据医嘱）。

（二）器械准备

整形器械或睑内翻器械、双极电凝线、双极电凝头。

（三）仪器准备

1. 高频电刀仪　接通电源，开启电源开关，放置好脚踏，确保仪器处于功能完好状态，选择双极电凝模式，根据手术需要调节电凝能量。

2. 手术床　检查手术床是否处于功能完好状态，根据手术医师及患者的情况调整好手术床的高度及头位。

3. 无影灯及眼科手术显微镜　确保仪器处于功能完好状态，根据医师需求使用。

（四）患者准备

1. 麻醉方式

（1）局部麻醉。

（2）无法配合或无法耐受局部麻醉的患者可采用全身麻醉。

2. 手术体位　仰卧位。

【手术配合】

1. 手术安全核查　手术开始前进行手术安全核查，确认患者信息无误。

2. 消毒铺巾　配合医师用 5% 聚维酮碘溶液消毒眼睑及眼周围皮肤并包头、铺巾（如需双眼对照，按双眼消毒铺巾）。

3. 连接管道 连接双极电凝线，并根据医师要求调节电凝能量。

4. 手术摆台（图 5-9）

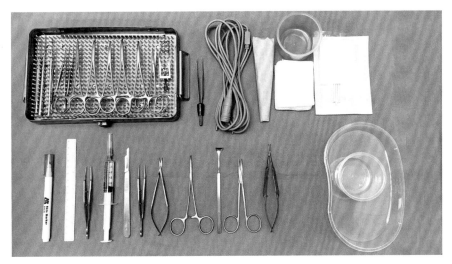

图 5-9 手术摆台

5. 手术步骤（图 5-10）及护理配合（眼轮匝肌切除术）（表 5-5）

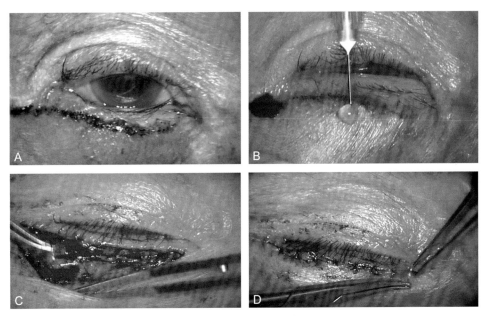

图 5-10 手术步骤示意图

A. 画手术切线；B. 局部麻醉；C. 眼轮匝肌缩短；D. 缝合皮肤切口

表 5-5　手术步骤及护理配合

手术步骤	护理配合
1. 画手术切线	递画线笔距睑缘约 3mm 画手术切线，平行于睑缘，切口与睑缘等长
2. 局部麻醉	递麻醉药（抽取利多卡因，可加入适量肾上腺素注射液，一般可按 1 : 100 000 比例配制）做术眼下睑皮下浸润麻醉
3. 做皮肤切口	递无菌手术刀沿手术画线切开皮肤，使切除的皮肤呈月牙形
4. 分离眼轮匝肌	(1) 递眼用剪，分离皮下组织与轮匝肌，显露睑板 (2) 递电凝镊，电凝止血
5. 缩短眼轮匝肌	(1) 递有齿镊 + 眼用剪，在中央剪断轮匝肌条带，做成内外两条游离的眼轮匝肌条带 (2) 将内外两侧肌肉条带断端相重叠缩短，递有齿镊 + 显微针持夹持 6-0 可吸收线或 6-0 胶原蛋白线做褥式缝合 2 针，固定于睑板下缘
6. 缝合皮肤切口	(1) 递有齿镊 + 眼用剪，切除多余的皮肤 (2) 递有齿镊 + 显微针持夹持 6-0 可吸收线或 6-0 胶原蛋白线间断缝合皮肤切口
7. 包扎术眼	(1) 巡回护士在患者的结膜囊内涂眼药膏 (2) 递纱布覆盖并加压包扎术眼

【手术配合要点】

同"上睑下垂矫正术护理配合"。

五、睑外翻矫正术护理配合

睑缘向外翻转，睑缘离开眼球的异常状态，常引起眼睑闭合不全、溢泪，睑结膜干燥、肥厚、充血，角膜干燥、溃疡等。睑外翻按其发生原因可分为老年性、瘢痕性、麻痹性和痉挛性 4 类。

【手术适应证】

1. 老年性睑外翻。

2. 瘢痕性睑外翻。

3. 麻痹性睑外翻。

4. 痉挛性睑外翻。

【手术禁忌证】

1. 眼部有急性炎症者。

2. 严重的全身疾病，如高血压、心脏病及糖尿病患者。

【术前准备】

（一）物品准备

1. 常规物品　眼科手术包、无菌手术衣、无菌手套、无菌注射器（2ml 注射器、5ml 注射器）、无菌棉签、无菌敷料、眼科专用手术膜、胶布、医用绷带。

2. 特殊耗材　无菌手术刀片（根据医师喜好提供 11 号刀片或 15 号圆刀片）、画线笔、5-0 可吸收线、6-0 可吸收线、7-0 尼龙线（以上缝线仅供参考，根据医师需求提供）。

3. 常规药品 生理盐水、利多卡因注射液、肾上腺素注射液、表面麻醉剂、眼膏（根据医嘱）。

（二）器械准备

整形器械、双极电凝线、双极电凝头。

（三）仪器准备

1. 高频电刀仪 接通电源，开启电源开关，放置好脚踏，确保仪器处于功能完好状态，选择双极电凝模式，根据手术需要调节电凝能量。

2. 手术床 检查手术床是否处于功能完好状态，根据手术医师及患者的情况调整好手术床的高度及头位。

3. 无影灯及眼科手术显微镜 确保仪器处于功能完好状态，根据医师需求使用。

（四）患者准备

1. 麻醉方式

（1）局部麻醉。

（2）无法配合或无法耐受局部麻醉的患者可采用全身麻醉。

2. 手术体位 仰卧位。

【手术配合】

1. 手术安全核查 手术开始前进行手术安全核查，确认患者信息无误。

2. 消毒铺巾 配合医师用 5% 聚维酮碘溶液消毒眼睑及眼周围皮肤并包头、铺巾（如需双眼对照，按双眼消毒铺巾）。

3. 连接管道 连接双极电凝线，并根据医师要求调节电凝能量。

4. 手术摆台 （图 5-11）

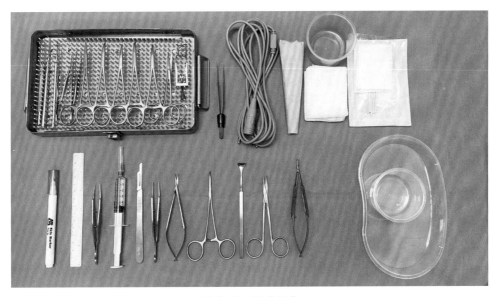

图 5-11 手术摆台

5. 手术步骤（图 5-12）及护理配合（下睑 "V" 形切除）（表 5-6）

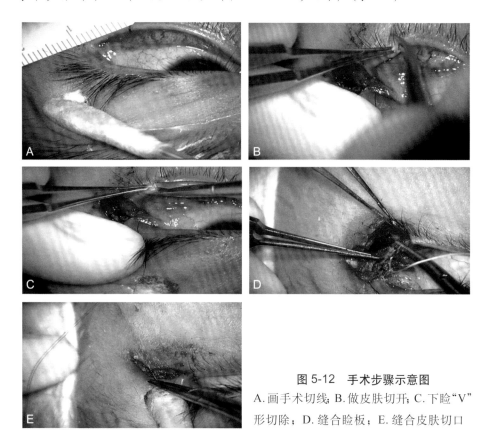

图 5-12　手术步骤示意图

A. 画手术切线；B. 做皮肤切开；C. 下睑"V"
形切除；D. 缝合睑板；E. 缝合皮肤切口

表 5-6　手术步骤及护理配合

手术步骤	护理配合
1. 画手术切线	递画线笔画手术切线
2. 局部麻醉	递麻醉药（抽取利多卡因，可加入适量肾上腺素注射液，一般可按 1 : 100 000 比例配制）做术眼皮下浸润麻醉
3. 做皮肤切开	递无菌手术刀切开下睑外 2/3 灰线切开，至外眦处并向外上方延长皮肤切口约 15mm，并在此切口末端向下做一垂直切口，长约 18mm，将眼睑分劈为前后两叶
4. 下睑 "V" 形切除	（1）递有齿镊＋眼用剪，在下睑后叶中央切除三角形睑板，基底位于睑缘，其长度以使睑缘紧贴眼球为度 （2）递电凝镊，电凝止血
5. 缝合睑板	递有齿镊＋显微针持夹持 5-0 或 6-0 可吸收线将下睑板三角形切口两侧相对间断缝合
6. 缝合皮肤切口	（1）递有齿镊＋眼用剪，下睑皮瓣做广泛分离，将下睑前层外眦睑缘部分睫毛剪除，向外上方牵拉皮瓣，先固定外眦角 2 针，剪除多余的三角形皮肤 （2）递有齿镊＋显微针持夹持 7-0 尼龙线间断缝合皮肤切口
7. 包扎术眼	（1）巡回护士在患者的结膜囊内涂眼药膏 （2）递纱布覆盖并加压包扎术眼

【手术配合要点】

同"上睑提肌缩短术护理配合"。

六、睑板腺囊肿摘除术护理配合

睑板腺囊肿是睑板腺分泌物潴留而形成的慢性肉芽肿。多发生在上睑,通常无急性炎症表现。较大的睑板腺囊肿很少能自然消失,原则上需要手术治疗。如合并感染,待炎症消退后,方能进行手术。囊肿较大时,易穿破皮肤,应争取在穿孔前手术,以免睑皮肤留有不规则瘢痕,影响容貌。

【手术适应证】

1. 睑板腺囊肿较大,眼睑皮肤明显隆起者。

2. 睑板腺囊肿破溃,在睑结膜面形成肉芽组织时。

【手术禁忌证】

1. 睑板腺囊肿继发感染,炎症未得到控制时。

2. 结膜、角膜急性炎症时。

【术前准备】

（一）物品准备

1. 常规物品　眼科手术包、无菌手术衣、无菌手套、无菌注射器(2ml注射器、5ml注射器)、无菌棉签、无菌敷料、眼科专用手术膜、胶布、医用绷带。

2. 特殊耗材　无菌手术刀片（11号刀片）、7-0尼龙线（以上缝线仅供参考,根据医师需求提供）。

3. 常规药品　生理盐水、利多卡因注射液、肾上腺素注射液、表面麻醉剂、眼膏（根据医嘱）。

（二）器械准备

霰粒肿器械。

备:双极电凝线、双极电凝头。

（三）仪器准备

1. 高频电刀仪　接通电源,开启电源开关,放置好脚踏,确保仪器处于功能完好状态,选择双极电凝模式,根据手术需要调节电凝能量。

2. 手术床　检查手术床是否处于功能完好状态,根据手术医师及患者的情况调整好手术床的高度及头位。

3. 无影灯　确保仪器处于功能完好状态,调整好无影灯。

（四）患者准备

1. 麻醉方式

（1）局部麻醉。

（2）无法配合或无法耐受局部麻醉的患者可采用全身麻醉。

2. 手术体位　仰卧位。

【手术配合】

1. 手术安全核查　手术开始前进行手术安全核查,确认患者信息无误。

2. 消毒铺巾　配合医师用5%聚维酮碘溶液消毒眼睑及眼周围皮肤并包头、铺巾。

3. 手术摆台（图 5-13）

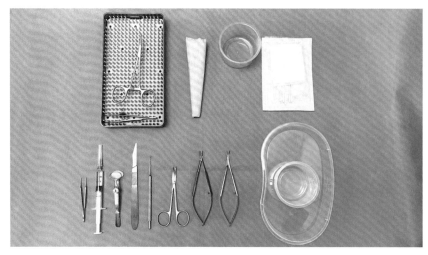

图 5-13　手术摆台

4. 手术步骤（图 5-14）及护理配合（表 5-7）

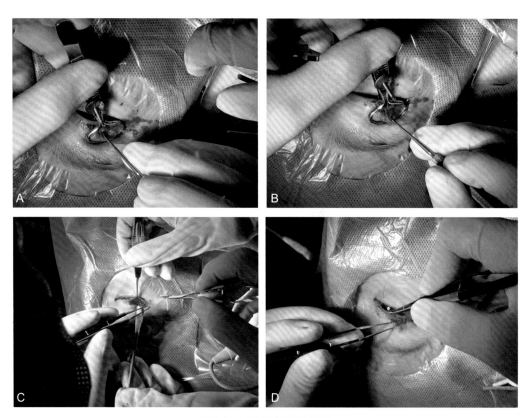

图 5-14　手术步骤示意图

A. 放置霰粒肿夹；B. 刮除内容物；C. 剪除囊壁；D. 缝合皮肤切口

表 5-7　手术步骤及护理配合

手术步骤	护理配合
1. 局部麻醉	递麻醉药（抽取利多卡因）做睑板腺囊肿周围皮下及穹窿部结膜下浸润麻醉
2. 放置霰粒肿夹	递霰粒肿夹，将囊肿夹环面位于结膜面，夹住囊肿
3. 做切口	递 11 号尖刀片，从睑结膜面以尖刀刺入并切开囊肿，切口与睑缘垂直
4. 刮除内容物	递小刮匙，伸入切口，彻底刮除囊肿内容物和囊壁
5. 剪除囊壁	递有齿镊夹住囊壁，再用尖头剪剪除囊壁
6. 缝合睑板	递有齿镊 + 显微针持夹持 5-0 或 6-0 可吸收线将睑板三角形切口两侧相对间断缝合
7. 缝合皮肤切口	如睑板腺囊肿的囊壁靠近皮肤面，皮肤很薄，术中有破溃危险时，可从睑皮肤面做平行于睑缘的切口，进入囊腔，去除囊壁后，用 7-0 尼龙线缝合眼睑皮肤
8. 包扎术眼	（1）巡回护士在患者的结膜囊内涂眼药膏 （2）递纱布覆盖并加压包扎术眼

【手术配合要点】

1. 术毕时可有少量出血，加压包扎后嘱患者用手掌压迫眼部 15 分钟，以防出血。

2. 有皮肤缝线者，术后 7 天可拆除。

3. 老年人睑板腺囊肿，特别是睑缘复发性囊肿,对刮除物需与主刀医师确认是否留标本，需留取标本者应及时按流程送检。

4. 全身麻醉患者麻醉后必须妥善固定，动作轻柔，非手术眼需采取保护措施，涂眼膏或胶布粘贴。全身麻醉患者术中注意保暖。术后复苏过程中须有护理人员守护待麻醉清醒，保证患者安全，切忌患者双手抓挠术眼。

七、眼睑手术术中常见并发症护理配合

【常见并发症】

（一）出血

1. 预防措施　规范操作，减少组织的损伤。

2. 常见处理　电凝 / 压迫止血，严重出血须暂停或终止手术。

（二）眶隔破裂

1. 预防措施　认清解剖结构，避免损伤。

2. 常见处理　间断对位缝合，修补眶隔。

（三）上睑提肌损伤

1. 预防措施　认清解剖结构，避免损伤。

2. 常见处理　修补上睑提肌，将其复位。

【常用的物品准备】

1. 耗材　骨蜡、可吸收止血纱、缝线（根据医师需求开取缝线）、吸引管、无菌敷料、无菌棉签等。

2. 器械　整形器械、脑科吸引头、双极电凝线、双极电凝头等。

3. 仪器　高频电刀仪、负压吸引装置。

【护理配合技巧】

1. 手术中若出现并发症，配合护士应沉着、冷静、准确、头脑清楚、反应敏捷，对特殊用物定位放置，密切关注手术进展保证及时供给，以利于手术的顺利进行。

2. 如发生突发情况，由主刀医师评估病情如无法独立处理，巡回护士应及时联系上级医师协助处理。

3. 配合护士应确保电凝设备及负压吸引设备功能完好，处于备用状态。

4. 术中用药时应严格执行查对制度，巡回护士和洗手护士 / 手术医师进行双人核对，无误方可使用，手术过程中所用的药瓶及安瓿保存至手术结束，以便术后查对。

5. 术中出现并发症，手术时间将比预期时间久，术中应密切观察患者的生命体征，安抚好患者情绪，有特殊情况及时配合医师处理。

第6章

泪器手术护理配合

慢性泪囊炎是眼科常见多发病，女性和老年人多发。目前多以手术治疗为主。泪囊鼻腔吻合术是有效的手术方式，就是把泪囊与鼻黏膜直接吻合，分泌物和泪液就由泪囊直接进入中鼻道，由此就直接消除了泪囊化脓性病灶并解决了溢泪现象。

一、泪囊鼻腔吻合术护理配合

（一）泪囊鼻腔吻合（经外路）术护理配合

【手术适应证】

1. 慢性泪囊炎、泪囊黏液囊肿。

2. 单纯性鼻泪管阻塞严重者。

【手术禁忌证】

1. 泪囊急性炎症。

2. 伴有鼻息肉、严重鼻中隔偏曲、严重化脓性鼻旁窦炎、严重萎缩性鼻炎、鼻腔肿瘤等鼻腔疾病者。

3. 泪囊内占位性病变、泪囊结核、梅毒者。

4. 年老体弱，全身状况差或有出血倾向者。

【术前准备】

1. 物品准备

（1）常规物品：眼科手术包、无菌手术衣、无菌手套、无菌注射器（2ml注射器、5ml注射器）、无菌棉签、无菌敷料、眼科专用手术膜、胶布、医用绷带、吸引管。

（2）特殊耗材：无菌手术刀片（根据医师喜好提供11号刀片或15号圆刀片）、画线笔、30G针头、5×12角针、15°穿刺刀、带显影线的棉片、5-0可吸收线、6-0可吸收线（以上缝线仅供参考，根据医师需求提供）。

备：泪道引流管、骨蜡。

（3）常规药品：生理盐水、利多卡因注射液、肾上腺素注射液、表面麻醉剂、眼膏（根据医嘱）、呋麻滴鼻液。

2. 器械准备　泪囊鼻腔吻合器械、各种型号咬骨钳、泪点扩张器、泪道探通针、枪状镊、鼻窥器、脑科吸引头、双极电凝线、双极电凝头（长直/长弯）。

3.仪器准备

（1）高频电刀仪：接通电源，开启电源开关，放置好脚踏，确保仪器处于功能完好状态，选择双极电凝模式，根据手术需要调节电凝能量。

（2）手术床：检查手术床是否处于功能完好状态，根据手术医师及患者的情况调整好手术床的高度及头位。

（3）无影灯及头灯：确保仪器设备处于功能完好状态，根据医师需求使用。

（4）中心负压吸引装置或电动吸引器：检查负压吸引装置性能是否处于完好状态。

4.患者准备

（1）麻醉方式

1）局部麻醉。

2）无法配合或无法耐受局部麻醉的患者可采用全身麻醉。

（2）手术体位　仰卧位。

【手术配合】

1.手术安全核查　手术开始前进行手术安全核查，确认患者信息无误。

2.消毒铺巾　配合医师用5%聚维酮碘溶液消毒眼睑及眼周围皮肤并包头、铺巾。

3.连接管道

（1）连接双极电凝线，并根据医师要求调节电凝能量。

（2）连接负压吸引，调节负压。

4.手术摆台 （图6-1）

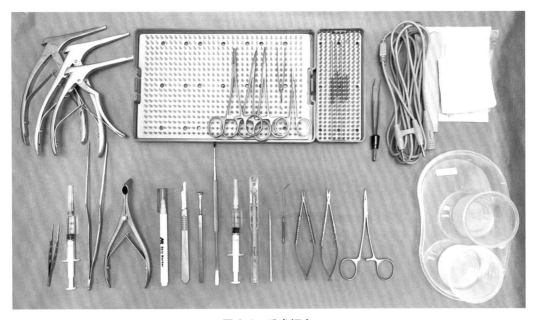

图 6-1　手术摆台

5. 手术步骤（图 6-2）及护理配合（表 6-1）

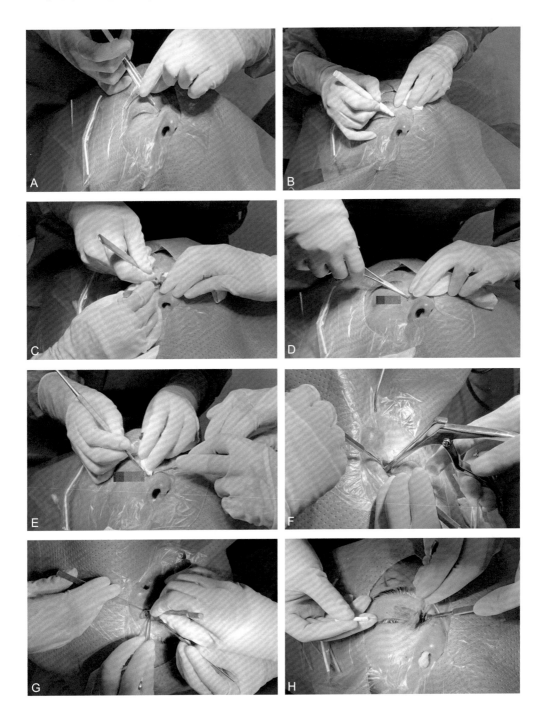

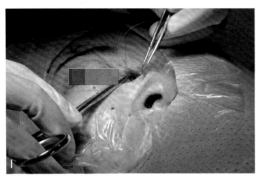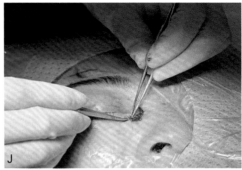

图 6-2　手术步骤示意图

A. 局部麻醉；B. 画手术切线；C. 做皮肤切口；D. 分离周围组织；E. 分离泪囊；F. 造骨孔；G. 切开泪囊；H. 植入泪道引流管；I. 吻合泪囊鼻腔；J. 缝合内眦韧带及皮下组织

表 6-1　手术步骤及护理配合

手术步骤	护理配合
1. 局部麻醉	(1) 眶下神经阻滞麻醉：利多卡因 40mg 眶下神经麻醉 (2) 局部浸润麻醉：利多卡因 40mg+ 肾上腺素注射液（一般可按 1 : 100 000 比例配制），内眦部皮下浸润麻醉
2. 填塞呋麻肾上腺素棉条	递鼻窥器 + 枪状镊，于术侧中鼻道填塞呋麻肾上腺素棉条
3. 画手术切线	递画线笔标记切口位置
4. 做皮肤切口	递无菌刀，距内眦角 3 ～ 5mm 向颞下方做弧形皮肤切口，长 10 ～ 12mm
5. 分离周围组织	递眼用剪分离皮下组织，直达泪前嵴骨膜
6. 分离泪囊	(1) 递拉钩 + 剥离子，分离骨膜，显露泪囊，将泪囊从泪囊窝分出 (2) 递电凝镊，电凝止血
7. 造骨孔	(1) 将泪囊推向颞侧，递蚊式钳捅破薄壁泪骨骨板，造成一个小骨孔 (2) 递咬骨钳，再扩大骨孔大小约 10mm×12mm，显露鼻黏膜
8. 切开泪囊	(1) 递 30G 针头，接注射器，抽麻醉药，鼻黏膜下麻醉 (2) 递有齿镊 +15° 穿刺刀分别切开鼻黏膜呈 "工" 字形 (3) 递泪点扩张器，扩大上、下泪小点 (4) 递泪道探针，从泪点插入泪囊，在探针指引下切开泪囊成前后两瓣，确认泪囊已切开 (5) 递电凝镊，电凝止血
9. 植入泪道引流管	递泪道引流管分别从上、下泪小点插入，经泪囊鼻腔吻合口出术侧鼻腔
10. 吻合泪囊鼻腔	递有齿镊 + 显微针持夹持 6-0 可吸收线将鼻黏膜后唇和泪囊后唇相对间断缝合两针，再将鼻黏膜前瓣和泪囊前唇相对间断缝合 2 ～ 3 针
11. 缝合内眦韧带及皮下组织	递有齿镊 + 显微针持夹持 5-0 可吸收线、5×12 角针缝合睑内眦韧带、轮匝肌和皮下组织
12. 缝合皮肤切口	递有齿镊 + 显微针持夹持 6-0 可吸收线缝合皮肤切口
13. 取出棉条	递鼻窥器 + 枪状镊，将术侧中鼻道的呋麻肾上腺素棉条取出
14. 包扎术眼	(1) 巡回护士结膜囊内涂眼药膏，泪囊区放一压迫枕 (2) 递纱布覆盖并加压包扎泪囊区 (3) 术侧鼻腔填塞呋麻棉条一个

【手术配合要点】

1. 术中严密观察患者生命体征，因局部麻醉药中添加了肾上腺素注射液，需注意患者血压、心率变化。

2. 手术中巡回护士严密观察出血情况，若吸引器中的血量超过 100ml，应及时报告医师并依据生命体征情况酌情加快输液速度，同时记录出血量颜色和性状。大量出血与鼻道填塞不佳、骨孔位置过高、损伤中鼻甲、骨板未开好而勉强用骨钳扭断或撕裂鼻黏膜有关。如若软组织或鼻黏膜出血，可协助医师用蘸有呋麻肾上腺素溶液的棉片压迫，止血后立即取出，以免残留于鼻腔，必要时遵医嘱静脉给予止血药物。

3. 手术中手术医师使用电凝器时会产生少量的烧焦气味和烟雾，告知患者属于正常现象，消除其不安和焦虑的情绪。

4. 若有留置泪道引流管者，手术室护理人员向患者解释留置泪道引流管的目的，嘱患者切忌用力擤鼻，避免鼻腔内分泌物上行进入鼻泪管或泪囊，造成感染。

5. 局部麻醉手术时，患者清醒，注意交谈方式方法，勿讲和手术无关的话题。

6. 术后少量出血，可让患者安静休息，一般不做处理。较大量的出血可用肾上腺素呋麻滴鼻液的棉条鼻内填塞。

7. 做好各项术前准备，用物准备齐全，根据手术类型添加特殊器械。

8. 整个手术过程中，保持吸引器通畅，确保术中吸引器的有效使用。

9. 巡回护士应密切关注手术进程，督导手术相关人员遵循无菌技术操作原则。及时提供术中所需物品，并严格执行物品清点查对制度，按照清点时机，对手术器械、敷料、缝针及特殊物品等实施双人逐项唱点并准确记录，术后鼻腔有填塞棉条者应做好记录及交接。

10. 做好心理护理，患者多为局部麻醉告知其手术注意事项，忌因疼痛而不配合手术，必要时可适当添加局部麻醉药。告知患者双手忌拿到头上，污染切口，避免感染。

（二）泪囊鼻腔吻合（经内路）术护理配合

【手术适应证】

同"泪囊鼻腔吻合（经外路）术护理配合"。

【手术禁忌证】

同"泪囊鼻腔吻合（经外路）术护理配合"。

【术前准备】

1. 物品准备

（1）常规物品：眼科手术包、无菌手术衣、无菌手套、无菌注射器（2ml 注射器、5ml 注射器、5ml 球后注射器）、无菌棉签、无菌敷料、眼科专用手术膜、胶布、医用绷带、吸引管。

特殊耗材：无菌手术刀片（根据医师喜好提供 11 号刀片或 15 号圆刀片）、巩膜隧道刀、带显影线的棉片、5-0 可吸收线、6-0 可吸收线（以上缝线仅供参考，根据医师需求提供）、泪道引流管、动力系统管件、金刚磨钻头。

（2）常规药品：生理盐水、利多卡因注射液、肾上腺素注射液、表面麻醉剂、眼膏（根据医嘱）、呋麻滴鼻液。

2. 器械准备　泪囊鼻腔吻合器械、鼻内镜器械（鼻剪、鼻筛窦钳、双头剥离子、镰状刀）、咬骨钳、泪点扩张器、泪道探通针、枪状镊、鼻窥器、脑科吸引头、双极电凝线、双极电凝头（长直／长弯）。

3. 仪器准备

（1）医用内镜摄像系统、医用内镜冷光源、手术动力系统：确保仪器设备处于功能完好状态，根据医师需求使用。

（2）高频电刀仪：接通电源，开启电源开关，放置好脚踏，确保仪器处于功能完好状态，选择双极电凝模式，根据手术需要调节电凝能量。

（3）手术床：检查手术床是否处于功能完好状态，根据手术医师及患者的情况调整好手术床的高度及头位。

（4）中心负压吸引装置或电动吸引器：检查负压吸引装置性能是否处于完好状态。

4. 患者准备

（1）麻醉方式

1）局部麻醉。

2）无法配合或无法耐受局部麻醉的患者可采用全身麻醉。

（2）手术体位：仰卧位，头部抬高 15°，以利于流入鼻孔的分泌物和血液排出，防止吸入性窒息。

【手术配合】

1. 手术安全核查　手术开始前进行手术安全核查，确认患者信息无误。

2. 消毒铺巾　配合医师用 5% 聚维酮碘溶液消毒眼睑及眼周围皮肤并包头、铺巾。

3. 连接管道

（1）正确安装、连接鼻内镜和冲洗器管件、动力系统手柄。

（2）连接双极电凝线，并根据医师要求调节电凝能量。

（3）连接负压吸引，调节负压。

4. 手术摆台（图 6-3）

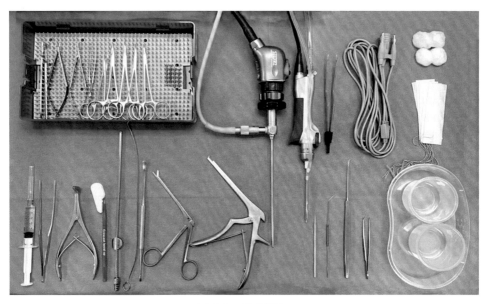

图 6-3　手术摆台

5. 手术步骤（图 6-4）及护理配合（表 6-2）

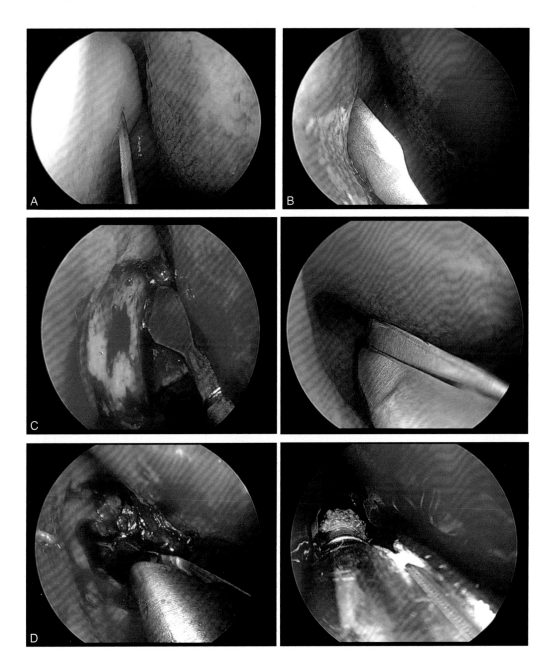

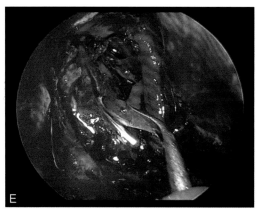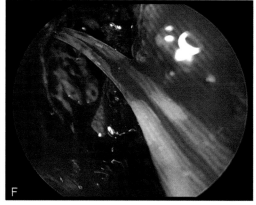

图 6-4　手术步骤示意图

A. 局部麻醉；B. 做黏膜瓣；C. 分离鼻黏膜；D. 显露泪囊；E. 形成泪囊；F. 泪道置管

表 6-2　手术步骤及护理配合

手术步骤	护理配合
1. 局部麻醉	眶下神经阻滞麻醉：抽取利多卡因＋肾上腺素（一般可按 1 ∶ 100 000 比例配制）眶下神经麻醉
2. 收缩鼻黏膜	（1）待全身麻醉满意后充分显露术眼及同侧鼻腔 （2）递鼻窥器＋枪状镊，于术侧鼻腔填塞呋麻肾上腺素棉条，10 分钟后取出
3. 分离骨壁与黏膜	（1）递鼻内镜探头检查中鼻道，以沟突为后界，以中鼻甲下部附着处为上界 （2）递麻药进行鼻黏膜下局部浸润麻醉，并分离骨壁与黏膜
4. 做黏膜瓣	递巩膜隧道刀，在中鼻甲根部上方 8mm 向外、向前、向下做一个 1.5cm × 1.5cm 的月牙形黏膜切口
5. 分离、切除鼻黏膜	（1）递剥离子，沿骨面分离黏膜至泪颌缝 （2）递鼻剪，剪开黏膜瓣的两端，分离并切除鼻黏膜，显露其上颌骨和泪骨全部，可见二者之骨缝 （3）递脑科吸引头，吸引出血 （4）递电凝镊，电凝止血
6. 显露泪囊	（1）递咬骨钳，咬除上颌骨颌突及泪骨前部 （2）递金刚磨钻头，修正骨孔，使其形成 1cm × 1.2cm 的骨窗，显露泪囊内壁
7. 形成泪道	（1）递泪点扩张器，扩大泪点 （2）递泪道探针，经泪小管导入泪囊 （3）在探针指引下递镰状刀切开泪囊，使泪囊与中鼻道沟通，形成新的泪道 （4）递鼻剪，修剪泪囊和鼻黏瓣及周围筋膜组织膜，形成泪囊造口和筋膜组织瓣
8. 泪道置管	（1）递泪道引流管，分别由上下泪小点进入，经泪囊鼻腔造口进入中鼻道，在鼻内镜直视下拉出并固定泪道引流管 （2）递脑科吸引头，吸引出血
9. 包扎术眼	（1）巡回护士在患者的结膜囊内涂眼药膏，泪囊区放一压迫枕 （2）递纱布覆盖并加压包扎 （3）术侧鼻腔填塞一个呋麻棉条

【手术配合要点】

1. 术中严密观察患者生命体征，因局部麻醉药中添加了肾上腺素注射液，需注意患者血压、心率变化。

2. 巡回护士熟练掌握各种仪器设备的性能、使用步骤、连接方式和注意事项，同时掌握术中出现常规故障的排除方法。将医用内镜冷光源、医用内镜摄像系统置于患者头端左前方，将手术动力系统置于患者身体左侧，以利于手术医师操作。巡回护士熟练连接各种管路，避免相互缠绕、打折而影响术者操作，并调节各种仪器使其处于应用状态。

3. 手术医师使用手术动力系统时，应用生理盐水连接切割冲洗管路及切割手柄，开启设备并调节输出功率，同时巡回护士将脚踏置于手术医师脚下并测试性能，保持切割过程中持续给予灌注，用以确保术野清晰，以利于术者操作。

4. 手术开始前巡回护士与手术医师共同依据手术物品清点单唱点棉片，以备术中止血使用；手术结束前再次由巡回护士和手术医师依据手术物品清点单核对棉片无误后方可结束手术；术后鼻腔有填塞棉条者应做好记录及交接。

5. 术中巡回护士严密观察患者的生命体征、神志及出血情况，若吸引器中的血量超过100ml，应及时报告医师并依据生命体征情况酌情加快输液速度，同时记录出血量颜色和性状；整个手术过程中，保持吸引器通畅，确保术中吸引器的有效使用。

6. 为延长医用内镜冷光源的使用寿命，当患者实施麻醉及鼻腔压迫止血时将冷光源调至备用状态以缩短使用时间，手术开始时巡回护士将显示器调至最佳状态。同时注意医用内镜冷光源线不能打折，以免光纤折断而影响光源亮度。

7. 因鼻内镜器械和设备较精细昂贵，手术室护理人员必须做好术前消毒灭菌，术后精心养护；在使用时叮嘱术者轻拿轻放，不能碰及硬物或落地，以免损坏；内镜手柄不可浸泡消毒，取下钻头的方法依据厂家说明要求。

二、泪囊摘除术护理配合

下泪囊阻塞导致泪囊积脓，行泪囊摘除是为了解除长期的内眦部流脓，但因泪道的中断，术后会长期流泪。

【手术适应证】

1. 慢性泪囊炎，不适于做泪囊鼻腔吻合术者。
2. 高龄体弱、鼻腔疾病。
3. 泪囊肿瘤。

【手术禁忌证】

泪囊肿瘤眶内转移。

【术前准备】

（一）物品准备

1. 常规物品　眼科手术包、无菌手术衣、无菌手套、无菌注射器（2ml 注射器、5ml 注射器）、无菌棉签、无菌敷料、眼科专用手术膜、胶布、医用绷带。

2. 特殊耗材　无菌手术刀片（根据医师喜好提供 11 号尖刀片或 15 号圆刀片）、皮肤记号笔、带显影线的棉片、6-0 可吸收线（以上缝线仅供参考，根据医师需求提供）。

3. 常规药品　生理盐水、利多卡因注射液、肾上腺素注射液、表面麻醉剂、眼膏（根据医嘱）。

（二）器械准备

整形器械、双极电凝线、双极电凝头。

（三）仪器准备

1. 高频电刀仪　接通电源，开启电源开关，放置好脚踏，确保仪器处于功能完好状态，选择双极电凝模式，根据手术需要调节电凝能量。

2. 手术床　检查手术床是否处于功能完好状态，根据手术医师及患者的情况调整好手术床的高度及头位。

3. 无影灯　确保仪器设备处于功能完好状态，根据医师需求使用。

4. 中心负压吸引装置或电动吸引器　检查负压吸引装置性能是否处于完好状态。

（四）患者准备

1. 麻醉方式

（1）局部麻醉。

（2）无法配合或无法耐受局部麻醉的患者可采用全身麻醉。

2. 手术体位　仰卧位。

【手术配合】

1. 手术安全核查　手术开始前进行手术安全核查，确认患者信息无误。

2. 消毒铺巾　配合医师用 5% 聚维酮碘溶液消毒眼睑及眼周围皮肤并包头、铺巾。

3. 连接管道

（1）连接双极电凝线，并根据医师要求调节电凝能量。

（2）连接负压吸引，调节负压。

4. 手术摆台（图 6-5）

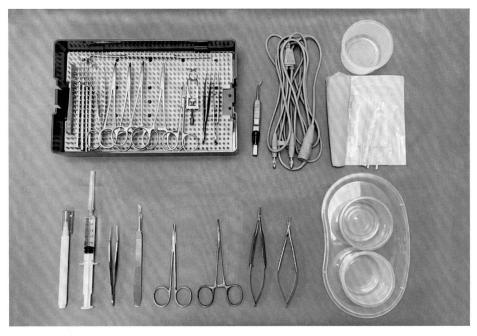

图 6-5　手术摆台

5. 手术步骤（图 6-6）及护理配合（表 6-3）

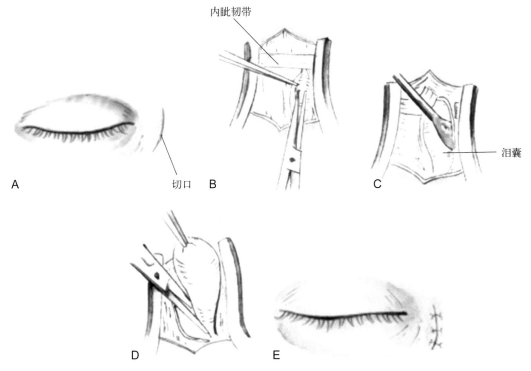

图 6-6　手术示意图
A. 做皮肤切口；B. 切断内眦韧带；C. 分离泪囊；D. 剪断鼻泪管；E. 缝合切口

表 6-3　手术步骤及护理配合

手术步骤	护理配合
1. 画手术切线	递皮肤记号笔标记切口位置
2. 局部麻醉	(1) 眶下神经阻滞麻醉：利多卡因 40mg 眶下神经麻醉
	(2) 局部浸润麻醉：利多卡因 40mg+ 肾上腺素（一般可按 1 ∶ 100 000 比例配制）皮肤切口与内眦韧带下方做浸润麻醉
3. 做皮肤切口	递无菌刀距内眦角 3 ～ 5mm 向颞下方做弧形皮肤切口，长 10 ～ 12mm
4. 切断内眦韧带	(1) 递血管钳，分离分离皮下组织
	(2) 递有齿镊 + 眼用剪，切断内眦韧带
5. 分离泪囊	(1) 递有齿镊 + 眼用剪，沿泪前嵴在内眦韧带下剪开覆盖在泪囊表面的筋膜至鼻泪管，将泪囊分开到达泪后嵴和鼻泪管
	(2) 递血管钳夹持泪总管，并远离泪囊剪断之，使泪囊充分游离，再紧贴泪囊窝伸进鼻泪管骨管
6. 剪断鼻泪管	(1) 递有齿镊 + 眼用剪将鼻泪管剪断
	(2) 递电凝镊，电凝鼻泪管口处残留黏膜
7. 缝合切口	递有齿镊 + 显微针持夹持 6-0 可吸收线缝合内眦韧带，分层缝合肌肉、皮下组织和皮肤切口
8. 包扎术眼	(1) 巡回护士在患者的结膜囊内涂眼药膏，泪囊摘除部放一压迫枕
	(2) 递纱布覆盖并加压包扎泪囊区

【手术配合要点】

1. 泪囊摘除术患者多为年老体弱者，术中密切监测生命体征至关重要。如若出现异常情况及时通知医师，做好抢救工作。

2. 手术中巡回护士严密观察出血情况，分离泪囊顶部时易出血，用棉片压迫止血，边分离边压迫止血，止血棉片在止血后应立即取出，以免遗留在泪囊窝，术后及时清点棉片。若术中发生大出血，立即用电凝器或缝线结扎止血。

3. 残留的泪囊筋膜和眶隔上的泪囊碎片用刮匙难以清除掉，巡回护士可协助医师用浸有聚维酮碘溶液的无菌棉签涂抹于泪囊窝及鼻泪管，防止有黏膜残留而影响手术效果。

4. 巡回护士准备好组织固定液，及时准确地留取病理标本并按流程送检。

5. 手术中手术医师使用电凝器时会产生少量的烧焦气味和烟雾，告知患者属于正常现象，消除其不安和焦虑的情绪。

6. 局部麻醉手术时，患者清醒，注意交谈方式方法，勿讲和手术无关的话题。

7. 巡回护士应密切关注手术进程，督导手术相关人员遵循无菌技术操作原则。及时提供术中所需物品，并严格执行物品清点查对制度，按照清点时机，对手术器械、敷料、缝针及特殊物品等实施双人逐项唱点并准确记录。

三、泪道手术术中常见并发症护理配合

【常见并发症】

（一）鼻腔出血

1. 预防措施　呋麻滴鼻液收缩鼻黏膜，术前术侧鼻腔填塞棉条。

2. 常见处理

（1）一般性出血或渗血，电凝止血或用带肾上腺素呋麻滴鼻液的棉条进行鼻腔填塞，压迫止血。

（2）骨板内的出血，不易用肾上腺素制止，可以使用骨蜡。

（3）严重出血须暂停或终止手术。

（二）损伤泪囊

1. 预防措施

（1）造骨孔之前，将泪囊连骨膜一起分离，推向颞侧，助手用骨膜剥离器保护泪囊，或用小棉片填入泪囊窝中，可防止泪囊受损伤。

（2）分离泪囊要细心，特别与周围组织有粘连时，必要时可将染色剂注入泪囊，以便识别泪囊，减少穿破，同时，也容易在穿破时清除残存的泪囊组织。

2. 常见处理

（1）对于小的泪囊损伤，可利用受伤的创口做泪囊开窗，按常规吻合。

（2）严重的多处裂伤，无法做吻合时，只好改做泪囊摘除术。但术者应十分慎重，尽最大努力修复受损的泪囊，力争完成吻合术。因为一旦将泪囊摘除，泪道的排泪功能将不复存在。

（三）造骨孔时穿破筛泡

1. 预防措施　认清解剖结构，小心操作。

2. 常见处理　一旦发生可用小刮匙刮除该处黏膜。

（四）鼻黏膜撕裂

1. 预防措施

（1）用骨凿造孔时，要防止骨片陷入和骨凿滑入，造成损伤。

（2）改进造孔方法，用咬骨器造孔，很少有损伤。

2. 常见处理

（1）小的黏膜撕裂伤不影响手术。

（2）对于较大的黏膜裂伤，在切开鼻黏膜及泪囊壁时，应根据损伤的位置与形状，适当调整切口的部位和切口的形状，使裂口处能与泪囊相吻合。

（3）在鼻黏膜破碎严重难以处理时，可完全除去鼻黏膜，改做完全不缝合法，或将泪囊的前叶做大，将前叶与鼻梁骨膜吻合。

（五）常用的物品准备

1. 耗材　骨蜡、可吸收止血纱、缝线（根据医师需求开取缝线）、吸引管、无菌敷料、无菌棉签等。

2. 器械　整形器械、脑科吸引头、双极电凝线、双极电凝头等。

3. 仪器　高频电刀仪、中心负压吸引装置或电动吸引器。

（六）护理配合技巧

1. 手术中若出现并发症，配合护士应沉着、冷静、准确、头脑清楚、反应敏捷，对特殊用物定位放置，密切关注手术进展保证及时供给，以利于手术的顺利进行。

2. 如发生突发情况，由主刀医师评估病情如无法独立处理，巡回护士应及时联系上级医师协助处理。

3. 配合护士应确保电凝设备及负压吸引设备功能完好，处于备用状态。

4. 术中用药时应严格执行查对制度，巡回护士和洗手护士/手术医师进行双人核对，无误方可使用，手术过程中所用的药瓶及安瓿保存至手术结束，以便术后查对。

5. 术中出现并发症，手术时间将比预期时间久，术中应密切观察患者的生命体征，安抚好患者情绪，有特殊情况及时配合医师处理。

6. 泪道冲洗前必须先告知患者，冲洗时有冲洗液流到鼻咽部，可咽下或吐出，注意勿流入气道引起呛咳。

7. 注意观察反流冲洗液的性状，是否有黏性分泌物、脓液、血液，及时记录并告知医师。

8. 泪道冲洗中，操作者动作要轻柔、稳定，进针过程中若遇到阻力，不可强行突破，以免造成医源性假道。

9. 冲洗过程中，需观察眼睑皮肤情况，如冲洗液进入皮下，可见眼睑肿胀，皮纹变浅。

10. 反复泪道冲洗易导致泪道医源性损伤，诊断明确后应尽量少做。

11. 小儿泪道冲洗时，应采取头部侧卧位，避免因冲洗液误吸引起肺部炎症。

第7章
斜视手术护理配合

一、斜视矫正术护理配合

眼球运动由附着于眼球表面的6条眼外肌支配,包括4条直肌(内直肌、外直肌、上直肌、下直肌)和2条斜肌(上斜肌、下斜肌),它们协同支配眼球水平、垂直及内外旋转的运动功能。眼外肌发育异常(过长或缩短)会导致患者出现不同程度的眼位不正、复视等症状。斜视是指两眼不能同时注视目标,是眼外肌疾病中最常见的类型。斜视手术的目的是建立和恢复双眼单视,改善患者的外观。加强或减弱眼外肌的力量、改变其解剖因素及神经因素(眼位调整因素),以达到矫正眼位异常和恢复双眼单视为目的。鉴于眼外肌矫正手术对眼肌的牵拉及眼球压迫等操作均为眼心反射常见诱发因素,且术中常需对患者施行唤醒麻醉以便于检查与确认,手术室护理人员术中严密观察与精准护理配合是手术顺利进行的关键因素。

【手术适应证】

非手术治疗无效的斜视、复视、异常头位、眼球震颤强度较大、严重的视力疲劳、美容。

【手术禁忌证】

1. 诊断不明确时不要盲目手术。

2. 严重的心血管疾病患者。

3. 精神异常者。

4. 眼部有感染性病灶者。

【术前准备】

(一)物品准备

1. 常规物品 眼科手术包、双孔巾、无菌手术衣、无菌显微镜帽、无菌手套、无菌注射器(2ml注射器、5ml注射器)、无菌棉签、眼科专用手术膜、胶布。

2. 特殊耗材 6-0可吸收线、8-0可吸收线、备一次性使用便携电凝刀。

3. 常规药品 生理盐水、利多卡因注射液、肾上腺素注射液、表面麻醉剂、眼膏(根据医嘱)。

(二)器械准备

斜视器械、双极电凝线、双极电凝头。

（三）仪器准备

1. 眼科手术显微镜　检查手术显微镜，确保目镜、物镜镜头的清晰。接通电源，开启电源开关，检查显微镜是否处于功能完好状态。熟知手术医师双眼情况，调节好目镜的屈光度与瞳距。

2. 手术床　检查手术床是否处于功能完好状态，根据手术医师及患者的情况调整好手术床的高度及头位。

3. 高频电刀仪　接通电源，开启电源开关，放置好脚踏，确保仪器处于功能完好状态，选择双极电凝模式，根据手术需要调节电凝能量。

（四）患者准备

1. 麻醉方式

（1）局部麻醉。

（2）无法配合或无法耐受局部麻醉的患者可采用全身麻醉。

2. 手术体位　仰卧位。

【手术配合】

1. 手术安全核查　手术开始前进行手术安全核查，确认患者信息无误。

2. 消毒铺巾、结膜囊消毒

（1）消毒铺巾：配合医师用 5% 聚维酮碘溶液消毒眼睑及眼周围皮肤并包头、铺巾。

（2）结膜囊消毒：巡回护士用棉签显露下睑穹窿部，往结膜囊滴入 2 滴 5% 聚维酮碘溶液，计时 3 分钟。

3. 连接管道　连接双极电凝线，并根据医师要求调节电凝能量。

4. 手术摆台（图 7-1）

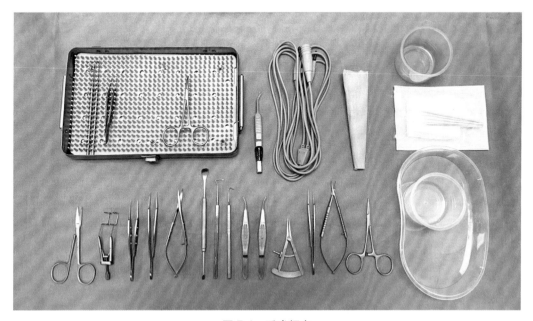

图 7-1　手术摆台

5. 手术步骤（图 7-2）及护理配合（表 7-1）

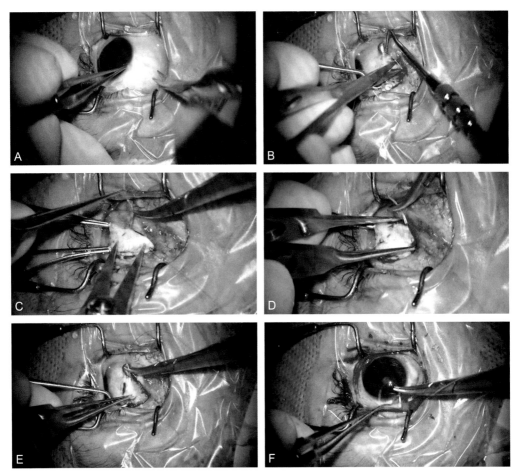

图 7-2　手术步骤示意图

A. 剪开球结膜，显露肌肉；B. 分离肌肉；C. 测量距离；D. 预置缝线；E. 缝合肌肉；F. 缝合球结膜

表 7-1　手术步骤及护理配合

手术步骤	护理配合
1. 贴膜、开睑	贴膜，递小直剪剪开贴膜，开睑器开睑，确认结膜囊消毒满 3 分钟后用生理盐水冲洗结膜囊
2. 局部麻醉	递麻醉药（抽取利多卡因）进行球结膜下浸润麻醉
3. 剪开球结膜，显露肌肉	（1）根据需要调整的肌肉进行选择结膜切口部位，递显微有齿镊＋角膜剪剪开结膜及筋膜，并向后分离，使肌肉组织得到充分显露 （2）止血，递电凝镊电凝止血
4. 分离肌肉	（1）递两个斜视钩伸入肌肉的底部，钩取肌肉后（牵拉眼球肌肉时，注意眼心反射，如患者心率下降时应告知医师暂停手术或松开牵拉肌肉） （2）递角膜剪分离肌间筋膜，至完全分离显露肌肉
5. 测量距离	递显微有齿镊＋显微针持夹持 6-0 可吸收缝线，递圆规尺测量需要缩短或后退的距离，并做好标记
6. 预置缝线	根据需要进行肌肉缩短或后退，递显微有齿镊＋显微针持夹持 6-0 可吸收缝线在预断端前缘进行预置缝线

续表

手术步骤	护理配合
7. 切断肌肉	(1) 递蚊式血管钳 / 肌肉镊在预剪断的肌肉处夹一下，以防止出血 (2) 递角膜剪切断肌肉
8. 缝合肌肉	递显微有齿镊 + 显微针持夹持 6-0 可吸收线缝合肌肉
9. 检查眼位	协助术者进行检查眼位，如局部麻醉患者告知患者放松配合，双眼对照，观察矫正是否到位。如果矫正不到位松解缝线，做适当调整，直到矫正到位，固定直肌缝线
10. 缝合球结膜	递显微有齿镊 + 显微针持夹持 8-0 可吸收线缝合结膜
11. 包扎术眼	(1) 巡回护士在患者的结膜囊内涂眼药膏 (2) 递纱布覆盖、用胶布固定

【手术配合要点】

1. 术中牵拉眼球肌肉时，注意观察患者的生命体征，注意眼心反射，如患者心率下降时应告知医师暂停手术或松开牵拉肌肉。

2. 手术中手术医师使用电凝器时，注意调节好电凝能量，以免造成组织坏死和瘢痕形成。

3. 局部麻醉手术时，患者清醒，注意交谈方式方法，勿讲和手术无关的话题。

4. 巡回护士应密切关注手术进程，督导手术相关人员遵循无菌技术操作原则。及时提供术中所需物品，并严格执行物品清点查对制度，按照清点时机，对手术器械、敷料、缝针及特殊物品等实施双人逐项唱点并准确记录。

二、斜弱视手术术中常见并发症护理配合

【常见并发症】

（一）巩膜穿孔

1. 原因　常见于行后部固定缝线、高度近视、薄巩膜、曾行斜视手术或其他眼科手术者。

2. 预防措施

(1) 选用铲形针。

(2) 手术操作规范，减少出血，即使出血也应及时止血，保持术野干净，显露充分。

(3) 使用显微镜手术，也是避免事故的有效防范措施。

3. 常见处理

(1) 立即停止抽线，带针段紧贴出口处巩膜剪断，由进口端将线抽出。若伴有巩膜出血或玻璃体脱出，应在穿孔周围巩膜行冷凝术。

(2) 术后可按预防眼内感染原则治疗，口服抗生素预防感染。出血时可给予止血剂。术后散瞳查眼底，巩膜穿孔附近若无视网膜出血则不处理，如发现视网膜裂孔可行局部视网膜光凝。

（二）肌肉滑脱

1. 原因

(1) 结膜切口选择失当、结膜下浸润麻醉时药量过多，穿刺过深或手术时过多翻弄组织使组织肿胀出血等原因，常导致术中找不到肌肉，尤其在做上、下斜肌手术时，由于肌

肉解剖标志不清，更容易误伤肌肉或找不到肌肉。

（2）缝线方法不当，如断端过短，线结结扎松弛，不慎剪断肌肉缝线或肌肉退缩，缝线仅结扎部分肌鞘等原因亦可使肌肉滑脱而至迷失；眼球的钝挫伤，肌肉断裂退缩，常会导致肌肉迷失。

2. 预防措施 做肌肉预置缝线时，不要使缝线过于靠近附着点，在线前剪断肌肉之后，要保留一段肌肉，可避免滑脱。

3. 常见处理

（1）遇到此种情况时，术者应冷静地解除眼球一切牵引，使眼球尽可能恢复原位，嘱患者不要过多转动眼球，在助手协助下显露术野，在良好照明和直视下，用生理盐水冲洗创面组织后，认清眼球方位和解剖标志，有层次地逐步寻找，如确有困难，应暂时终止手术，待适当时机再行手术，切忌胡乱翻弄和做不必要牵拉，以免给进一步寻找带来困难和术后组织广泛粘连。

（2）如果多方寻找均未如意，可将该肌周围的筋膜组织成束缝合于该肌肌止缘处，期望能部分补偿迷失肌肉功能，或待后期再做肌移位术矫正异常眼位。

（三）眼心反射

1. 原因 牵拉眼外肌可使心率减缓，人们把加压眼球和牵拉眼外肌引起心率减缓现象称为眼心反射。

2. 预防措施

（1）术前了解患者的心功能状况是预防严重眼心反射的最重要环节，对儿童和老年人应做心电图检查，个别患者应做系统心功能检查，凡心功能不全或先天性心脏病患者在取得专科医师同意或周密监护下才能进行手术。全身麻醉下手术儿童和局部麻醉下年龄偏大的成年人必须在心电监护下进行手术。

（2）术者不要过多或粗暴地牵拉肌肉，尤其在做内直肌和下斜肌手术时，手术要做到轻巧、准确和快捷。

3. 常见处理 如果发现严重的眼心反射，必须立即停止手术，注意监测心率、呼吸和心电反应，如病情并无改善且有所发展，应立即按每千克体重 0.01mg 静脉注射阿托品，如发现心搏停止应做心外按摩或人工呼吸，必要时应静脉滴注肾上腺素注射液。

（四）常用的物品准备

同术前准备。

（五）护理配合技巧

1. 手术中若出现并发症，配合护士应沉着、冷静、准确、头脑清楚、反应敏捷，对特殊用物定位放置，密切关注手术进展保证及时供给，以利于手术的顺利进行。

2. 应密切监测患者的生命体征，发现问题，及时通知手术医师及麻醉医师。

3. 调节好显微镜，保证手术医师视野照明清晰。

4. 如发生突发情况，由主刀医师评估病情如无法独立处理，巡回护士应及时联系上级医师协助处理。

5. 配合护士应确保电凝设备及负压吸引设备功能完好，处于备用状态。

6. 术中用药时应严格执行查对制度，巡回护士和洗手护士 / 手术医师进行双人核对，无误方可使用，手术过程中所用的药瓶及安瓿保存至手术结束，以便术后查对。

第8章

结膜手术护理配合

一、翼状胬肉切除联合自体结膜移植术护理配合

翼状胬肉是眼科常见病和多发病，为睑裂部球结膜与角膜上一种赘生组织，是由于结膜受刺激而形成，侵犯角膜后可逐渐增大，可覆盖至瞳孔而严重影响视力。其多见于户外劳动者，以渔民、农民发病最多，可能与风尘、日光、烟雾等长期慢性刺激有关。

【手术适应证】

1. 进行性翼状胬肉，其头部已侵入角膜 2mm 以上者。

2. 静止性翼状胬肉部分或全部遮盖瞳孔，影响视力者。

3. 翼状胬肉妨碍眼球运动时。

4. 翼状胬肉妨碍角膜移植或白内障等内眼手术时。

【手术禁忌证】

1. 眼睑、结膜或角膜有急性炎症者。

2. 明显睑内翻者。

3. 急、慢性泪囊炎患者。

4. 眼前节活动性炎症者。

【术前准备】

1. 物品准备

(1) 常规物品：眼科手术包、无菌手术衣、无菌显微镜帽、无菌手套、无菌注射器（2ml 注射器）、无菌棉签、眼科专用手术膜、胶布。

(2) 特殊耗材：15 号圆刀片／巩膜隧道刀、10-0 尼龙线、角膜绷带镜、备一次性使用便携电凝刀。

(3) 常规药品：生理盐水、利多卡因注射液、肾上腺素注射液、表面麻醉剂、眼膏（根据医嘱）。

2. 器械准备　胬肉器械。

3. 仪器准备

(1) 眼科手术显微镜：检查手术显微镜，确保目镜、物镜镜头的清晰。接通电源，开启电源开关，检查显微镜是否处于功能完好状态。熟知手术医师双眼情况调节好目镜的屈光度与瞳距。

（2）手术床：检查手术床是否处于功能完好状态，根据手术医师及患者的情况调整好手术床的高度及头位。

4. 患者准备

（1）麻醉方式

1）表面麻醉联合局部麻醉。

2）无法配合或无法耐受局部麻醉的患者可采用全身麻醉。

（2）手术体位：仰卧位。

【手术配合】

1. 手术安全核查　手术开始前进行手术安全核查，确认患者信息无误。

2. 消毒铺巾、结膜囊消毒

（1）消毒铺巾：配合医师用 5% 聚维酮碘溶液消毒眼睑及眼周围皮肤并包头、铺巾。

（2）结膜囊消毒：巡回护士用棉签显露下睑穹窿部，往结膜囊滴入 2 滴 5% 聚维酮碘溶液，计时 3 分钟。

3. 手术摆台（图 8-1）

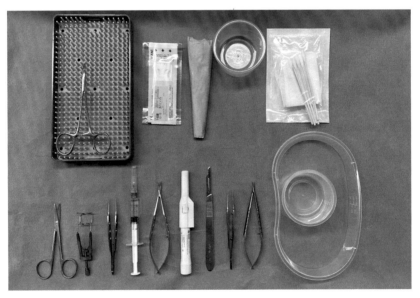

图 8-1　手术摆台

4. 手术步骤（图 8-2）及护理配合（表 8-1）

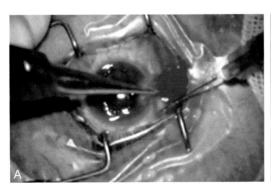
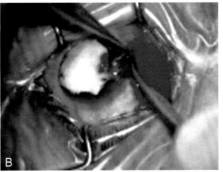

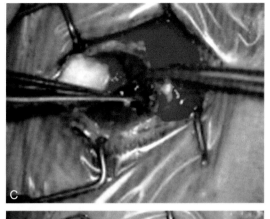
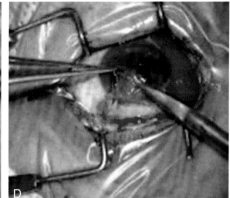
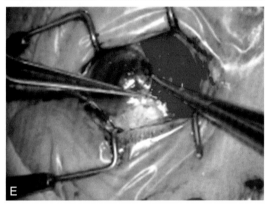

图 8-2　手术步骤示意图

A.局部麻醉；B.分离胬肉；C.去除胬肉；

D.做结膜移植片并固定；E.缝合组织

表 8-1　手术步骤及护理配合

手术步骤	护理配合
1.贴膜、开睑	贴膜，递小直剪剪开贴膜，开睑器开睑，确认结膜囊消毒满 3 分钟后用生理盐水冲洗结膜囊
2.局部麻醉	递麻醉药（抽取利多卡因，可加入适量肾上腺素注射液，一般可按 1：100 000 比例配制），于翼状胬肉颈部和体部结膜下浸润麻醉
3.分离胬肉	（1）递微有齿镊夹住胬肉头部，递 15 号圆刀片 / 巩膜隧道刀从胬肉头部向边缘外 0.5mm 处做浅层角膜切开 （2）递显微有齿镊 + 角膜剪，将胬肉组织分离到角巩膜缘处 （3）术中及时冲洗角膜，取一片湿棉片覆盖在角膜上，防止角膜干燥
4.去除胬肉	递角膜剪 + 显微有齿镊，剪除已分离胬肉组织、结膜下组织
5.做结肠移植片并固定	（1）递微有齿镊 + 角膜剪按术区结膜缺损部位的形状及大小，于同侧眼上方球结膜取相应大小的结膜瓣 （2）递显微有齿镊夹起结膜移植片 90° 旋转，置于已显露的巩膜面上
6.缝合组织	（1）递显微有齿镊 + 显微针持夹持 10-0 尼龙线间断缝合结膜移植片于胬肉术区结膜缺损处，其角膜缘侧对应于术区角膜缘侧 （2）用 10-0 尼龙缝线间断缝合取结膜瓣位置的结膜处
7.佩戴绷带镜	取下开睑器，检查术区创面平整，术眼佩戴角膜绷带镜
8.包扎术眼	（1）巡回护士在患者的结膜囊内涂眼药膏 （2）递纱布覆盖、用胶布固定

【手术配合要点】

1. 术中严密观察患者的生命体征，因局部麻醉药中添加了肾上腺素注射液，需注意患者血压、心率变化。

2. 局部麻醉手术时，患者处于清醒状态，注意交谈方式方法，勿讨论和手术无关的话题。

3. 巡回护士应密切关注手术进程，督导手术相关人员遵循无菌技术操作原则。及时提供术中所需物品，并严格执行物品清点查对制度，按照清点时机，对手术器械、敷料、缝针及特殊物品等实施双人逐项唱点并准确记录。

4. 告知患者避免用力咳嗽，保持大便通畅，以免切口裂开。

二、羊膜移植术护理配合

羊膜是一种胎儿来源的组织，是胎盘的最内层结构。临床应用羊膜的目的主要是维持正常上皮表型，减轻炎症反应，减轻血管化，减少瘢痕形成和创面覆盖等。

【手术适应证】

眼角膜浅表层缺损的临时性覆盖。

【手术禁忌证】

原发病为棘阿米巴、严重过敏体质或对材料过敏者。

【术前准备】

（一）物品准备

1. *常规物品* 眼科手术包、无菌手术衣、无菌显微镜帽、无菌手套、无菌注射器（2ml注射器）、无菌棉签、眼科专用手术膜、胶布。

2. *特殊耗材* 生物羊膜（型号根据医嘱确定）、15号圆刀片/巩膜隧道刀、10-0尼龙线、备一次性使用便携电凝刀。

3. *常规药品* 生理盐水、利多卡因注射液、肾上腺素注射液、表面麻醉剂、眼膏（根据医嘱）。

（二）器械准备

胬肉器械。

（三）仪器准备

1. *眼科手术显微镜* 检查手术显微镜，确保目镜、物镜镜头的清晰。接通电源，开启电源开关，检查显微镜是否处于功能完好状态。熟知手术医师双眼情况调节好目镜的屈光度与瞳距。

2. *手术床* 检查手术床是否处于功能完好状态，根据手术医师及患者的情况调整好手术床的高度及头位。

（四）患者准备

1. *麻醉方式*

（1）表面麻醉联合局部麻醉。

（2）无法配合或无法耐受局部麻醉的患者可采用全身麻醉。

2. *手术体位* 仰卧位。

【手术配合】

1. 手术安全核查 手术开始前进行手术安全核查，确认患者信息无误。

2. 消毒铺巾、结膜囊消毒

（1）消毒铺巾：配合医师用 5% 聚维酮碘溶液消毒眼睑及眼周围皮肤并包头、铺巾。

（2）结膜囊消毒：巡回护士用棉签显露下睑穹窿部，往结膜囊滴入 2 滴 5% 聚维酮碘溶液，计时 3 分钟。

3. 手术摆台（图 8-3）

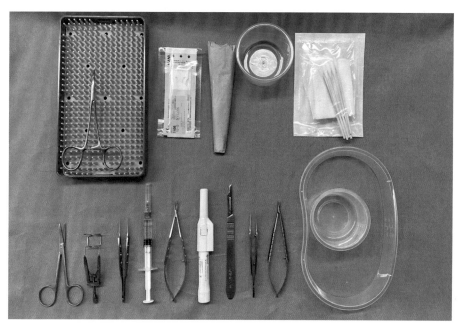

图 8-3 手术摆台

4. 手术步骤（图 8-4）及护理配合（表 8-2）

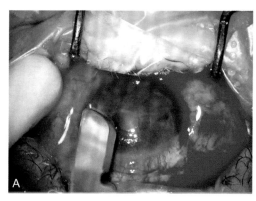
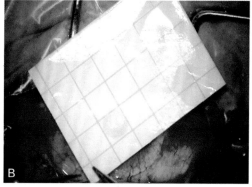

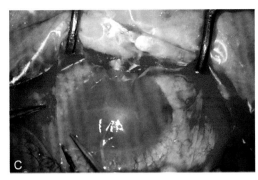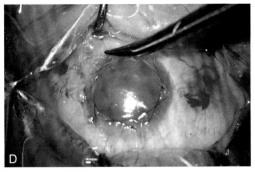

图 8-4　手术步骤示意图

A. 做移植床；B. 准备生物羊膜；C. 准备生物羊膜；D. 缝合羊膜植片

表 8-2　手术步骤及护理配合

手术步骤	护理配合
1. 贴膜、开睑	贴膜，递小直剪剪开贴膜，开睑器开睑，确认结膜囊消毒满 3 分钟后用生理盐水冲洗结膜囊
2. 局部麻醉	递麻醉药（抽取利多卡因，可加入适量肾上腺素注射液，一般可按 1：100 000 比例配制），行结膜下浸润麻醉
3. 做移植床	(1) 递显微有齿镊 + 无菌刀（15 号圆刀片）/ 巩膜隧道刀分离眼表的瘢痕组织并剪除上皮下的增殖组织，显露需重建的眼表移植床 (2) 根据需要递一次性使用便携电凝刀止血
4. 准备生物羊膜	(1) 巡回护士和手术医师共同核查后将相应规格的生物羊膜提供到手术台 (2) 使用冻干羊膜需提前浸泡生理盐水
5. 缝合羊膜植片	递显微有齿镊 + 显微针持取相应大小的羊膜植片覆盖在结膜面上，10-0 尼龙缝线对位间断缝合
6. 包扎术眼	(1) 巡回护士在患者的结膜囊内涂眼药膏 (2) 递纱布覆盖、用胶布固定

【手术配合要点】

1. 术中严密观察患者生命体征，因局部麻醉药中添加了肾上腺素注射液，需注意患者血压、心率变化。局部麻醉手术时，患者处于清醒状态，注意交谈方式方法，勿讨论和手术无关的话题。

2. 巡回护士应密切关注手术进程，督导手术相关人员遵循无菌技术操作原则。及时提供术中所需物品，并严格执行物品清点查对制度，按照清点时机，对手术器械、敷料、缝针及特殊物品等实施双人逐项唱点并准确记录。

3. 告知患者术后尽量减少术眼的运动，利于植片和植床良好贴附。

4. 告知患者避免用力咳嗽，保持大便通畅，以免切口裂开。

三、结膜瓣遮盖术护理配合

结膜瓣遮盖术，对于活动期、直径大的角膜溃疡，可以稳定病情，待溃疡愈合，透过变薄的结膜瓣行角膜移植手术,可以提高角膜移植的成功率,减少免疫排斥反应等并发症,而且在无法施行角膜移植的基层医院或者供体角膜材料缺乏的地区,结膜瓣遮盖术可作为有效的治疗方法保存眼球和部分视功能。

【手术适应证】

1. 非手术治疗无效,而且接近穿孔的周边部角膜溃疡或角膜瘘,可行部分球结膜遮盖术。

2. 角膜缘伤口裂开,虹膜脱出,又无法直接缝合关闭伤口时,可行部分球结膜遮盖术。

3. 大范围角膜溃疡治疗无效者,可考虑全球结膜遮盖术。

4. 眼球萎缩不愿意行眼球摘除,可考虑全球结膜遮盖术。

【手术禁忌证】

1. 角膜已经穿孔,并有组织缺损者。

2. 眼球无萎缩,仍有光感者;或角膜伤口小,其他手术仍有修复可能者。

【术前准备】

(一)物品准备

1. 常规物品 眼科手术包、无菌手术衣、无菌显微镜帽、无菌手套、无菌注射器(2ml 注射器)、无菌棉签、眼科专用手术膜、胶布。

2. 特殊耗材 15 号圆刀片、10-0 不可吸收尼龙线、备一次性使用便携电凝刀。

3. 常规药品 生理盐水、利多卡因注射液、肾上腺素注射液、表面麻醉剂、眼膏(根据医嘱)。

(二)器械准备

胬肉器械。

(三)仪器准备

1. 眼科手术显微镜 检查手术显微镜,确保目镜、物镜镜头的清晰。接通电源,开启电源开关,检查显微镜是否处于功能完好状态。熟知手术医师双眼情况调节好目镜的屈光度与瞳距。

2. 手术床 检查手术床是否处于功能完好状态,根据手术医师及患者的情况调整好手术床的高度及头位。

(四)患者准备

1. 麻醉方式

(1)表面麻醉联合局部麻醉。

(2)无法配合或无法耐受局部麻醉的患者可采用全身麻醉。

2. 手术体位 仰卧位。

【手术配合】

1. 手术安全核查 手术开始前进行手术安全核查,确认患者信息无误。

2. 消毒铺巾、结膜囊消毒

(1)消毒铺巾:配合医师用 5% 聚维酮碘溶液消毒眼睑及眼周皮肤并包头、铺巾。

(2)结膜囊消毒:巡回护士用棉签显露下睑穹窿部,往结膜囊滴入 2 滴 5% 聚维酮碘溶液,计时 3 分钟。

3. 手术摆台（图 8-5）

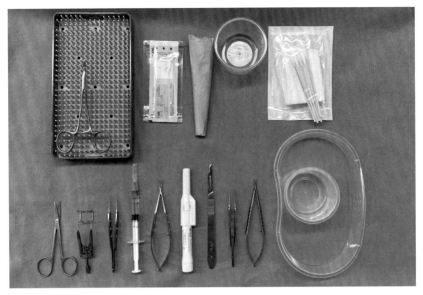

图 8-5　手术摆台

4. 手术步骤（图 8-6）及护理配合（表 8-3）

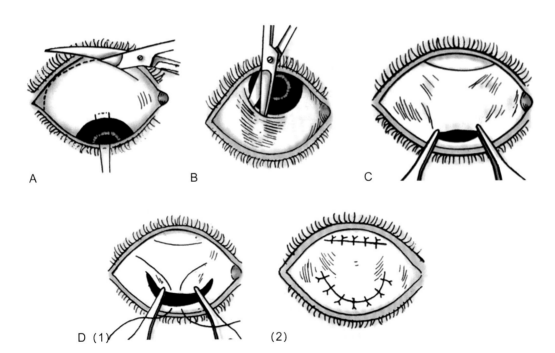

A　　　　　　　　　　B　　　　　　　　　　C

D（1）　　　　　　　　　　　（2）

图 8-6　手术步骤示意图
A. 剪开球结膜；B. 剪开球结膜；C. 覆盖角膜面；D. 缝合

表 8-3　手术步骤及护理配合

手术步骤	护理配合
1. 贴膜、开睑	贴膜，递小直剪剪开贴膜，开睑器开睑，确认结膜囊消毒满 3 分钟后用生理盐水冲洗结膜囊
2. 局部麻醉	递麻醉药（抽取利多卡因，可加入适量肾上腺素注射液，一般可按 1 ∶ 100 000 比例配制），行结膜下浸润麻醉
3. 清除病灶	递 15 号圆刀片，刮除全角膜上皮或切除板层角膜
4. 剪开球结膜	递显微有齿镊 + 角膜剪，沿角膜缘剪开球结膜，分离结膜下组织
5. 覆盖角膜面	递显微有齿镊 + 角膜剪，弧形剪开下方穹窿部的结膜组织，将带有筋膜组织的结膜组织平行上移，覆盖于角膜面
6. 缝合	（1）边缘病损采用头巾式覆盖，中央病损采用桥式遮盖 （2）递显微有齿镊 + 显微针持夹持 10-0 尼龙缝线固定 （3）缝合结束时，应将球结膜瓣平整覆盖于创面
7. 包扎术眼	（1）巡回护士在患者的结膜囊内涂眼药膏 （2）递纱布覆盖、用胶布固定

【手术配合要点】

1. 术中严密观察患者生命体征，因局部麻醉药中添加了肾上腺素注射液，需注意患者血压、心率变化。

2. 局部麻醉手术时，患者清醒，注意交谈方式方法，勿讨论和手术无关的话题。

3. 巡回护士应密切关注手术进程，督导手术相关人员遵循无菌技术操作原则。及时提供术中所需物品，并严格执行物品清点查对制度，按照清点时机，对手术器械、敷料、缝针及特殊物品等实施双人逐项唱点并准确记录。

四、结膜肿物切除术护理配合

【手术适应证】

1. 结膜良性肿物。

2. 结膜恶性肿瘤。

3. 炎性增生性病变。

【手术禁忌证】

1. 全身不耐受手术患者。

2. 急、慢性泪囊炎患者。

3. 眼前节活动性炎症患者。

【术前准备】

（一）物品准备

1. 常规物品　眼科手术包、无菌手术衣、无菌显微镜帽、无菌手套、无菌注射器（2ml 注射器）、无菌棉签、眼科专用手术膜、胶布。

2. 特殊耗材　10-0 尼龙线、备一次性使用便携电凝刀。

3. 常规药品　生理盐水、利多卡因注射液、肾上腺素注射液、表面麻醉剂、眼膏（根据医嘱）。

（二）器械准备

胬肉器械。

（三）仪器准备

1. 眼科手术显微镜　检查手术显微镜，确保目镜、物镜镜头的清晰。接通电源，开启电源开关，检查显微镜是否处于功能完好状态。根据手术医师双眼情况调节好目镜的屈光度与瞳距。

2. 手术床　检查手术床是否处于功能完好状态，根据手术医师及患者的情况调整好手术床的高度及头位。

（四）患者准备

1. 麻醉方式

（1）表面麻醉联合局部麻醉。

（2）无法配合或无法耐受局部麻醉的患者可采用全身麻醉。

2. 手术体位　仰卧位。

【手术配合】

1. 手术安全核查　手术开始前进行手术安全核查，确认患者信息无误。

2. 消毒铺巾、结膜囊消毒

（1）消毒铺巾：配合医师用 5% 聚维酮碘溶液消毒眼睑及眼周围皮肤并包头、铺巾。

（2）结膜囊消毒：巡回护士用棉签显露下睑穹窿部，往结膜囊滴入 2 滴 5% 聚维酮碘溶液，计时 3 分钟。

3. 手术摆台（图 8-7）

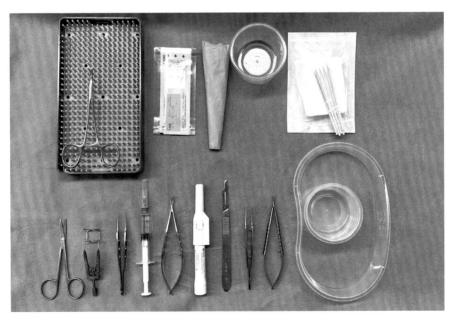

图 8-7　手术摆台

4. 手术步骤（图 8-8）及护理配合（表 8-4）

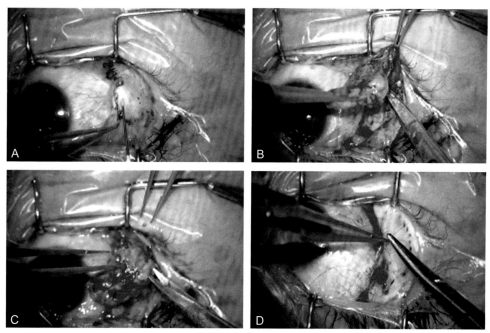

图 8-8　手术步骤示意图

A. 局部麻醉；B. 分离肿物；C. 显露并剪除肿物；D. 缝合结膜切口

表 8-4　手术步骤及护理配合

手术步骤	护理配合
1. 贴膜、开睑	贴膜，递小直剪剪开贴膜，开睑器开睑，确认结膜囊消毒满 3 分钟后用生理盐水冲洗结膜囊
2. 局部麻醉	递麻醉药（抽取利多卡因，可加入适量肾上腺素注射液，一般可按 1∶100 000 比例配制），行结膜下浸润麻醉，使囊肿处结膜隆起，利于结膜分离
3. 分离肿物	递显微有齿镊 + 角膜剪完整分离肿物；怀疑恶性肿物者，切除范围应包括病变区外 4～5mm 的结膜及结膜下组织；如巩膜和角膜浅层受到侵犯，应同时切除浅层的角膜和巩膜。肿物被完全切除后，应更换未用过的器械再做周围结膜组织的扩大切除宽约 2mm，再行结膜创面的修复
4. 显露并剪除肿物	递显微有齿镊 + 角膜剪分离肿物表面的结膜，充分显露肿物后将其剪除，完整取出肿物后送病理检查
5. 缝合结膜切口	递显微有齿镊 + 显微针持夹持 10-0 尼龙缝合结膜切口
6. 包扎术眼	（1）巡回护士在患者的结膜囊内涂眼药膏 （2）递纱布覆盖、用胶布固定

【手术配合要点】

1. 切除的肿物组织，应常规行病理检查，一旦发现非良性病变，及早进一步治疗。

2. 术中严密观察患者生命体征，因局部麻醉药中添加了肾上腺素注射液，需注意患者血压、心率变化。

3. 局部麻醉手术时，患者处于清醒状态，注意交谈方式方法，勿讨论和手术无关的话题。

4. 巡回护士应密切关注手术进程，督导手术相关人员遵循无菌技术操作原则。及时提供术中所需物品，并严格执行物品清点查对制度，按照清点时机，对手术器械、敷料、缝针及特殊物品等实施双人逐项唱点并准确记录。

五、结膜手术术中常见并发症护理配合

【常见并发症】

（一）眼前节缺血综合征

1. 预防措施　术中角膜缘双极电凝止血时要适度，过度损伤会有眼前节缺血综合征的风险。

2. 常见处理　术中采用双极电凝止血时，应"蜻蜓点水"式的电凝出血点，以减少组织损伤。

（二）角膜穿孔

预防措施及常见处理：在剥离角膜血管膜组织时要适度，过深容易造成角膜穿孔或植床保留过薄，术后形成角膜扩张。

（三）角膜瓣愈合不良、结膜瓣下感染加重

1. 预防措施　结膜瓣遮盖时应彻底清除坏死组织，清除病灶时动作轻柔，避免造成后弹力层膨出或角膜穿孔。

2. 常见处理　对已经发生角膜穿孔的病例，可在做好的结膜瓣下方剥离小块结膜囊组织，全周缝合于穿孔处，堵塞封闭角膜穿孔，或行小直径穿透或板层角膜移植术，再覆盖上层结膜瓣。

（四）结膜瓣缺血坏死、脱落

1. 原因　结膜瓣的蒂太窄，结膜的血供比较差。

2. 预防措施及常见处理　手术时所取用的结膜瓣应足够大，以充分覆盖病变角膜区域；结膜瓣应充分松解，避免缝合后结膜张力过大引起缝线处撕裂，结膜瓣脱落：结膜瓣宜薄而均匀，过厚容易发生结膜瓣回退。

【常用的物品准备】

1. 耗材　缝线（根据医师需求开取缝线）、一次性便携式电凝刀、生物羊膜、吸血海绵、无菌敷料、无菌棉签等。

2. 器械　整形器械、双极电凝线、双极电凝头等。

3. 仪器　高频电刀仪。

【护理配合技巧】

1. 手术中若出现并发症，配合护士应沉着、冷静、准确、头脑清楚、反应敏捷，对特殊用物定位放置，密切关注手术进展保证及时供给，以利于手术的顺利进行。

2. 评估患者对疼痛的耐受情况，对疼痛敏感而耐受力低的患者术中及时加用麻醉药，减轻患者疼痛。

3. 术中出现并发症，手术时间将比预期的时间久，术中应密切观察患者的生命体征，安抚好患者情绪，有特殊情况及时配合医师处理。

第9章

角膜手术护理配合

一、角膜移植术护理配合

角膜移植术是用健康透明的供体角膜，替换已遮挡患眼视轴的或将导致眼球失去完整性的病变角膜。供体角膜的来源，有自体、同种和异种之分。手术的目的主要是改善视力者，称为光学性角膜移植；去除感染病灶或为减轻痛苦、阻止病变恶化者，称为治疗性角膜移植术；保持组织结构完整性者，称为整复性角膜移植术；改善外观者，称为美容性角膜移植术。临床上常用的手术方式有板层角膜移植术和穿透性（全层）角膜移植术两种。

（一）板层角膜移植术护理配合

板层角膜移植术是一种部分厚度的角膜移植。手术时切除角膜前面的病变组织，留下底层组织作为移植床。以间断缝线固定，植片和植床必须平整及互相吻合，才能得到良好的光学效果。移植床通常很薄，甚至仅留后弹力层和内皮层。故凡角膜病变未侵犯角膜基质深层或后弹力层，而内皮生理功能健康或可复原者，均可行板层角膜移植术。

【手术适应证】

1. 浅层角膜病变，包括瘢痕、营养不良、变性、肿瘤。

2. 角膜病变虽已累及角膜全层组织，但为了改善植床条件，以备进行穿透性角膜移植术，而先行板层角膜移植术。

【手术禁忌证】

1. 眼睑、结膜、泪囊和眼内活动性炎症者。

2. 中、重度眼干燥症患者。

3. 眼压控制不满意的青光眼患者。

4. 严重弱视或视网膜、视神经病变，导致术后难以改善视功能者。

5. 眼内恶性肿瘤者。

6. 全身严重疾病不能耐受手术者。

7. 粘连性角膜白斑。

8. 角膜深层活动性病变，估计不能剖切干净病变组织者。

【术前准备】

1. 物品准备

(1) 常规物品：眼科手术包、无菌手术衣、无菌显微镜帽、无菌手套、无菌注射器（2ml注射器、5ml注射器、球后注射器）、吸血海绵、无菌棉签、眼科专用手术膜、眼罩、胶布。

(2) 特殊耗材：供体角膜材料、15号圆刀片、15°穿刺刀、10-0尼龙线、粘弹剂、角膜绷带镜。

备：5-0慕丝线、6-0可吸收线、画线笔、角膜负压环钻。

(3) 常规药品：眼内灌注液（BSS）、利多卡因注射液、布比卡因注射液、肾上腺素注射液、表面麻醉剂、眼膏（根据医嘱）。

2. 器械准备　角移器械、角膜固定环、角膜垫、角膜环钻（术前与主刀医师确定好环钻型号大小）。

备：囊膜剪。

3. 仪器准备

(1) 眼科手术显微镜：检查手术显微镜，确保目镜、物镜镜头的清晰。接通电源，开启电源开关，检查显微镜是否处于功能完好状态。根据手术医师双眼情况调节好目镜的屈光度与瞳距。

(2) 手术床：检查手术床是否处于功能完好状态，根据手术医师及患者的情况调整好手术床的高度及头位。

4. 患者准备

(1) 术眼瞳孔：观察瞳孔是否缩小。

(2) 麻醉方式

1) 表面麻醉：用棉签拭去泪液，嘱患者向上方注视，拉开下眼睑，使用盐酸丙美卡因，滴1～2滴于下方结膜囊内，再嘱患者轻轻闭合眼睑。术前15分钟开始，每隔5分钟滴一次，共3次。术中追加麻醉药时需使用新开启的。药物可能引起角膜上皮损伤。

2) 局部麻醉：用利多卡因注射液50mg加布比卡因注射液18.75mg行球后及眼轮匝肌麻醉。

3) 无法配合或无法耐受局部麻醉的患者可采用全身麻醉。

(3) 手术体位：仰卧位。

【手术配合】

1. 手术安全核查　手术开始前进行手术安全核查，确认患者信息无误。

2. 消毒铺巾、结膜囊消毒

(1) 消毒铺巾：配合医师用5%聚维酮碘溶液消毒眼睑及眼周围皮肤并包头、铺巾。

(2) 结膜囊消毒：巡回护士用棉签显露下睑穹窿部，往结膜囊滴入2滴5%聚维酮碘溶液，计时3分钟。

3. 手术摆台（图 9-1）

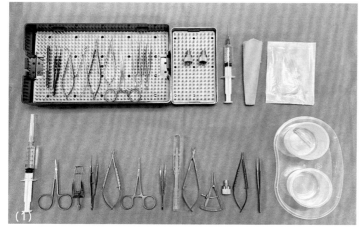
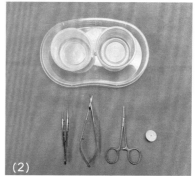

图 9-1　手术摆台

4. 手术步骤（图 9-2）及护理配合（表 9-1）

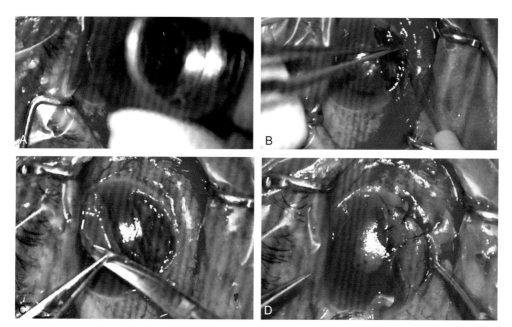

图 9-2　手术步骤示意图

A. 确认角膜植床直径；B. 切除病变组织；C. 做角膜植片；D. 缝合固定植片

表 9-1　手术步骤及护理配合

手术步骤	护理配合
1. 局部麻醉	递麻药眼球后及眼轮匝肌麻醉，在球后注射拔出针头后，将两块纱布放于闭合的眼睑上，用手掌加压，使眼球充分软化
2. 贴膜、开睑	贴膜，递小直剪剪开贴膜，开睑器开睑，确认结膜囊消毒满 3 分钟后用眼内灌注液冲洗结膜囊

手术步骤	护理配合
3. 固定眼球	(1) 递显微有齿镊 + 显微针持夹持 5-0 慕丝线，做上下直肌牵引固定缝线 (2) 递蚊式血管钳固定缝线
4. 确认角膜植床直径	根据病灶深度、波及的范围递大小合适的受体环钻划痕确定植床边界
5. 切除病变组织	(1) 递显微有齿镊 +15° 刀，划痕处切开达到合适的深度，递角膜剪切除病变或混浊的角膜组织 (2) 与主刀医师确认是否留取组织送病理检查
6. 做角膜植片	(1) 递新手套给主刀医师更换后取材料 (2) 提供合适规格的供体角膜环钻，与医师共同核对后将植片与保存液摇匀迅速倒入无菌杯，如为甘油保存角膜片，应反复用灭菌注射用水漂洗，至少冲洗 250ml。如为 − 20℃ 或 − 80℃ 保存的材料，使用前应先用 37℃ 温水解冻 (3) 递环钻，在取材料台上钻取移植片（所用的环钻一般比植床大 0.25 ～ 0.5mm） (4) 将角膜植片进行板层分离，角膜内皮面打上粘弹剂保护，置于无菌杯中备用 (5) 留取部分供体植片做培养 (6) 递新手套给主刀医师更换
7. 缝合固定植片	(1) 将移植片覆盖于植床上，递显微有齿镊 + 显微针持夹持 10-0 尼龙线将植片间断或连续缝合 (2) 递显微无齿镊，将线埋在基质内
8. 佩戴绷带镜	取下开睑器，检查术区创面平整，术眼佩戴角膜绷带镜
9. 包扎术眼	(1) 巡回护士在患者的结膜囊内涂眼药膏 (2) 递纱布覆盖、用胶布固定

【手术配合要点】

1. 术前仔细检查手术器械的性能，尤其确保环钻锋利，提供环钻时必须与手术医师认真核对规格型号，以保证手术顺利完成。

2. 协助麻醉医师为全身麻醉患者建立静脉通道并保持畅通，采取复合保温措施，以免术中出现低体温。全身麻醉患者应予以非术眼保护，避免因眼睑闭合不全导致的暴露性角膜炎。

3. 角膜供体取材的医学标准、保存技术应符合相关规范，排除病毒性肝炎、梅毒、AIDS 等使用绝对禁忌证。

4. 供体眼球处置后，应按要求妥善存放，避免污染、损伤。

5. 切除供体角膜后需更换手术器械方可继续进行手术。

6. 病变的角膜组织或细胞成分如需进行病理或培养检查，应根据要求协助医师留取并及时送检。

7. 手术患者需关注术前眼压情况，手术开始前需排尽小便。

8. 局部麻醉手术时，患者处于清醒状态，注意交谈方式方法，勿讨论和手术无关的话题。

9. 对局部麻醉手术患者，评估患者对疼痛的耐受情况，对疼痛敏感而耐受力低的患者术中及时加用麻醉药，减轻患者疼痛。

10. 巡回护士应密切关注手术进程，督导手术相关人员遵循无菌技术操作原则。及时提供术中所需物品，并严格执行物品清点查对制度，按照清点时机，对手术器械、敷料、缝针及特殊物品等实施双人逐项唱点并准确记录。

11. 告知患者避免用力咳嗽，保持大便通畅，以免切口裂开。

【拓展知识】

板层角膜移植具有许多穿透性角膜移植不能相比的优点。

1. 手术较安全：由于手术无须切开前房，很少发生术后浅前房及眼内感染等合并症。特别对于有精神病或眼球震颤的患者，板层角膜移植应为首选。

2. 许多眼病如严重化学伤或烧伤，大面积活动性炎症或溃疡，角膜新生血管特别多的广泛角膜白斑、角膜明显变薄等，不宜做穿透性角膜移植，但可行板层角膜移植，即使术后视力不佳，也可改善角膜状态而为日后的穿透性角膜移植提供较好条件，增强复明效果。

3. 手术面积不受限制：可作任何形式或包括部分巩膜在内的板层角膜移植。

4. 对移植材料的要求较低：手术时间可随意安排，即使是长期保存的灭活材料亦可使用。

5. 排斥反应的发生率低：由于没有内皮细胞，板层移植排斥反应的发生率相当低，一般仅为 4% ～ 5%。

（二）穿透性角膜移植术护理配合

穿透性角膜移植指的是包括所有 5 层角膜结构在内的全层角膜移植，主要目的是提高视力、恢复角膜的完整性或控制角膜病变。

【手术适应证】

1. 角膜混浊。

2. 圆锥角膜。

3. 角膜变性和营养不良。

4. 角膜内皮功能失代偿。

5. 角膜严重的化脓性感染。

【手术禁忌证】

1. 相对禁忌证

（1）眼睑、结膜、泪囊和眼内活动性炎症者。

（2）中、重度眼干燥症患者。

2. 绝对禁忌证

（1）眼压控制不满意的青光眼患者。

（2）严重弱视或视网膜、视神经病变，导致术后难以改善视功能者。

（3）眼内恶性肿瘤者。

（4）全身严重疾病不能耐受手术者。

【术前准备】

1. 物品准备

（1）常规物品：眼科手术包、无菌手术衣、无菌显微镜帽、无菌手套、无菌注射器（2ml 注射器、5ml 注射器、球后注射器）、吸血海绵、无菌棉签、眼科专用手术膜、眼罩、胶布。

（2）特殊耗材：供体角膜材料、内皮植入器、15 号圆刀片、15°穿刺刀、巩膜隧道刀、10/0 尼龙线、粘弹剂、角膜绷带镜。

备：5-0 慕丝线、6-0 可吸收线、画线笔、角膜负压环钻。

（3）常规药品：眼内灌注液（BSS）、利多卡因注射液、布比卡因注射液、肾上腺素注射液、表面麻醉剂、眼膏（根据医嘱）。

2.器械准备　角移器械、角膜固定环、角膜垫、角膜环钻（术前跟主刀医师确定好环钻型号大小）。

备：囊膜剪。

3.仪器准备

（1）眼科手术显微镜：检查手术显微镜，确保目镜、物镜镜头的清晰。接通电源，开启电源开关，检查显微镜是否处于功能完好状态。根据手术医师双眼情况调节好目镜的屈光度与瞳距。

（2）手术床：检查手术床是否处于功能完好状态，根据手术医师及患者情况调整好手术床的高度及头位。

4.患者准备

（1）术眼瞳孔：观察瞳孔是否缩小。

（2）麻醉方式

1）表面麻醉：用棉签拭去泪液，嘱患者向上方注视，拉开下眼睑，使用盐酸丙美卡因，滴1～2滴于下方结膜囊内，再嘱患者轻轻闭合眼睑。术前15分钟开始，每隔5分钟滴一次，共3次。术中追加麻醉药时需使用新开启的。药物可能引起角膜上皮损伤。

2）局部麻醉：用利多卡因注射液50mg加布比卡因注射液18.75mg行球后及眼轮匝肌麻醉。

3）无法配合或无法耐受局部麻醉的患者可采用全身麻醉。

（3）手术体位：仰卧位。

【手术配合】

1.手术安全核查　手术开始前进行手术安全核查，确认患者信息无误。

2.消毒铺巾、结膜囊消毒

（1）消毒铺巾：配合医师用5%聚维酮碘溶液消毒眼睑及眼周围皮肤并包头、铺巾。

（2）结膜囊消毒：巡回护士用棉签显露下睑穹窿部，往结膜囊滴入2滴5%聚维酮碘溶液，计时3分钟。

3.手术摆台（图9-3）

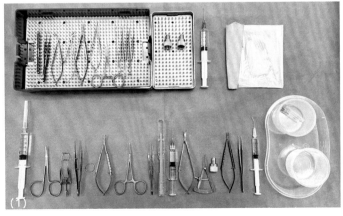
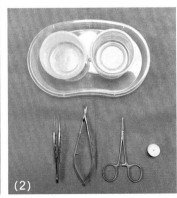

图9-3　手术摆台

4. 手术步骤（图 9-4）及护理配合（表 9-2）

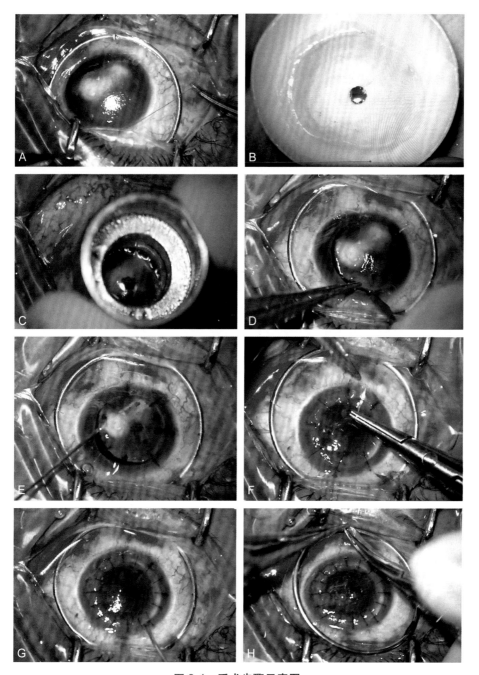

图 9-4　手术步骤示意图

A. 固定眼球；B. 做角膜植片；C. 做角膜植床（1）；D. 做角膜植床（2）；E. 做角膜植床（3）；F. 固定植片；
G. 重建前房；H. 拆除角膜固定环

表 9-2 手术步骤及护理配合

手术步骤	护理配合
1. 局部麻醉	递麻醉药行眼球后及眼轮匝肌麻醉，在球后注射拔出针头后，将2块纱布放于上面，用手掌加压，使眼球充分软化
2. 贴膜、开睑	贴膜，递小直剪剪开贴膜，开睑器开睑，确认结膜囊消毒满3分钟后用眼内灌注液冲洗结膜囊
3. 固定眼球	(1) 放置角膜固定环，递显微有齿镊和显微针持夹持6-0可吸收线分别穿过固定环3、6、9、12点位固定眼球 (2) 或者递显微有齿镊+显微针持夹持5-0慕丝线，做上下直肌牵引固定缝线 (3) 递蚊式血管钳固定缝线
4. 做角膜植片	(1) 递新手套给主刀医师更换后取材料 (2) 提供规格合适的供体角膜环钻，与医师共同核对后将植片与保存液摇匀迅速倒入无菌药杯，如为甘油保存角膜片，应反复用灭菌注射用水漂洗，至少冲洗250ml。如为 − 20℃或 − 80℃保存的材料，使用前应先用37℃温水解冻 (3) 递环钻，垂直于角膜表面，向下轻压，切开部分角膜，尖刀刺开切口，避免伤及虹膜，递角膜剪沿环钻的切口切开剪下角膜，植片应大于植床0.25～0.5mm (4) 留取部分供体植片做培养 (5) 将角膜植片角膜内皮面打上粘弹剂保护，置于无菌杯内 (6) 递新手套给主刀医师更换
5. 做角膜植床	(1) 递受体环钻定位，受体环钻垂直于角膜表面，向下轻压，深度约3/4角膜厚度 (2) 递15°穿刺刀，行前房穿刺后，注入粘弹剂，避免虹膜脱出 (3) 递显微有齿镊和角膜剪，沿环钻切面加深全周切口，剪除病变角膜，边剪边做预置缝合 (4) 与主刀医师确认是否留取受体病变组织送病理检查
6. 固定植片	(1) 将角膜植片移至植床上，递显微有齿镊和显微针持夹持10-0尼龙线在12、6、3、9点位间断缝合固定，再在4个象限内连续缝合或间断缝合，共16针 (2) 递显微无齿镊，将线埋在基质内
7. 重建前房	递水针从角膜伤口缝线间隙伸入冲洗前房，注入眼内灌注液（BSS）或消毒空气，确定形成前房，防止虹膜前粘连的发生
8. 拆除角膜固定环	递显微有齿镊+角膜剪，拆除角膜固定环
9. 包扎术眼	(1) 巡回护士在患者的结膜囊内涂眼药膏 (2) 递纱布覆盖、用胶布固定

【手术配合要点】

同"板层角膜移植术护理配合"。

【拓展知识】

粘弹性物质在角膜移植中的应用　角膜移植术中常应用粘弹性物质保护角膜内皮、上皮，重建前房及分离粘连。常用的粘弹性物质有 3 种：透明质酸钠、硫酸软骨素及甲基纤维素。

（1）在供体前房注入粘弹性物质，可使用环钻完全钻穿角膜，使植片正圆，边缘垂直，当采用由内皮面刻切法取植片时，刻切出移植片后放入粘弹性物质于内皮面，可防止损伤内皮细胞。滴在上皮面可以防止植片上皮水肿及脱落。

（2）做植床时，当环钻部分钻穿前房时，可由伤口注入少量粘弹性物质以保护虹膜及晶状体免受损伤，但注入量不宜过多，否则粘弹剂可能会经瞳孔进入后房，造成后房压力增高，引起一系列并发症。如果术眼为血管化的角膜，注入透明质酸钠后，可防止切口出血渗入前房。

（3）缝合植片时，前房注入粘弹性物质可使缝合易行，且保护内皮。若术眼有人工晶状体，在人工晶状体表面注入粘弹性物质可防止其与内皮接触而损伤植片内皮。埋藏线结时线结表面涂少许粘弹剂，可使线结容易埋入线道。

（4）对于难以注液分隔虹膜及重建前房的术眼，当移植片的缝合完成后，可由患眼的角膜缘部做一小切口，注入透明质酸钠以重建前房，且用注透明质酸钠的钝针头边注边分离前粘连的虹膜，可以满意地重建前房。以透明质酸钠重建前房时，术后 12 小时内会有一过性眼压增高，可静脉滴注甘露醇，给予控制。

二、角膜内皮移植术护理配合

角膜内皮术仅置换患者的角膜内皮，而保留患者正常的角膜上皮和基质，它将传统的开放式手术变成相对闭合的手术方式。同时保留了患者健康的角膜上皮和基质，保证了眼表的相对完整性。

【手术适应证】

1. 治疗各种原因引起的大疱性角膜病变。

2. Fuchs 角膜内皮营养不良。

3. 虹膜角膜内皮综合征（ICE 综合征）。

4. 穿透性角膜移植术后内皮失代偿者。

【手术禁忌证】

1. 眼睑、结膜、泪囊和眼内活动性炎症者。

2. 角膜基质内明显瘢痕及混浊的患者。

3. 眼压控制不满意的青光眼患者。

4. 严重弱视或视网膜、视神经病变，导致术后难以恢复有效视功能者。

5. 眼内恶性肿瘤者。

6. 全身严重疾病不能耐受手术者。

【术前准备】

（一）物品准备

1. 常规物品　眼科手术包、无菌手术衣、无菌显微镜帽、无菌手套、无菌注射器（2ml 注射器、5ml 注射器、球后注射器）、吸血海绵、无菌棉签、眼科专用手术膜、眼罩、胶布。

2. **特殊耗材**　供体角膜材料、画线笔、15 号圆刀片、15°穿刺刀、2.8mm 穿刺刀、巩膜隧道刀、10-0 尼龙线、粘弹剂。

备：5-0 慕丝线、角膜负压环钻。

3. **常规药品**　眼内灌注液（BSS）、利多卡因注射液、布比卡因注射液、肾上腺素注射液、表面麻醉剂、眼膏（根据医嘱）。

（二）器械准备

角移器械、角膜内皮器械、角膜垫、角膜环钻。

备：角膜上皮刮刀、剥膜镊、前房维持器。

（三）仪器准备

1. **眼科手术显微镜**　检查手术显微镜，确保目镜、物镜镜头的清晰。接通电源，开启电源开关，检查显微镜是否处于功能完好状态。根据手术医师双眼情况调节好目镜的屈光度与瞳距。

2. **手术床**　检查手术床是否处于功能完好状态，根据手术医师及患者的情况调整好手术床的高度及头位。

3. **角膜板层刀**　接通电源，开启电源开关，检查角膜板层刀是否处于功能完好状态，根据主刀医师要求调试好参数。

4. **手持裂隙灯**　检查裂隙灯是否处于功能完好状态。

（四）患者准备

1. **术眼瞳孔**　观察瞳孔是否缩小。

2. **麻醉方式**

（1）表面麻醉：用棉签拭去泪液，嘱患者向上方注视，拉开下眼睑，使用盐酸丙美卡因，滴 1～2 滴于下方结膜囊内，再嘱患者轻轻闭合眼睑。术前 15 分钟开始，每隔 5 分钟滴一次，共 3 次。术中追加麻药时需使用新开启的。药物可能引起角膜上皮损伤。

（2）局部麻醉：用利多卡因注射液 50mg 加布比卡因注射液 18.75mg 行球后及眼轮匝肌麻醉。

（3）无法配合或无法耐受局部麻醉的患者可采用全身麻醉。

3. **手术体位**　仰卧位。

【**手术配合**】

1. **手术安全核查**　手术开始前进行手术安全核查，确认患者信息无误。

2. **消毒铺巾、结膜囊消毒**

（1）消毒铺巾：配合医师用 5% 聚维酮碘溶液消毒眼睑及眼周围皮肤并包头、铺巾。

（2）结膜囊消毒：巡回护士用棉签显露下睑穹窿部，往结膜囊滴入 2 滴 5% 聚维酮碘溶液，计时 3 分钟。

3. 手术摆台（图 9-5）

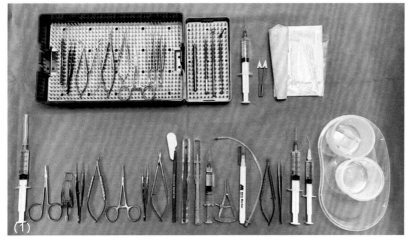

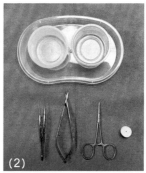

图 9-5 手术摆台

4. 手术步骤（图 9-6）及护理配合（表 9-3）

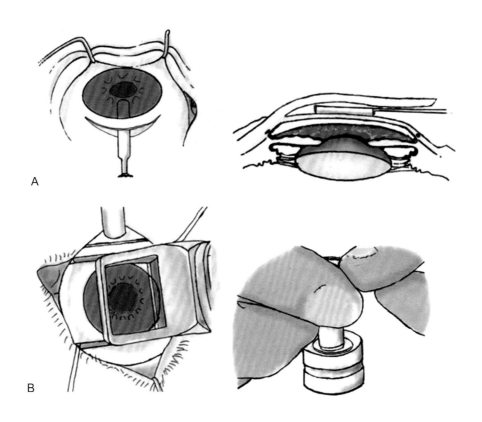

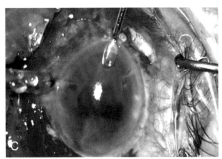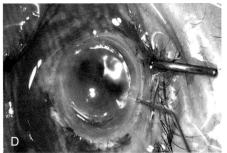

图 9-6 手术步骤示意图

A. 剖切板层移植床；B. 做供体角膜内皮移植片；C. 植入角膜内皮；D. 固定移植片

表 9-3 手术步骤及护理配合

手术步骤	护理配合
1. 局部麻醉	递麻药行眼球后及眼轮匝肌麻醉，在球后注射拔出针头后，将 2 块纱布放于闭合的眼睑上，用手掌加压，使眼球充分软化
2. 贴膜、开睑	贴膜，递小直剪，剪开贴膜，开睑器开睑，确认结膜囊消毒满 3 分钟后用眼内灌注液冲洗结膜囊
3. 固定眼球	(1) 递显微有齿镊 + 显微针持夹持 5-0 慕丝线，做上、下直肌牵引固定缝线 (2) 递蚊式血管钳固定缝线
4. 做手术主切口	(1) 递显微有齿镊和角膜剪，沿角膜缘剪开 11 ~ 1 点位球结膜，电凝止血 (2) 递显微有齿镊 + 巩膜隧道刀距角膜缘外约 1mm 巩膜做角巩膜切口 (3) 递 2.8mm 穿刺刀由巩膜缘隧道内切口穿刺入前房
5. 做手术侧切口	递显微有齿镊 +15° 穿刺刀在 3 点位、6 点位及 9 点位做角膜侧切口，前房注入粘弹剂
6. 确定角膜移植床直径	(1) 递环钻 + 画线笔，根据角膜的大小用直径 7.5 ~ 8.5mm 的环钻在上皮面压出印痕，用画线笔标记印痕，作为角膜后板层基质剪除的范围 (2) 递显微有齿镊和角膜剪，沿标记线剪除水肿、混浊的角膜上皮
7. 剖切板层移植床	(1) 递角膜内皮刀，自主切口插入前房按标记范围切开内皮层及后弹力层 (2) 递角膜内皮剥离钩，沿标记线钝性分离角膜内皮层及后弹力层，完整取出游离角膜内皮层及后弹力层 (3) 与主刀医师确认是否留取组织送病理检查 (4) 递前房维持器，从侧切口插入前房灌注，维持前房，彻底清除前房内粘弹剂
8. 做供体角膜内皮移植片	(1) 供体角膜放在人工前房上，刮除角膜上皮，采用角膜板层刀切削供体角膜，保留角膜床厚度 100μm 左右，表面标记（"F"标记），将内皮面向上，用 7.5 ~ 8.5mm 环钻钻取供体角膜，将钻切后包含角膜内皮、后弹力层、部分角膜后基质的移植片留在切割枕，内皮面涂少许粘弹剂，内皮面对折备用 (2) 取剩余角膜植片边缘约 1mm，送细菌培养

续表

手术步骤	护理配合
9. 植入角膜内皮	（1）递内皮植入器，以内皮面朝内折叠装入内皮植入器 （2）将植片通过主切口推注进入前房，6 点位切口伸入眼内镊将内皮移植片拉入前房 （3）递水针前房内注入眼内灌注液，使供体角膜移植片展开，调整移植片位置使其与移植床基质固定
10. 缝合切口	递显微有齿镊 + 显微针持夹持 10-0 尼龙线缝合主切口及结膜切口
11. 固定移植片	递 5ml 注射器抽消毒空气向前房内注入消毒空气顶压并固定移植片，气泡边缘应过移植片边缘 1.0mm 以上，使移植片与移植床紧密结合
12. 形成前房	递水针封闭角膜切口，调整眼压及切口密闭情况
13. 检查移植片	递手持裂隙灯观察移植片及移植床对位是否良好，无层间积液，前房气泡位于中央，前房深度正常
14. 拆除牵引线	递角膜剪，拆除牵引线
15. 包扎术眼	（1）巡回护士在患者的结膜囊内涂眼药膏 （2）递纱布覆盖、用胶布固定

【手术配合要点】

1. 术后将患者平车转运至病床，避免大幅度移动。患者的体位配合十分重要，术后 24 小时应尽量保持平卧位，保证气泡稳定于移植片下方。

2. 所有物品应提前准备妥善，不能耽误手术进展，护理操作轻柔，保持室内安静。

3. 余同"板层角膜移植术护理配合"。

三、角膜移植手术术中常见并发症护理配合

【常见并发症】

（一）板层移植床穿破

1. 原因　手术者在环钻移植床或加深剖切移植床阶段时，施力过大，或环钻深度过深，导致移植床穿破。

2. 预防措施　手术者手术前应细致地做裂隙灯检查，牢记术眼角膜的厚薄情况，剖切移植床时，保持手术刀倾斜方向，按角膜板层结构剖切，切忌垂直向下及过度施压。如果要在很薄的角膜基质上继续剖切，可在角膜周边部穿刺，排出少许房水，在适度降低眼压情况下剖切，也是避免穿破的好方法。

3. 常见处理

（1）如果穿破口较小又在角膜边缘，可以继续行板层角膜移植术，手术后前房内注入消毒空气形成气密前房。

（2）如穿破口较大，超过 1mm，有新鲜供体角膜备用，可改行穿透角膜移植手术；如眼库没有新鲜供体角膜备用，可以将板层角膜原位缝合，之后前房内注入消毒空气形成气密前房，待二期再行穿透角膜移植术。

（3）发生在环钻移植床阶段或用手术刀划界阶段，则缝合穿破口，停止手术，角膜缘

做侧切口注入消毒空气泡，重建前房。

（二）虹膜、晶状体损伤

1. 虹膜损伤　预防措施及常见处理：用剪刀完成移植床时，有损伤虹膜的危险，较易发生在术中眼压控制不佳，虹膜晶状体隔隆起的情况下更易剪破虹膜，如裂口大可用 10-0 尼龙线缝合，或做虹膜节段切除，以防双瞳。用剪刀完成移植床时应确保剪刀在正确位置，一次剪除角膜组织不要过多，可避免损伤虹膜。

2. 晶状体损伤

（1）原因：广泛且浓密的角膜混浊，手术时看不清前房，而瞳孔又散大。晶状体失去虹膜的保护，或广泛的虹膜前粘连导致前房浅甚至消失，钻穿移植床时无房水流出，造成判断失误，损伤晶状体。此外，手术器械碰撞晶状体，缝合虹膜时缝针尖端或边缘的锋利部位接触晶状体，也可引起晶状体损伤或囊膜破裂。

（2）预防措施：包括术前缩瞳，充分利用虹膜对晶状体的保护作用。前房浅者切开前房后，注入粘弹剂分离虹膜前粘连，并加深前房，减少晶状体受损伤风险。做移植床时，先做角膜厚度 2/3 深度的环钻切口，然后在有虹膜的部位用刀片切开前房，用剪刀完成移植床，可有效避免这类并发症的发生。

（3）常见处理：如发生此种意外，应做晶状体囊外摘除术，眼部条件较好者可联合人工晶状体植入。

（三）角膜、虹膜或睫状体出血

1. 角膜出血　预防措施及常见处理：新生血管多的角膜，环钻时角膜切口出血，可用海绵拭子或棉签压迫止血，出血制止后才剪下角膜片。对于血管化的角膜，用环钻做移植床切穿部分角膜后，即由切口注入少量粘弹剂于前房，可防止血液流入前房。但切勿注入过多，导致粘弹剂进入后房，使制移植床时虹膜膨出。

2. 虹膜睫状体出血　预防措施及常见处理：在无晶状体眼、虹膜组织广泛前粘连、需做复杂的眼前段手术，如分离虹膜前粘连、剪除病变的虹膜或前房的机化膜、分离房角、缝合虹膜瞳孔成形等会导致出血，做周边虹膜切除预防瞳孔阻滞，亦可导致出血，可用小棉签压迫出血点以止血，制止出血后，要冲洗干净血凝块。如为无晶状体眼，血液已流入前段玻璃体，可采用玻璃体切除清除前段血染的玻璃体及血凝块。

（四）爆发性脉络膜上腔出血

1. 原因　穿透性角膜移植手术时脉络膜上腔出血的发生机制不清，可能与眼球的突然、长时间减压，造成受累区脉络膜毛细血管尤其是脆性较大的血管管壁内外压力差急剧增加有关。

2. 临床表现　后房压力升高、玻璃体前部膨胀和（或）直接观察到脉络膜脱离，呈棕褐色山丘状或半球状隆起，且逐渐发展。最后眼内容物通过植孔大量脱出。患者常伴有烦躁不安。

3. 预防措施

（1）术前谈话，尽可能缓解患者的紧张情绪。

（2）麻醉充分，必要时全身麻醉。

（3）充分降低眼压、软化眼球及镇痛。

（4）控制血压及心率，保持患者头位高于胸。

4. 常见处理　一旦发现脉络膜上腔出血的先兆或症状，当务之急为立即关闭切口，中止手术，应用降眼压和脱水药物，请眼底病科医师协助处理。

（五）角膜内皮移植片脱落

1. 原因

（1）手术过程中注入的消毒空气太少，没有将内皮层和角膜基质层紧密黏附。

（2）手术后患者没有严格按照医嘱限制体位，导致内皮移植片脱落。

2. 预防措施及常见处理　再次手术，重新注入消毒空气，将脱落的内皮移植片在气泡的作用下复位。

【常用的物品准备】

1. 耗材　缝线（根据医师需求开取缝线）、玻璃体切割头、一次性便携式电凝刀、吸血海绵、无菌敷料、无菌棉签等。

2. 器械　白内障囊外器械、玻璃体视网膜手术器械、双极电凝线、双极电凝头等。

3. 仪器　高频电刀仪、超声乳化仪。

【护理配合技巧】

1. 手术中若出现并发症，配合护士应沉着、冷静、准确、头脑清楚、反应敏捷，对特殊用物定位放置，及时关注手术进展保证及时供给，以利于手术的顺利进行。

2. 评估患者对疼痛的耐受情况，对疼痛敏感而耐受力低的患者术中及时加用麻醉药，减轻患者疼痛。

3. 配合护士应确保电凝设备及负压吸引设备功能完好，处于备用状态。

4. 术中出现并发症，手术时间将比预期时间久，术中应密切观察患者的生命体征，安抚好患者情绪，有特殊情况及时配合医师处理。

5. 如发生突发情况，由主刀医师评估病情如无法独立处理，巡回护士应及时联系相关专科医师协助处理。

第 10 章
晶状体手术护理配合

一、白内障超声乳化摘除联合人工晶状体植入术护理配合

目前，超声乳化白内障吸除术已成为国内大中型医院眼科治疗白内障的主流手术方式，超声乳化白内障吸除术能够通过约 3mm 或更小的切口利用超声乳化仪器将白内障粉碎乳化后吸出，并且通过此小切口植入可折叠人工晶状体。对于白内障超声乳化手术而言，晶状体核越硬，所需的超声能量越大，并发症的发生率增大，风险也就加大。手术室护士对晶状体核硬度、手术医师的习惯提前了解，并及时将超声乳化仪上各功能参数及时调整好，对于手术的顺利进行非常重要。

【手术适应证】

各种类型的白内障患者，由白内障引起的视力下降已影响日常生活和工作时。

【手术禁忌证】

1. 晶状体全脱位或大部分脱位者。

2. 白内障伴有角膜内皮细胞严重变性、角膜内皮细胞数明显减少者；角膜混浊，影响眼内结构观察者。

3. 眼内活动性炎症者，或眼部感染者。

4. 全身疾病不能耐受手术，或有严重影响手术操作的其他情况。

【术前准备】

（一）物品准备

1. 常规物品　眼科手术包、无菌手术衣、无菌显微镜帽、无菌手套、无菌注射器（5ml 注射器、2ml 注射器、1ml 注射器）、无菌冲洗针头、眼科专用手术膜、眼罩、胶布。

2. 特殊耗材　15°穿刺刀、主切口穿刺刀（按手术切口大小选择规格）、粘弹剂、超乳手术套包、人工晶状体、晶体推注器、眼内灌注液（BSS）。

3. 药物　表面麻醉剂、散瞳药、眼膏（根据医嘱）。

备：缩瞳药物（卡巴胆碱注射液）、注射用吲哚菁绿、肾上腺素注射液、利多卡因注射液。

（二）器械准备

白内障超声乳化手术器械、超声乳化手柄、注吸管、注吸手柄（弯/直）。

备：玻璃体切割头、双手注吸手柄、单包器械（囊膜剪、角膜剪、显微针持、圈匙等）。

散光晶状体备：散光定位器。

（三）仪器准备

1. 眼科手术显微镜 检查手术显微镜，确保目镜、物镜镜头的清晰。接通电源，开启电源开关，检查显微镜是否处于功能完好状态。熟知手术医师双眼情况调节好目镜的屈光度与瞳距。

2. 超声乳化仪 巡回护士提前将超声乳化仪电源开启，仪器自测完毕后，从菜单中选择当日手术医师的姓名、超声乳化手柄型号、乳化针头直径。

3. 手术床 检查手术床是否处于功能完好状态，根据手术医师及患者的情况调整好手术床的高度及头位（保持眼位呈水平位）。

（四）患者准备

1. 术眼散瞳 手术前 30 分钟用散瞳药（复方托吡卡胺滴眼液）滴术眼散瞳 3～4 次，最好散至 6mm 以上。

2. 麻醉方式

（1）表面麻醉或局部麻醉

1）表面麻醉：使用表面麻醉药（盐酸丙美卡因），滴入术眼下穹窿内 1～2 滴；术前 15 分钟开始，每隔 5 分钟滴一次，共 3 次。该药物可能引起角膜上皮损伤。

2）局部麻醉：利多卡因注射液 60mg 做筋膜囊下浸润麻醉或球后阻滞麻醉。

（2）无法配合或无法耐受局部麻醉的患者可采用全身麻醉。

3. 手术体位 仰卧位。

【手术配合】

1. 手术安全核查 手术开始前进行手术安全核查，确认患者信息无误。

2. 消毒铺巾、结膜囊消毒

（1）消毒铺巾：配合医师用 5% 聚维酮碘溶液消毒眼睑及眼周围皮肤并包头、铺巾。

（2）结膜囊消毒：巡回护士用棉签显露下睑穹窿部，往结膜囊滴入 2 滴 5% 聚维酮碘溶液，计时 3 分钟。

3. 连接管道 准备眼内灌注液，连接超乳手柄，进行测试标定，检查仪器参数。

4. 手术摆台 （图 10-1）

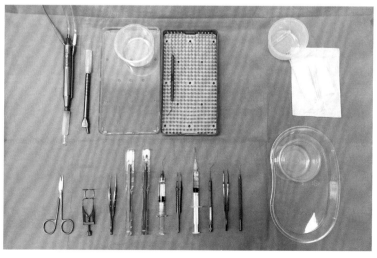

图 10-1 手术摆台

5. 手术步骤（图 10-2）及护理配合（表 10-1）

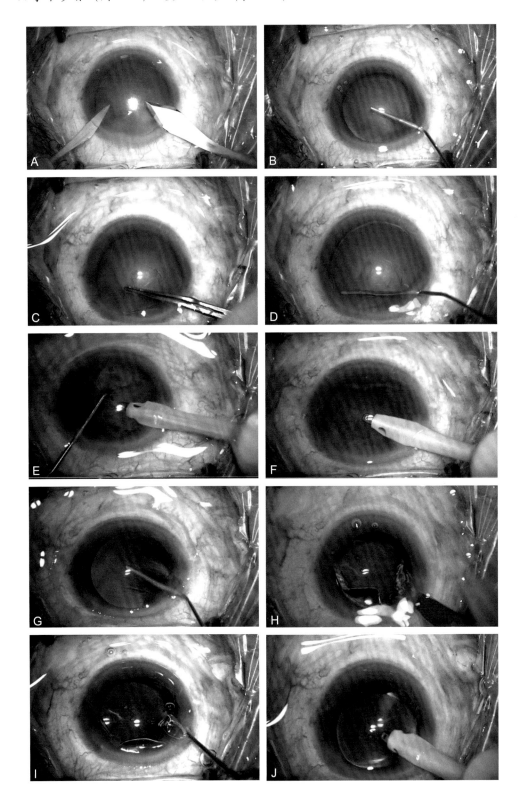

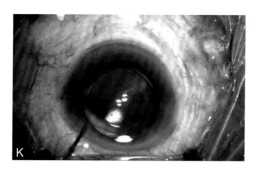

图 10-2　手术步骤示意图

A. 做角膜切口；B. 前房注入粘弹剂；C. 撕囊；D. 水分离；E. 超声乳化晶状体；F. 吸除晶状体皮质；G. 前房注入粘弹剂；H. 植入 IOL；I. 调整 IOL 位置；J. 吸除粘弹剂；K. 关闭切口

表 10-1　手术步骤及护理配合

手术步骤	手术配合
1. 贴膜、开睑	贴膜，递小直剪剪开贴膜，开睑器开睑，确认结膜囊消毒满 3 分钟后用眼内灌注液冲洗结膜囊
2. 做角膜切口	递显微有齿镊和主切口穿刺刀、15°穿刺刀分别做主切口和侧切口
3. 前房注入粘弹剂，撕囊	在前房内注入粘弹剂，递撕囊镊做连续环形撕囊
4. 水分离与水分层	用注射器针头进入前房的眼内注灌液（BSS）并连接好冲洗针头，手术医师用冲洗针头向囊膜下及晶状体内缓慢注入 BSS 使晶状体囊与皮质、晶状体皮质与核呈分离状态
5. 超声乳化晶状体	递超声乳化手柄和劈核器进行超声乳化，巡回护士再次确认超乳参数无误
6. 吸除晶状体皮质	更换为注吸手柄（I/A），巡回护士调节机器至"灌注抽吸（I/A）"模式，吸除晶状体皮质
7. 前房注入粘弹剂，植入 IOL	（1）递粘弹剂，填充囊袋 （2）巡回护士根据晶体申请单，与医师确认好 IOL 后拿取晶状体 （3）将 IOL 安装在推注器内 （4）递已安装好的 IOL，植入囊袋内
8. 调整 IOL 位置	递晶状体定位钩，调整 IOL 位置
9. 吸除粘弹剂	"灌注抽吸（I/A）"模式下，递注吸手柄（I/A），吸除粘弹剂
10. 关闭切口	递水针水密封闭角膜切口
11. 包扎术眼	（1）取下开睑器 （2）巡回护士结膜囊内涂眼药膏 （3）递纱布覆盖，巡回护士贴眼罩、胶布固定术眼

【手术配合要点】

1. 白内障患者多为老年患者，由于视力、听力、行动、理解力等方面均有所下降，应给予更多心理安慰、手术体位、手术过程舒适度等关注，术前应认真核对患者姓名和眼别。

2. 避免眼内灌注液在超声乳化或抽吸的过程中用尽，以免前房突然变浅或消失，导致并发症的发生。尽量避免在手术医师操作中更换灌注液，如确需要，必须提前告知手术医师并征得同意。

3. 配制染色剂（注射用吲哚菁绿）需使用无菌注射用水将粉末状染色剂充分稀释溶解至无颗粒状，避免颗粒残留前房内。

4. 在准备人工晶状体时需双人共同核对患者信息、手术眼别和白内障全套的检查单（包括人工晶状体的型号、度数和目标屈光度），将人工晶状体提供到手术台之前需要再次与手术医师共同核对，防止人工晶状体安置与需求不符，以免给患者带来麻烦。

5.此类手术都为显微手术，在手术室操作时应注意不要碰到手术医师的手术床，否则会影响手术，严重者引起后囊膜破裂等并发症。

6.测试超声乳化仪手柄时，针头一定要处于测试腔的灌注液中，手柄针头保持向上，以排除手柄管内气泡。

【拓展知识】

1.保持术中瞳孔的散大方法

（1）前房内注射一定浓度的肾上腺素注射液，将 1ml 1mg/ml（1∶1000）肾上腺素注射液按 1∶10 000～1∶50 000 比例稀释后行前房注射，可使部分白内障术前用散瞳药散瞳不理想者，起到一个快速增大瞳孔的效果；在术中用含 1∶1 000 000 肾上腺素的眼内冲洗液（每 500ml 平衡盐溶液加 1% 肾上腺素注射液 0.5mg）能保持术中瞳孔散大。根据手术过程的需求酌情使用冲洗液。高血压患者应慎用肾上腺素注射液，术中使用肾上腺素注射液，必须密切注意患者心率和血压的变化。

（2）在术前数天开始使用非甾体抗炎药，如双氯芬酸钠、吲哚美辛、氟比洛芬滴眼液等制剂，已被证明能够在术中有效地维持瞳孔散大状态。

2.在白内障超声乳化手术中利用吲哚菁绿（indocyanine green，ICG）来染色晶状体前囊膜，晶状体前囊膜着色后结构清晰；ICG 溶液配制：无菌环境下将 25mgICG 粉末充分溶解于 0.5ml 注射用水中，再加入 4.5ml 平衡盐溶液稀释，浓度为 0.5%。

二、白内障囊外摘除联合人工晶状体植入术护理配合

超声乳化手术技术已经日益完善，但仍然不能完全取代白内障囊外摘除术。尤其对高度近视的核性白内障、成熟期或过熟期的硬核白内障，囊外摘除手术仍是可供选择的术式之一。此外，当超声乳化手术中发生后囊膜破裂或晶状体悬韧带离断时，及时更改手术方式，将晶状体核娩出，仍然是最大限度地降低手术眼损伤的方法。因此，我们必须要掌握白内障囊外摘除术。

【手术适应证】

各种类型的白内障患者，由白内障引起的视力下降已影响日常生活和工作时。

【手术禁忌证】

1.晶状体全脱位者；晶状体半脱位者为相对禁忌证。

2.眼内活动性炎症者，或眼部感染者。

3.全身疾病不能耐受手术，或有严重影响手术操作的其他情况。

4.白内障伴有角膜内皮细胞严重变性、角膜内皮细胞数明显减少者为相对禁忌证。

【术前准备】

（一）物品准备

1.常规物品 眼科手术包、无菌手术衣、无菌显微镜帽、无菌手套、无菌注射器（5ml注射器、2ml注射器、1ml注射器）、无菌输液器、无菌冲洗针头、眼科专用手术膜、眼罩、胶布。

2.特殊耗材 15° 穿刺刀、主切口 2.8mm 穿刺刀、巩膜隧道刀、4.5 号针头、粘弹剂、一次性使用便携电凝刀、人工晶状体、眼内灌注液（BSS）。

3. 药物　表面麻醉剂、散瞳药、眼膏（根据医嘱）、注射用吲哚菁绿。

备：缩瞳药物（卡巴胆碱注射液）、肾上腺素注射液、利多卡因注射液。

（二）器械准备

白内障囊外摘除器械、抽吸手柄。

（三）仪器准备

1. 眼科手术显微镜　确保显微镜处于功能正常状态。

2. 手术床　检查手术床是否处于功能完好状态，根据手术医师及患者的情况调整好手术床的高度及头位（保持眼位呈水平位）。

（四）患者准备

1. 术眼散瞳　手术前 30 分钟用散瞳药（复方托吡卡胺滴眼液）滴术眼散瞳 3 ～ 4 次，最好散至 6mm 以上。

2. 麻醉方式

（1）表面麻醉联合局部麻醉。

1）表面麻醉：使用表面麻醉药（盐酸丙美卡因），滴入术眼下穹窿内 1 ～ 2 滴。术前 15 分钟开始，每隔 5 分钟滴一次，共 3 次。该药物可能引起角膜上皮损伤。

2）局部麻醉：利多卡因注射液 60mg 做筋膜囊下浸润麻醉或球后阻滞麻醉。

（2）无法配合或无法耐受局部麻醉的患者可采用全身麻醉。

3. 手术体位　仰卧位。

【手术配合】

1. 手术安全核查　手术开始前进行手术安全核查，确认患者信息无误。

2. 消毒铺巾、结膜囊消毒

（1）消毒铺巾：配合医师用 5% 聚维酮碘溶液消毒眼睑及眼周围皮肤并包头、铺巾。

（2）结膜囊消毒：巡回护士用棉签显露下睑穹窿部，往结膜囊滴入 2 滴 5% 聚维酮碘溶液，计时 3 分钟。

3. 手术摆台（图 10-3）

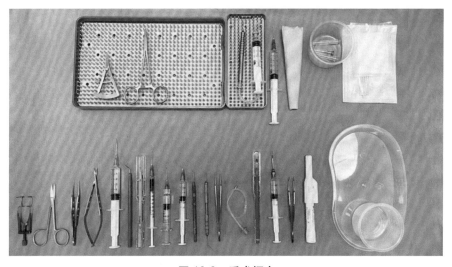

图 10-3　手术摆台

4. 手术步骤（图 10-4）及护理配合（表 10-2）

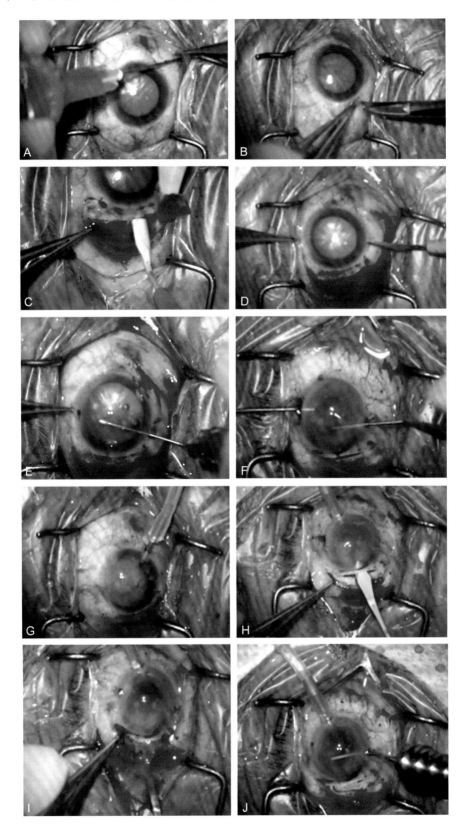

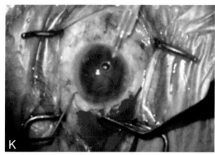
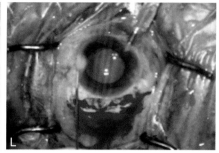
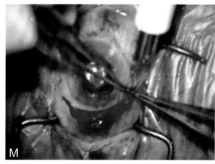

图 10-4　手术步骤示意图

A. 麻醉（局部麻醉）；B. 剪开球结膜止血；
C. 做巩膜隧道切口；D. 做角膜侧切口；
E. 截囊/撕囊；F. 分离/旋转晶状体；G. 置
入前房维持器；H. 做隧道内切口；I. 娩
出晶状体核；J. 抽吸皮质；K. 植入 IOL；
L. 封闭角膜切口；M. 封闭球结膜切口

表 10-2　手术步骤及护理配合

手术步骤	护理配合
1. 贴膜、开睑	贴膜，递小直剪剪开贴膜，开睑器开睑，确认结膜囊消毒满 3 分钟后用眼内灌注液冲洗结膜囊
2. 麻醉（局部麻醉）	（1）递显微有齿镊＋角膜剪，剪开球结膜 （2）筋膜囊下麻醉
3. 剪开球结膜止血	（1）递显微有齿镊＋角膜剪，剪开球结膜 （2）递吸血海绵＋一次性使用便携电凝刀，止血
4. 做巩膜隧道切口	（1）递圆规尺调节到 8mm，测量巩膜切口长度 （2）递显微有齿镊＋巩膜隧道刀
5. 做角膜侧切口	递显微有齿镊＋15°穿刺刀
6. 截囊/撕囊	（1）根据前囊可视程度可选择染色剂染色前囊膜 （2）递粘弹剂，填充前房 （3）用 4.5 号针头做截囊针/撕囊镊，行连续环形撕囊
7. 分离/旋转晶状体	递晶状体调位钩＋虹膜恢复器
8. 植入前房维持器	递显微有齿镊＋前房维持器植入前房维持器
9. 做隧道内切口	递显微有齿镊＋2.8mm 穿刺刀，自隧道顶端进入前房形成内切口
10. 娩出晶状体核	递显微有齿镊＋圈匙（接 2ml 注射器），同时打开灌注
11. 抽吸皮质	递抽吸手柄（5ml 注射器＋抽吸管＋抽吸手柄），手动抽吸皮质
12. 植入 IOL	（1）递粘弹剂，注入囊袋 （2）递 IOL，植入囊袋内
13. 调整 IOL 位置	递 IOL 调位钩，调整 IOL 在囊袋内的位置
14. 吸除粘弹剂	递抽吸手柄，抽吸剩余粘弹剂

续表

手术步骤	护理配合
15. 封闭角膜切口	（1）拔除前房维持器 （2）递水针水封密闭角膜切口 / 注入消毒空气
16. 封闭球结膜切口	递一次性使用便携电凝刀，显微有齿镊 2 把
17. 包扎术眼	（1）取下开睑器 （2）巡回护士结膜囊内涂眼药膏 （3）递纱布覆盖，巡回护士贴眼罩、胶布固定

【手术配合要点】

同"白内障超声乳化摘除联合人工晶状体植入术护理配合"手术配合要点 1 ～ 5 点。

三、飞秒激光辅助下的白内障超声乳化摘除联合人工晶状体植入术护理配合

近年来，随着白内障超声乳化手术的广泛开展及飞秒激光技术在白内障手术领域的逐渐应用，飞秒激光辅助的白内障手术也逐渐普及，为更稳定可预测、更安全无创、更精准智能化的屈光性白内障手术提供了新的发展方向。飞秒激光技术以其瞬时功率大，聚焦尺寸小，穿透性强，精密度高的特点成功整合于白内障手术。其主要用于术中晶状体前囊膜切开、核裂解、做透明角膜切口和角膜缘松解切口，最大限度减少了眼内操作和减小对眼组织的损伤，能够使术后屈光的预测性得到更好的效果。

【手术适应证】

同"白内障超声乳化摘除联合人工晶状体植入术"。

【手术禁忌证】

1. 无法主动配合手术，如眼球震颤、术中无法固视配合、头位不能处于正常位置或因全身性疾病不能仰卧者。

2. 眼眶、眼睑或眼球解剖结构异常致飞秒激光无法正常工作，如睑裂狭小、眼睑缺损和变形。

3. 角膜病变影响飞秒激光。

4. 前房存在血液或其他物质（如硅油等）。

5. 低眼压或角膜植入物存在。

6. 具有全身疾病不能耐受手术者。

【术前准备】

（一）物品准备

1. 常规物品　眼科手术包、无菌手术衣、无菌显微镜帽、无菌手套、无菌注射器（5ml 注射器、2ml 注射器、1ml 注射器、20ml 注射器）、无菌冲洗针头、眼科专用手术膜、眼罩、胶布。

2. 特殊耗材　飞秒套包、测试片、15°穿刺刀、主切口穿刺刀（按手术切口大小选择规格）、粘弹剂、吸血海绵、超乳手术套包、人工晶状体、晶状体推注器、眼内灌注液（BSS）。

3. 药物　表面麻醉剂、散瞳药、眼膏（根据医嘱）。

备：缩瞳药物（卡巴胆碱注射液）、注射用吲哚菁绿、肾上腺素注射液、利多卡因注射液。

（二）器械准备

1. 测试机器用物　模拟眼、患者接口的组件（PID 臂）。

2. 手术器械　PID 臂、白内障超声乳化手术器械、超声乳化手柄、注吸手柄、掀瓣器（使用激光做切口时需使用）。

备：玻璃体切割头、双手注吸手柄、单包器械（囊膜剪、角膜剪、圈匙等）；散光晶状体备：散光定位器。

（三）仪器准备

1. 眼科手术显微镜、超声乳化仪　准备同白内障超声乳化摘除联合人工晶状体植入术。

2. 手术床　床高调整到与飞秒激光仪要求的水平线平行。机器移动有一定限制，若调整不到位，医师操作时无法将机器移动到患者眼睛上；激光结束后进行超乳手术再将床高调整至医师所需的高度。

3. 飞秒激光仪　巡回护士应提前开启飞秒激光系统，按照设定的程序进行暖机及检测；输入医师信息，与医师核对患者信息及激光参数，将其输入飞秒系统。

（四）患者准备

1. 术眼散瞳　手术前 30 分钟用散瞳药（复方托吡卡胺滴眼液）滴术眼散瞳 3 ～ 4 次，必须充分散大瞳孔。

2. 保持眼位呈水平位　如果眼位不平会导致激光不能完全将前囊膜击穿，手术取出囊膜时容易撕裂。

3. 麻醉方式　表面麻醉或局部麻醉。

4. 手术体位　仰卧位。

【手术配合】

1. 手术安全核查　手术开始前进行手术安全核查，确认患者信息无误。

2. 消毒铺巾、结膜囊消毒

（1）消毒铺巾：配合医师用 5% 聚维酮碘溶液消毒眼睑及眼周围皮肤并包头、铺巾。

（2）结膜囊消毒：巡回护士用棉签显露下睑穹窿部，往结膜囊滴入 2 滴 5% 聚维酮碘溶液，计时 3 分钟。

3. 手术摆台　同"白内障超声乳化摘除联合人工晶状体植入术护理配合"

4. 手术步骤（图 10-5）及护理配合（表 10-3）

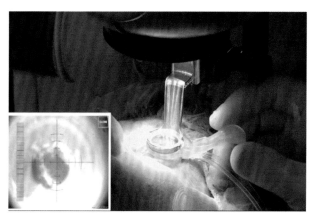

图 10-5　飞秒激光做角膜切口、撕囊、劈核

表 10-3 手术步骤及护理配合

手术步骤	护理配合
1. 飞秒激光前准备	（1）打开飞秒激光手术套包 （2）将患者接口装置组件（PID）安装好后安装在激光镜头上，将机器操作杆应移动至方便主刀医师操纵的位置（头位或术眼的对侧） （3）将 PID 注水套管与 20ml 注射器（装眼内灌注液）对接，缓慢打水将 PID 管路空气排出，与机器连接 （4）进行术前测试（激光和负压）及测试飞秒的激光镜头是否能在眼球对应的上方
2. 飞秒激光做角膜切口、撕囊、劈核	（1）确认参数设定好后，协助主刀医师进行激光系统与术眼衔接 （2）利用 3D-CSI 进行扫描成像，定位 （3）主刀医师确认手术方案，进行激光切割，一般先行晶状体前囊膜切开、晶状体核裂解、再做透明角膜切口
3. 激光结束	（1）激光结束，巡回护士必须确认操作杆收到安全的位置上，取下 PID 套件，机器回到待机位置 （2）调整床高，检查显微镜、超乳仪位置是否合适 （3）追加表面麻醉药及散瞳药，给予患者消毒及铺巾、结膜囊消毒，准备白内障手术
4. 做切口	若未做激光切口：使用穿刺刀手动切口 若已做角膜切口：掀瓣器打开切口
5. 取出囊膜	前房注入粘弹剂，递撕囊镊取出囊膜
6. 水分离	递水针，向囊膜下及晶状体内缓慢注入 BSS 使晶状体囊与皮质、晶状体皮质与核呈分离状态
7. 摘除晶状体	（1）递超声乳化手柄和劈核钩进行超声乳化 （2）更换注吸手柄，将程序改为注吸模式，抽吸剩余皮质
8. 植入人工晶状体（IOL）	（1）递粘弹剂，注入囊袋 （2）巡回护士根据晶状体申请单，与医师确认好 IOL 后拿取 （3）将 IOL 安装在推注器内 （4）递已安装好的 IOL，植入囊袋内 （5）递晶状体调位钩 （6）递注吸手柄，抽吸剩余粘弹剂
9. 关闭角膜切口	递水针水密封闭角膜切口
10. 包扎术眼	（1）取下开睑器 （2）巡回护士在患者的结膜囊内涂眼药膏 （3）递纱布覆盖，巡回护士贴眼罩、用胶布固定

其余手术步骤同"白内障超声乳化摘除联合人工晶状体植入术护理配合"。

【手术配合要点】

1. 同"白内障超声乳化摘除联合人工晶状体植入术护理配合"。

2. 飞秒激光仪对手术环境的温湿度要求比较严格，温度应控制在 19～21℃，基本稳定在 20℃，湿度控制在 30%～50%，可使飞秒激光仪保持最佳状态。

3. 手术配合人员应熟练掌握飞秒激光系统的性能和操作方法，避免因操作失误导致患者医源性伤害的发生。

四、儿童白内障摘除联合前节玻璃体切割术护理配合

儿童白内障是儿童致盲的重要原因，尽早手术是恢复视力、预防弱视的有效手段，儿童白内障远较成人白内障复杂，儿童眼组织未完全发育，手术风险大、难度高，术中容易发生并发症，除要求医师有精湛的手术技巧外，护士及时准确的配合也是保证手术成功的重要环节。

【手术适应证】

婴幼儿及儿童白内障。

【手术禁忌证】

1. 眼内活动性炎症或眼部感染。

2. 具有全身疾病不能耐受手术。

【术前准备】

（一）物品准备

1. 常规物品　眼科手术包、无菌手术衣、无菌显微镜帽、无菌手套、无菌注射器（5ml 注射器、2ml 注射器、1ml 注射器）、无菌冲洗针头、眼科专用手术膜、眼罩、胶布。

2. 特殊耗材　15°穿刺刀、主切口穿刺刀（按手术切口大小选择规格）、巩膜隧道刀、粘弹剂、超乳手术套包、眼内灌注液（BSS）、人工晶状体、晶状体推注器、一次性使用便携电凝刀、10-0 不可吸收尼龙线、玻璃体切割头。

3. 药物　表面麻醉剂、散瞳药、眼膏（根据医嘱）。

备：缩瞳药物（卡巴胆碱注射液）、注射用吲哚菁绿、肾上腺素注射液、利多卡因注射液。

（二）器械准备

白内障超声乳化手术器械、双手注吸手柄、注吸手柄、小儿开睑器、小儿撕囊镊、后囊膜镊。

备：单包器械（囊膜剪、角膜剪、显微针持、圈匙等）。

（三）仪器准备

1. 眼科手术显微镜　确保显微镜处于功能正常状态。

2. 超声乳化仪　确保超乳仪处于功能正常状态，巡回护士根据手术需要调整前节玻璃体切割模式的各项参数（包括瓶高、切割频率、切割模式、灌注流量等）。

3. 手术床　检查手术床是否处于功能完好状态，根据手术医师及患儿的情况调整好手术床的高度及头位（保持眼位呈水平位）。

（四）患者准备

1. 术眼散瞳　手术前 30 分钟用散瞳药（复方托吡卡胺滴眼液）滴术眼散瞳 3～4 次，

最好散至 6mm 以上。

2. 麻醉方式 全身麻醉。

3. 手术体位 仰卧位。

【手术配合】

1. 手术安全核查 手术开始前进行手术安全核查，确认患儿信息无误。

2. 消毒铺巾、结膜囊消毒

（1）消毒铺巾：配合医师用 5% 聚维酮碘溶液消毒眼睑及眼周围皮肤并包头、铺巾。

（2）结膜囊消毒：巡回护士用棉签显露下睑穹窿部，往结膜囊滴入 2 滴 5% 聚维酮碘溶液，计时 3 分钟。

3. 连接管道 准备眼内灌注液，连接注吸手柄、玻璃体切割头，进行测试标定，检查仪器参数。

4. 手术摆台（图 10-6）

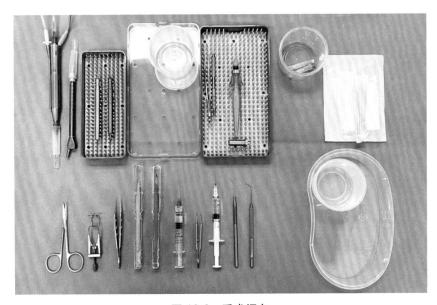

图 10-6 手术摆台

5. 手术步骤（图 10-7）及护理配合（表 10-4）

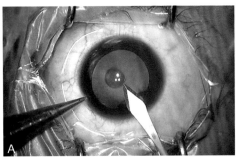
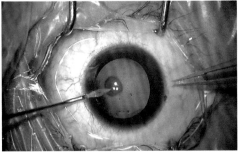

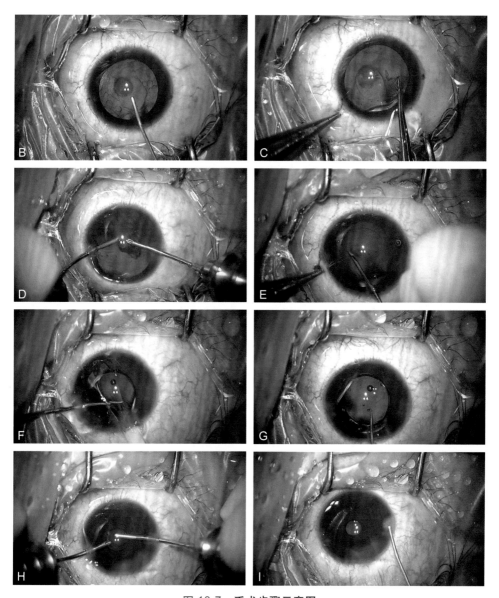

图 10-7　手术步骤示意图

A. 做角膜切口；B. 前房内注入粘弹剂；C. 撕囊；D. 吸除晶状体皮质；E. 切割前节玻璃体；F. 植入人工晶状体；G. 调整人工晶状体（IOL）位置；H. 吸除粘弹剂；I. 关闭角膜切口

表 10-4　手术步骤及护理配合

手术步骤	手术配合
1. 贴膜、开睑	贴膜，递小直剪剪开贴膜，开睑器开睑，确认结膜囊消毒满 3 分钟后用眼内灌注液冲洗结膜囊
2. 做角膜切口	递显微有齿镊和主切口穿刺刀、15°穿刺刀分别做主切口和侧切口
3. 在前房内注入粘弹剂、撕囊	在前房内注入粘弹剂，递小儿撕囊镊作连续环形撕囊。在全白内障的情况下，可采用染色剂以增强前囊膜的能见度

续表

手术步骤	手术配合
4. 水分离	递水针，向囊膜下及晶状体内缓慢注入 BSS 分离晶状体囊与皮质、晶状体核
5. 吸除晶状体皮质	"灌注抽吸（I/A）模式"下，递注吸手柄（I/A），吸除晶状体软核和皮质
6. 切割前节玻璃体	递灌注手柄和玻璃体切割头，切除增生的囊膜、瞳孔区的囊膜和机化膜，玻璃体进入前房者一并切除
7. 植入人工晶状体（IOL）	（1）递粘弹剂，填充囊袋 （2）巡回护士根据晶状体申请单，与医师确认好 IOL 后拿取 （3）将 IOL 安装在推注器内 （4）递已安装好的 IOL，植入囊袋内
8. 调整人工晶状体（IOL）位置	递晶体定位钩，调整 IOL 位置
9. 吸除粘弹剂	"灌注抽吸（I/A）模式"下，递注吸手柄（I/A），吸除粘弹剂
10. 关闭角膜切口	递水针检查切口，切口密闭良好，可直接用水针封闭角膜切口；对于前房形成困难，不能密闭的，使用 10-0 不可吸收尼龙线缝合切口
11. 包扎术眼	（1）取下开睑器 （2）巡回护士在患者的结膜囊内涂眼药膏 （3）递纱布覆盖，巡回护士贴眼罩、用胶布固定

【手术配合要点】

1. 在使用前节玻璃体切割头时一定要先进行测试，测试时应将前节玻璃体切割头浸入液体内测试，测试通过后方可使用前节玻璃体切割。

2. 如需放置人工晶状体，使用前仔细与主刀医师核对人工晶状体的型号和度数，确认好患儿的预留度数，防止患儿术后出现严重的屈光误差。

3. 双眼白内障患儿应尽量缩短手术间隔，但不建议常规在同一天内连续行双眼白内障摘除手术，以免增加双眼同时发生严重并发症的风险。

4. 儿童患者手术耐受力差，通常采用全身麻醉，手术前配合护士应完善物品准备，尽量减少不必要的操作，缩短手术时间；手术时密切监测患儿的生命体征，控制室温，安置好患儿体位，防止坠床；配合护士应熟知手术步骤，密切关注手术进展，保证手术顺利进行。

五、人工晶状体植入术护理配合

白内障患者在行晶状体摘除手术后，若没有在一期植入人工晶状体，需要再次手术以植入人工晶状体，这种再次手术的方法称为二期人工晶状体植入术。该手术由于在手术操作上的差异，需根据手术患者的术眼悬韧带和晶状体囊膜情况选择不同的手术方式和晶状体类型。

（一）二期人工晶状体植入术护理配合

【手术适应证】

1. 白内障摘除术后人工晶状体植入。

2. 无晶状体眼的二期植入。

【手术禁忌证】

1. 虹膜红变者。

2. 眼内肿瘤患者。

3. 眼内活动性炎症者，或眼部感染者。

4. 全身疾病不能耐受手术，或有严重影响手术操作的其他情况。

【术前准备】

1. 物品准备

（1）常规物品：眼科手术包、无菌手术衣、无菌显微镜帽、无菌手套、无菌注射器（5ml 注射器、2ml 注射器、1ml 注射器）、无菌冲洗针头、眼科专用手术膜、眼罩、胶布。

（2）特殊耗材：15°穿刺刀、主切口穿刺刀（按手术切口大小选择规格）、粘弹剂、超乳手术套包、人工晶状体、晶体推注器、眼内灌注液（BSS 液）。

（3）药物：表面麻醉剂、散瞳药、眼膏（根据医嘱）。

备：缩瞳药物（卡巴胆碱注射液）、肾上腺素注射液、利多卡因注射液。

2. 器械准备　白内障超声乳化手术器械、注吸手柄

备：玻璃体切割头、双手注吸手柄、单包器械（囊膜剪、角膜剪、显微针持等）。

3. 仪器准备

（1）眼科手术显微镜及超声乳化仪　确保仪器处于功能正常状态。

（2）手术床　检查手术床是否处于功能完好状态，根据手术医师及患者的情况调整好手术床的高度及头位（保持眼位呈水平位）。

4. 患者准备

（1）术眼散瞳：手术前 30 分钟用散瞳药（复方托吡卡胺滴眼液）滴术眼散瞳 3～4 次，最好散至 6mm 以上。

（2）麻醉方式

1）表面麻醉或局部麻醉。

2）无法配合或无法耐受局部麻醉的患者可采用全身麻醉。

（3）手术体位：仰卧位。

【手术配合】

1. 手术安全核查　手术开始前进行手术安全核查，确认患者信息无误。

2. 消毒铺巾、结膜囊消毒

（1）消毒铺巾：配合医师用 5% 聚维酮碘溶液消毒眼睑及眼周围皮肤并包头、铺巾。

（2）结膜囊消毒：巡回护士用棉签显露下睑穹窿部，往结膜囊滴入 2 滴 5% 聚维酮碘溶液，计时 3 分钟。

3. 连接管道　准备眼内灌注液，连接注吸手柄，进行测试标定，检查仪器参数。

4. 手术摆台（图 10-8）

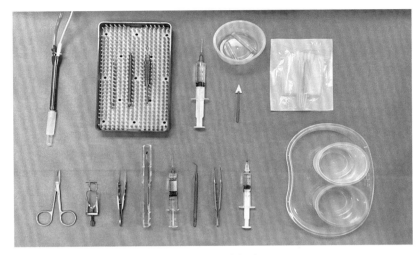

图 10-8 手术摆台

5. 手术步骤（图 10-9）及护理配合（表 10-5）

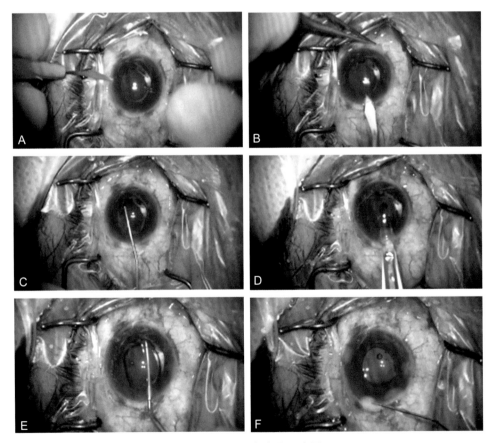

图 10-9 手术步骤示意图

A. 做角膜侧切口；B. 做角膜主切口；C. 前房注入粘弹剂；D. 植入人工晶状体（IOL）；E. 调整 IOL 位置；
F. 水封闭角膜切口

表 10-5　手术步骤及护理配合

手术步骤	手术配合
1. 贴膜、开睑	贴膜，递小直剪剪开贴膜，开睑器开睑，确认结膜囊消毒满 3 分钟后用眼内灌注液冲洗结膜囊
2. 做角膜切口	递显微有齿镊和主切口穿刺刀、15° 穿刺刀分别做主切口和侧切口
3. 前房注入粘弹剂	递粘弹剂，前房及囊袋内注入粘弹剂
4. 植入人工晶状体（IOL）	（1）巡回护士根据晶状体申请单，与医师确认好 IOL 后拿取 （2）将 IOL 安装在推注器内 （3）递已安装好的 IOL，植入囊袋内
5. 调整 IOL 位置	递晶体定位钩，调整 IOL 的位置于囊袋内 / 睫状沟；如晶状体后囊膜完整，可植入囊袋内，如晶状体后囊膜不完整，可选择睫状沟植入
6. 吸除粘弹剂	"灌注抽吸（I/A）"模式下，递注吸手柄（I/A），吸除粘弹剂
7. 水封闭角膜切口	递水针封闭角膜切口
8. 包扎术眼	（1）取下开睑器 （2）巡回护士在患者的结膜囊内涂眼药膏 （3）递纱布覆盖，巡回护士贴眼罩、用胶布固定

（二）人工晶状体缝线固定术护理配合

【术前准备】

1. 物品准备

（1）常规物品：眼科手术包、无菌手术衣、无菌显微镜帽、无菌手套、无菌注射器（5ml 注射器、2ml 注射器、1ml 注射器）、4.5 号针头、无菌冲洗针头、眼科专用手术膜、眼罩、胶布、无菌输液器。

（2）特殊耗材：15° 穿刺刀、主切口穿刺刀（按手术切口大小选择规格）、粘弹剂、超乳手术套包、人工晶状体、晶状体推注器、眼内灌注液（BSS）、一次性使用便携电凝刀、10-0 聚丙烯缝线。

备：10-0 不可吸收尼龙线。

（3）药物：表面麻醉剂、散瞳药、利多卡因注射液、眼膏（根据医嘱）。

备：缩瞳药物（卡巴胆碱注射液）、肾上腺素注射液。

2. 器械准备　白内障超声乳化手术器械、角膜剪、显微针持、显微无齿镊、前房维持器。

3. 仪器准备

（1）眼科手术显微镜：确保仪器处于功能正常状态。

（2）手术床：检查手术床是否处于功能完好状态，根据手术医师及患者的情况调整好手术床的高度及头位（保持眼位呈水平位）。

4. 患者准备

（1）术眼散瞳：手术前 30 分钟用散瞳药（复方托吡卡胺滴眼液）滴术眼散瞳 3 ~ 4 次，最好散至 6mm 以上。

（2）麻醉方式：

1）行表面麻醉联合局部麻醉。

2）无法配合或无法耐受局部麻醉的患者可采用全身麻醉。

（3）手术体位：仰卧位。

【手术配合】

1. 手术安全核查 手术开始前进行手术安全核查，确认患者信息无误。

2. 消毒铺巾、结膜囊消毒

(1) 消毒铺巾：配合医师用 5% 聚维酮碘溶液消毒眼睑及眼周围皮肤并包头、铺巾。

(2) 结膜囊消毒：巡回护士用棉签显露下睑穹窿部，往结膜囊滴入 2 滴 5% 聚维酮碘溶液，计时 3 分钟。

3. 连接管道 准备眼内灌注液，连接前房维持器，调节好瓶高/灌注压。

4. 手术摆台 (图 10-10)

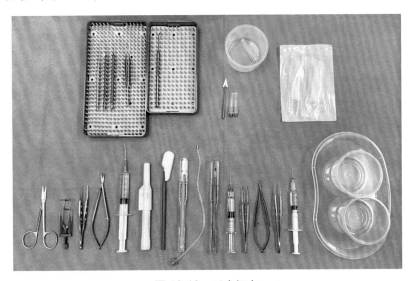

图 10-10 手术摆台

5. 手术步骤 (图 10-11) 及护理配合 (表 10-6)

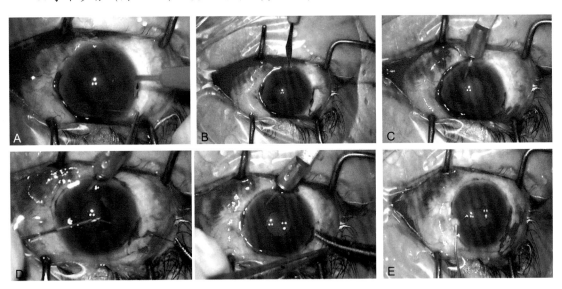

图 10-11 手术步骤示意图

A. 做反向巩膜隧道切口；B. 做角膜侧切口；C. 放置前房维持器；D. 缝线固定 IOL；E. 封闭角膜切口

表 10-6　手术步骤及护理配合

手术步骤	护理配合
1. 贴膜、开睑	贴膜，递小直剪剪开贴膜，开睑器开睑，确认结膜囊消毒满 3 分钟后用眼内灌注液冲洗结膜囊
2. 麻醉（局部麻醉）	（1）剪开球结膜，递显微有齿镊 + 角膜剪 （2）筋膜囊下麻醉（5ml 注射器抽取利多卡因 60mg 接冲洗针头进行注射）
3. 做反向巩膜隧道切口	递显微有齿镊 + 巩膜隧道刀在 3 点位、9 点位角膜缘处以角膜缘为开口做反向巩膜隧道，隧道长约 3mm
4. 做角膜侧切口	（1）递显微有齿镊 +15° 穿刺刀在 3 点位、6 点位、9 点位角膜缘做侧切口 （2）递前房维持器，于 6 点位侧切口插入前房维持器
5. 如需植入人工晶状体（IOL）	（1）递显微有齿镊 + 主切口刀，自上方角巩膜缘做主切口 （2）递粘弹剂，前房内注入粘弹剂 （3）将 IOL 安装在推注器内 （4）递已安装好的 IOL，将 IOL 植入前房，置于虹膜表面
6. 缝线固定 IOL	（1）显微有齿镊 + 显微针持夹持 10-0 聚丙烯双直针缝线于 3：30 点位距角巩膜缘 2mm 结膜面穿刺巩膜进针，经睫状沟，穿过 IOL 一条襻，至对侧与 4.5 号针头对接经 9 点位穿出侧切口，再从 9 点位侧切口进针，至 3：30 点位经睫状沟穿刺巩膜，穿出结膜面 （2）同法将缝线自 9：30 点位穿至 3 点位侧切口，再从 3 点位侧切口穿至 9：30 点位结膜面 （3）调整缝线及 IOL 位置，将缝线从巩膜隧道内钩出，并打结将缝线固定于巩膜隧道内
7. 封闭角膜切口	（1）递显微有齿镊，拔除灌注管 （2）递水针，水密封闭角膜切口，巩膜隧道切口自闭良好，指测眼压正常
8. 包扎术眼	（1）取下开睑器 （2）巡回护士在患者的结膜囊内涂眼药膏 （3）递纱布覆盖，巡回护士贴眼罩、用胶布固定

（三）人工晶状体巩膜层间固定术护理配合

【手术适应证】

需植入人工晶状体，但无足够囊膜支撑的无晶状体眼。

【手术禁忌证】

1. 睫状体脱离、睫状体分离。

2. 眼内活动性炎症者，或眼部感染者。

3. 全身疾病不能耐受手术，或有严重影响手术操作的其他情况。

【术前准备】

1. 物品准备

（1）常规物品：眼科手术包、无菌手术衣、无菌显微镜帽、无菌手套、无菌注射器（5ml 注射器、2ml 注射器、1ml 注射器）、无菌冲洗针头、眼科专用手术膜、眼罩、胶布、无菌输液器、4.5 号针头。

（2）特殊耗材：15° 穿刺刀、主切口穿刺刀（按手术切口大小选择规格）、粘弹剂、超乳手术套包、三片式人工晶状体、晶状体推注器、眼内灌注液（BSS）、一次性使用便携电凝刀。

（3）药物：表面麻醉剂、散瞳药、利多卡因注射液、眼膏（根据医嘱）。

备：缩瞳药物（卡巴胆碱注射液）、肾上腺素注射液。

2. 器械准备　白内障超声乳化手术器械、无齿镊、角膜剪、显微针持、前房维持器、23G 眼内镊（平镊）。

3. 仪器准备

（1）眼科手术显微镜：确保仪器处于功能正常状态。

（2）手术床：检查手术床是否处于功能完好状态，根据手术医师及患者的情况调整好手术床的高度及头位（保持眼位呈水平位）。

4. 患者准备

（1）术眼散瞳：手术前 30 分钟用散瞳药（复方托吡卡胺滴眼液）滴术眼散瞳 3 ～ 4 次，最好散至 6mm 以上。

（2）麻醉方式

1）表面麻醉联合局部麻醉。

2）无法配合或无法耐受局部麻醉的患者可采用全身麻醉。

（3）手术体位：仰卧位。

【手术配合】

1. 手术安全核查　手术开始前进行手术安全核查，确认患者信息无误。

2. 消毒铺巾、结膜囊消毒

（1）消毒铺巾：配合医师用 5% 聚维酮碘溶液消毒眼睑及眼周围皮肤并包头、铺巾。

（2）结膜囊消毒：巡回护士用棉签显露下睑穹窿部，往结膜囊滴入 2 滴 5% 聚维酮碘溶液，计时 3 分钟。

3. 连接管道　准备眼内灌注液，连接前房维持器，调节好瓶高 / 灌注压。

4. 手术摆台（图 10-12）

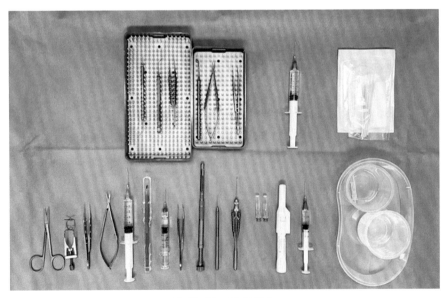

图 10-12　手术摆台

5. 手术步骤（图 10-13）及护理配合（表 10-7）

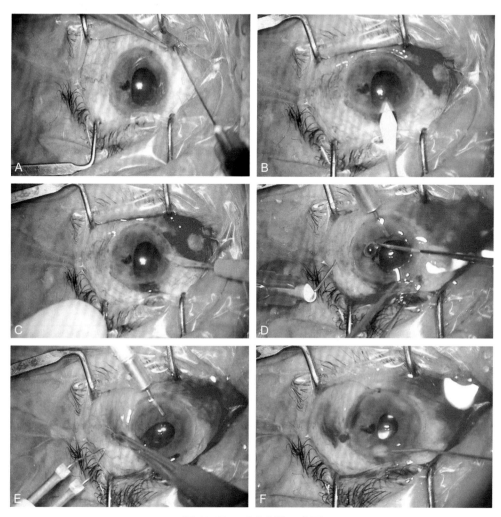

图 10-13　手术步骤示意图

A. 麻醉（局部麻醉）；B. 做角膜主切口；C. 做角膜侧切口；D. 植入人工晶状体；E. 调节人工晶状体；F. 封闭角膜切口

表 10-7　手术步骤及护理配合

手术步骤	护理配合
1. 准备用物	连接灌注头及灌注管路，巡回护士调节好瓶高 / 灌注压
2. 贴膜、开睑	贴膜，递小直剪剪开贴膜，开睑器开睑，确认结膜囊消毒满 3 分钟后用眼内灌注液冲洗结膜囊
3. 麻醉（局部麻醉）	（1）递显微有齿镊 + 角膜剪，剪开球结膜 （2）筋膜囊下麻醉（5ml 注射器抽取利多卡因 60mg 接冲洗针头进行注射）
4. 做角膜主切口	递显微有齿镊 + 2.8mm 刀，自上方角巩膜缘做主切口
5. 做角膜侧切口	递显微有齿镊 + 15°穿刺刀，做侧切口

手术步骤	护理配合
6. 植入人工晶状体（IOL）	（1）将 IOL 安装在推注器内 （2）递前房维持器，打开灌注，在前房灌注下，将三片式人工晶状体前襻及光学部推入前房，留后襻于眼外 （3）递显微针持 + 显微有齿镊 +4.5 号针头 + 平镊，使用 1 个弯呈一定角度的 4.5 号针头（26G）在距角膜缘后 3mm 处平行于角膜缘经结膜面穿刺进入巩膜层间经睫状沟进入后房，平镊引导人工晶状体前襻进入 4.5 号针头孔内，回撤针头 （4）同法使用另一 4.5 号针头与第一个巩膜穿刺口互成 180°处穿刺巩膜进入眼内，将 IOL 另一襻引出，双手同时牵引 4.5 号针头，将人工晶状体襻引出眼外
7. 调节人工晶状体	递显微有齿镊 + 一次性使用便携电凝刀，烧灼两侧 IOL 襻末端至膨大，调整人工晶状体襻末端使其进入巩膜层间，见 IOL 位置居中
8. 拔出灌注管，封闭角膜切口	递水针，拔除灌注管，水封角膜切口，指测眼压正常
9. 包扎术眼	（1）取下开睑器 （2）巡回护士在患者的结膜囊内涂眼药膏 （3）递纱布覆盖，巡回护士贴眼罩、用胶布固定

【手术配合要点】

1. 外接前房维持灌注时一般灌注瓶的高度与眼球平面保持 40cm 的高度，保持眼压为 30mmHg 左右。

2. 选择人工晶状体度数时，注意询问主刀医师 IOL 是否放睫状沟，是否需要减 0.5 D 度数。

3. 术中妥善放置缝线，以防丢失。

六、白内障手术术中常见并发症护理配合

【常见并发症】

（一）后囊膜破裂

1. 原因　后囊膜破裂是白内障手术中常见的并发症，可同时伴有悬韧带离断和（或）玻璃体脱出。超声乳化手术中，后囊膜破裂在撕囊、水分离、核的超声乳化、皮质吸除和人工晶状体植入等步骤均可能发生。

2. 常见处理　用粘弹剂堵住破口，以免核或碎片坠入玻璃体腔；同时减小前房灌注液体的流量，清理前房玻璃体，确保瞳孔圆，必要时转眼后节医师进行处理。

（二）玻璃体脱出

1. 原因　玻璃体脱出是后囊破裂和悬韧带断裂常见的结果。

2. 常见处理　后囊膜破裂伴有玻璃体脱出时，减小前房灌注和吸引，以免大量液体进入玻璃体腔，造成玻璃体进一步脱出；用粘弹剂堵住破口，压回玻璃体，避免核或碎片坠入玻璃体腔。伴有悬韧带离断的，切除切口处到悬韧带离断处的玻璃体，以减少玻璃体张力。无须玻切的，可用吸血海绵蘸取切口处的玻璃体，用囊膜剪剪除。

（三）晶状体核或碎片落入玻璃体腔

白内障超声乳化手术中，晶状体核或碎片落入玻璃体腔一般分为两种情况。

1. **核落入前玻璃体腔**　常见处理：用粘弹剂将核稳定在原位，防止其继续下沉。将其托入前房后，扩大切口，用圈匙将核娩出，清除前房的玻璃体和皮质。

2. **核落入后玻璃体腔**　常见处理：进行眼后段处理。

（四）角膜后弹力层脱离

后弹力层脱离多见于患者年龄较大、手术器械反复进出前房及植入人工晶状体所致。

常见处理：①局限性的小范围后弹力层脱离不需要处理。②大而广泛的后弹力层脱离可向前房注入消毒空气泡或粘弹剂，使后弹力层复位；如脱离范围超过角膜面积的一半，可在前房内注入粘弹剂，用 10-0 尼龙线行后弹力层复位缝合术。③如导致严重的角膜水肿、大疱性角膜病变，需行穿透性角膜移植术或角膜内皮移植术。

（五）爆发性脉络膜出血

突然发生的爆发性（驱逐性）脉络膜出血是内眼手术最为严重的并发症。主要来源于睫状后动脉破裂，其特点是出乎意料，突然发生，难以处理，预后不好。

1. **危险因素**

（1）全身因素：患者高龄或合并动脉硬化、高血压、出血性疾病、糖尿病等全身疾患。

（2）局部因素：患者合并青光眼、高度近视、眼内炎症、术眼有近期手术史、无晶状体眼、对侧眼曾发生脉络膜上腔出血等。

（3）手术因素：术中眼压骤降、晶状体后囊膜破裂，或患者屏气、咳嗽等。

2. **临床表现**　患者通常出现突发而剧烈的眼部疼痛、烦躁不安、视力明显下降，多数患者伴有血压升高，眼部检查可见眼压突然升高、眼球变硬及瞳孔区正常的视网膜红光反射消失，严重时，前房变浅伴随虹膜和晶状体前移，以及玻璃体经由手术切口驱逐，血液可以渗至视网膜下、玻璃体内及前房内，从而引起视网膜、脉络膜脱离。

3. **常见处理**

（1）术中怀疑暴发性脉络膜上腔出血的患者迅速关闭伤口，控制眼压。局部或全身应用皮质类固醇激素以减轻眼内炎症反应，并使用碳酸酐酶抑制剂、镇静剂等，可根据全身情况酌情应用止血药物。

（2）二期手术治疗：二期手术的指征包括 SCH 涉及黄斑区、不涉及黄斑区但超过 2 个象限、视网膜脱离、视网膜粘连、玻璃体积血、玻璃体嵌顿、眼压持续升高、白内障手术中残存晶状体、不可控制的眼部疼痛等。有学者认为，二期手术时间应选择在脉络膜上腔出血后 7～14 天，此时积血液化，术后炎症反应已减轻。目前常用的二期手术方式包括：①单纯巩膜切开引流术，可清除脉络膜上腔积血并恢复正常眼压；②巩膜切开引流联合玻璃体视网膜手术，可恢复眼后段正常解剖结构，解除玻璃体视网膜牵拉、复位已脱离的视网膜；③重组纤溶酶原激活剂的应用，研究表明重组纤溶酶原激活剂（rt-PA）在治疗前房积血、玻璃体积血、视网膜静脉阻塞、视网膜下出血均有一定疗效。

（六）常用的物品准备

1. **耗材**　粘弹剂、张力环、张力环推注器、晶状体圈匙、囊膜剪、5.5mm 穿刺刀、玻璃体切割耗材等。

2. **缝线**　10-0 不可吸收尼龙线、10-0 聚丙烯双直针、10-0 聚丙烯一弯一直等。

3. 器械　玻璃体视网膜手术器械、白内障囊外摘除器械、全视网膜镜等。

4. 仪器　玻璃体切割设备。

(七) 护理配合技巧

1. 手术中若出现并发症，配合护士应沉着、冷静、准确、头脑清楚、反应敏捷，对特殊用物定位放置，密切关注手术进展保证及时供给，以利于手术的顺利进行。

2. 根据手术需要及时调整灌注瓶高，保持低压灌注，关注灌注液的余量，确保容量充足。

3. 对于一期可行人工晶状体植入的患者，在准备人工晶状体时需要再次核对患者信息、手术眼别和白内障全套检查单（包括人工晶状体的型号、度数和目标屈光度），将人工晶状体提供到手术台之前需要再次与手术医师共同核对，防止人工晶状体安置与需求不符，以免给患者带来麻烦。

4. 如发生突发情况，由主刀医师评估病情如无法独立处理，巡回护士应及时联系相关专科医师协助处理。

5. 术中用药时应严格执行查对制度，巡回护士和洗手护士／手术医师进行双人核对，无误方可使用，手术过程中所用的药瓶及安瓿保存至手术结束，以便术后查对。

6. 术中出现并发症，手术时间将比预期时间久，术中应密切观察患者的生命体征，安抚好患者情绪，有特殊情况及时配合医师处理。

第 11 章
抗青光眼手术护理配合

一、小梁切除术护理配合

小梁切除术已广泛应用于各类青光眼的治疗，是目前最经典的一种抗青光眼手术方式。该手术的原理是在板层巩膜下切除部分小梁组织，使房水流入 Schlemm 管或结膜下，随之被吸收，从而使眼压下降。

（一）单纯小梁切除术护理配合

【手术适应证】

1. 应用最大耐受量药物和激光治疗后，仍不能阻止进行性视神经损伤和视野缺损的各类青光眼患者。

2. 对药物治疗的效果不佳、不能耐受、依从性差或有严重不良反应的患者。

3. 由于视神经损伤和视野缺损较重，应用药物和激光治疗所维持的眼压水平仍无法阻止视神经发生严重损伤的患者。

【手术禁忌证】

1. 眼睑或球结膜有急性炎症者。

2. 眼前节有严重炎症者。

3. 球结膜大量瘢痕者。

【术前准备】

1. 物品准备

（1）常规物品：眼科手术包、无菌手术衣、无菌显微镜帽、无菌手套、无菌注射器（2ml 注射器、5ml 注射器）、吸血海绵、无菌棉签、眼科专用手术膜、眼罩、胶布。

（2）特殊耗材：15°穿刺刀、巩膜隧道刀、10-0 尼龙线、一次性便携式电凝刀。

备：7-0 尼龙线。

（3）常规药品：眼内灌注液（BSS）、利多卡因注射液、表面麻醉剂、眼膏（根据医嘱）。

2. 器械准备 小梁切除器械。

3. 仪器准备

（1）眼科手术显微镜：检查手术显微镜，确保目镜、物镜镜头的清晰。接通电源，开启电源开关，检查显微镜是否处于功能完好状态。熟知手术医师双眼情况调节好目镜的屈光度与瞳距。

（2）手术床：检查手术床是否处于功能完好状态，根据手术医师及患者的情况调整好手术床的高度及头位。

4. 患者准备

（1）麻醉方式

1）行表面麻醉联合局部麻醉。

2）无法配合或无法耐受局部麻醉的患者可采用全身麻醉。

（2）手术体位：仰卧位。

【手术配合】

1. 手术安全核查 手术开始前进行手术安全核查，确认患者信息无误。

2. 消毒铺巾、结膜囊消毒

（1）消毒铺巾：配合医师用 5% 聚维酮碘溶液消毒眼睑及眼周围皮肤并包头、铺巾。

（2）结膜囊消毒：巡回护士用棉签显露下睑穹窿部，往结膜囊滴入 2 滴 5% 聚维酮碘溶液，计时 3 分钟。

3. 手术摆台（图 11-1）

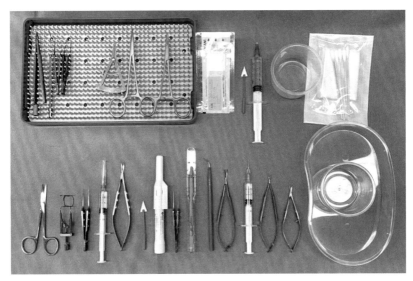

图 11-1 手术摆台

4. 手术步骤（图 11-2）及护理配合（表 11-1）

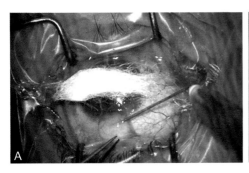
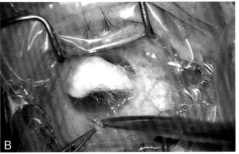

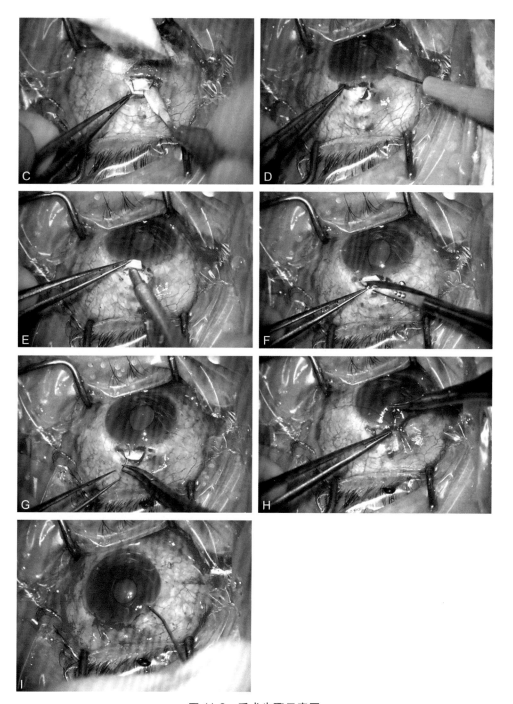

图 11-2　手术步骤示意图

A. 麻醉（局部麻醉）；B. 做球结膜瓣；C. 制作巩膜瓣；D. 前房穿刺；E. 切除小梁；F. 周边部虹膜切除；G. 缝合巩膜瓣；H. 缝合球结膜；I. 恢复前房形成滤过泡

表 11-1　手术步骤及护理配合

手术步骤	手术配合
1. 贴膜、开睑	贴膜，递小直剪剪开贴膜，开睑器开睑，确认结膜囊消毒满 3 分钟后用眼内灌注液冲洗结膜囊
2. 麻醉（局部麻醉）	递麻醉药（抽取利多卡因 40mg 接针头斜面向上弯成 90°）+ 无损伤镊进行结膜下麻醉
3. 固定眼球（不配合者采用）	递显微有齿镊 + 显微针持夹持 7-0 尼龙线做上直肌牵引线或角膜缘牵引线
4. 做球结膜瓣	(1) 剪开球结膜：递无损伤镊 + 角膜剪，位置一般选择上方，或稍偏鼻侧 (2) 止血：递吸血海绵 + 一次性便携电凝刀，巩膜止血用海绵隔热电凝止血法
5. 制作巩膜瓣	(1) 递显微有齿镊和 15° 穿刺刀，做四边形或三角形切口 (2) 递显微有齿镊和隧道刀，做以角膜缘为基底的巩膜瓣，向前剥离，直至透明的角膜缘内 1mm；巩膜瓣厚度约 1/2 巩膜厚度或 1/3 巩膜厚度
6. 前房穿刺	递 15° 穿刺刀，于离巩膜瓣稍远位置的透明角膜内 1 ～ 2mm 处，做角膜侧切口
7. 切除小梁	(1) 做小梁切口，于巩膜床前端透明的角膜区用 15° 穿刺刀刀尖切穿前房 (2) 递小梁咬切器咬除角巩膜组织约 1mm×1.5mm
8. 周边部虹膜切除	递虹膜剪，切除周边虹膜约 2mm×3mm，回纳虹膜至正常位置
9. 缝合巩膜瓣	递显微有齿镊和显微针持夹持 10-0 尼龙线间断缝合巩膜瓣两游离角各 1 针，缝合的张力要适度根据病情在巩膜瓣侧边做可调整缝线
10. 缝合球结膜	递无损伤镊和显微针持夹持 10-0 尼龙线间断或连续褥式缝合结膜
11. 恢复前房形成滤过泡	缝合球结膜伤口后，经角膜穿刺处向前房内注入 BSS，以便恢复前房和了解结膜伤口渗漏情况。如果发现渗漏，应加缝线
12. 包扎术眼	(1) 取下开睑器 (2) 巡回护士在患者的结膜囊内涂眼药膏 (3) 递纱布覆盖，巡回护士贴眼罩、用胶布固定

【手术配合要点】

1. 术前应与主刀医师汇报患者眼压情况，术前尽可能把眼压控制到正常范围内再进行手术，以免因眼压高术中发生出血、玻璃体脱出、术后脉络膜脱离、浅前房及无前房等并发症。

2. 青光眼患者多为高眼压，对疼痛较为敏感，应提前评估患者对疼痛的耐受情况，术中根据需要及时加用麻药，缓解患者疼痛感，以便术中更好地配合，使手术顺利完成。

3. 术中置上直肌固定缝线的患者应予以轻柔操作，避免过度牵拉，预防措施和减轻眼心反射，密切观察生命体征，若患者出现烦躁、心率减慢等症状应立即通知医师停止手术并配合抢救。

4. 局部麻醉手术时，患者处于清醒状态，注意交谈方式方法，勿讨论和手术无关的话题。

5. 术中妥善放置缝线，以防丢失。

（二）复合式小梁切除术护理配合

复合式小梁切除术由下列 2 ～ 3 种技术联合组成，即标准小梁切除术 + 巩膜瓣调整缝

线 + 抗代谢药物应用。

【手术适应证】

1. 同"单纯小梁切除术护理配合"。

2. 既往滤过性手术失败（由于瘢痕形成）的再手术眼或 2 ～ 3 次小梁切开术失败的先天性青光眼等难治性青光眼。

【手术禁忌证】

同"单纯小梁切除术护理配合"。

【术前准备】

1. 物品准备

（1）常规物品：同"单纯小梁切除术护理配合"。

（2）特殊耗材：同"单纯小梁切除术护理配合"。

（3）药物：眼内灌注液（BSS）、利多卡因注射液、表面麻醉剂、眼膏（根据医嘱）、抗代谢药物（丝裂霉素 /5- 氟尿嘧啶）。

2. 器械准备　小梁切除器械、显微有齿镊 + 显微无齿镊各一把（专供夹持抗代谢药物棉片）。

3. 仪器准备　同"单纯小梁切除术护理配合"。

4. 患者准备　同"单纯小梁切除术护理配合"。

【手术配合】

1. 手术安全核查　手术开始前进行手术安全核查，确认患者信息无误。

2. 消毒铺巾、结膜囊消毒

（1）消毒铺巾：配合医师用 5% 聚维酮碘溶液消毒眼睑及眼周围皮肤并包头、铺巾。

（2）结膜囊消毒：巡回护士用棉签显露下睑穹窿部，往结膜囊滴入 2 滴 5% 聚维酮碘溶液，计时 3 分钟。

3. 手术摆台（图 11-3）

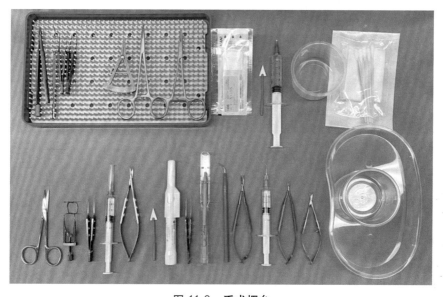

图 11-3　手术摆台

4. 手术步骤（图 11-4）及护理配合（表 11-2）

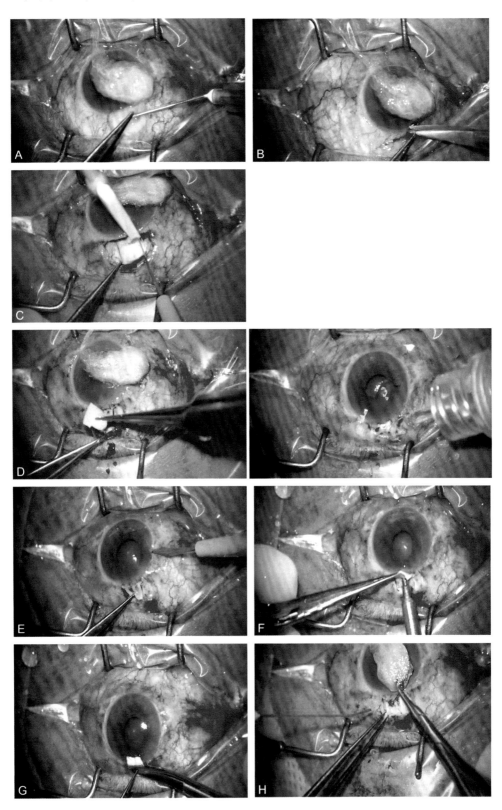

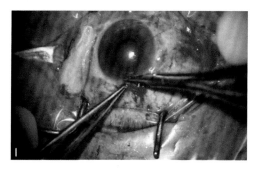

图 11-4　手术步骤示意图

A. 麻醉（局部麻醉）；B. 做球结膜瓣；C. 制作巩膜瓣；D. 抗代谢药物的应用；E. 前房穿刺；F. 切除小梁；G. 切除虹膜根部；H. 缝合巩膜瓣；I. 缝合球结膜

表 11-2　手术步骤及护理配合

手术步骤	手术配合
1. 贴膜、开睑	贴膜，递小直剪剪开贴膜，开睑器开睑，确认结膜囊消毒满 3 分钟后用眼内灌注液冲洗结膜囊
2. 麻醉（局部麻醉）	递麻醉药（抽取利多卡因 40mg 接针头斜面向上掰成 90°）+ 无损伤镊进行结膜下麻醉
3. 固定眼球（不配合者采用）	递显微有齿镊 + 显微针持夹持 7-0 尼龙线做上直肌牵引线或角膜缘牵引线
4. 做球结膜瓣	（1）剪开球结膜：递无损伤镊 + 角膜剪，位置一般选择上方，或稍偏鼻侧 （2）止血：递吸血海绵 + 一次性便携电凝刀，巩膜止血用海绵隔热电凝止血法
5. 制作巩膜瓣	（1）递显微有齿镊和 15° 穿刺刀，做四边形或三角形切口 （2）递显微有齿镊和隧道刀，做以角膜缘为基底的巩膜瓣，向前剥离，直至透明的角膜缘内 1mm；巩膜瓣厚度约 1/2 巩膜厚度或 1/3 巩膜厚度
6. 抗代谢药物的应用	（1）巡回护士遵医嘱配制抗代谢药物 5- 氟尿嘧啶 / 丝裂霉素 （2）洗手护士将药杯洗干净并用纱布擦干，吸血海绵剪成小块，将 5- 氟尿嘧啶 / 丝裂霉素打入药杯内 （3）放置含有 5- 氟尿嘧啶 / 丝裂霉素的棉片于结膜瓣下 1 ～ 3 分钟（计时）后取出 （4）60ml 注射器抽取 / 输液器接生理盐水彻底冲洗巩膜表面及结膜下
7. 前房穿刺	递 15° 穿刺刀，于离巩膜瓣稍远位置的透明角膜内 1 ～ 2mm 处，做角膜侧切口
8. 切除小梁	（1）做小梁切口，于巩膜床前端透明的角膜区用 15° 穿刺刀刀尖切穿前房 （2）递小梁咬切器咬除角巩膜组织约 1mm×1.5mm
9. 切除虹膜根部	递虹膜剪，切除周边虹膜约 2mm×3mm，回纳虹膜至正常位置
10. 缝合巩膜瓣	递显微有齿镊和显微针持夹持 10-0 尼龙线间断缝合巩膜瓣两游离角各 1 针，缝合的张力要适度根据病情在巩膜瓣侧边做可调整缝线
11. 缝合球结膜	递无损伤镊和显微针持夹持 10-0 尼龙线间断或连续褥式缝合结膜
12. 恢复前房形成滤过泡	缝合球结膜伤口后，经角膜穿刺处向前房内注入 BSS，以便恢复前房和了解结膜伤口渗漏情况。如果发现渗漏，应加缝线
13. 包扎术眼	（1）取下开睑器 （2）巡回护士在患者的结膜囊内涂眼药膏 （3）递纱布覆盖，巡回护士贴眼罩、用胶布固定

【手术配合要点】

1. 同"单纯小梁切除术护理配合"。

2. 使用抗代谢药物，应与主刀医师确认好浓度进行配制，做好自身防护，配制时注意要将粉剂完全溶解，确保浓度准确，使用后及时将剩余药物按规定进行处置。

3. 手术台上使用抗代谢药物时打入药杯内，沾过药物的器械术中不再使用并放在指定位置，避免接触其他器械。

4. 应用抗代谢药物时应及时开启计时器，准确计算抗代谢药物作用时间，提前准备好冲洗用生理盐水。

【拓展知识】

1. 抗代谢药物的应用

（1）作用机制：抗代谢药物因药物结构与核酸相似，能竞争性干扰 DNA、RNA 蛋白合成或细胞分裂，非特异性抑制代谢活跃的成纤维细胞增生，因而能在伤口愈合过程中抑制成纤维细胞增殖，减少瘢痕化和延缓瘢痕化进程。目前最常用的抗代谢药物有氟尿嘧啶和丝裂霉素。

（2）应用：药物浓度的选择、海绵或棉片的大小、放置的时间、位置，应根据患者的个体情况包括年龄、疾病类型、结膜下筋膜囊组织的厚薄等情况综合评价后个性化使用。

（3）方法：海绵或棉片的大小要适度，稍大于巩膜瓣大小，如巩膜瓣大小为 4mm×3mm，可选择海绵或棉片（5～6）mm×（4～5）mm。结膜瓣下和巩膜瓣下都应用。

（4）适应证：抗代谢药物应用强调用于难治型青光眼（如新生血管性青光眼、外伤性青光眼、葡萄膜炎继发性青光眼、先天性或青少年型青光眼、角膜移植术后的继发性青光眼、无晶状体眼或人工晶状体性青光眼、以往滤过性手术失败的青光眼、虹膜角膜内皮综合征、继发于视网膜或玻璃体手术的青光眼等）。

2. 氟尿嘧啶的应用

（1）术中应用：取修剪成一定大小的无菌手术海绵块或棉片，将其浸泡于 25～50mg/ml 的氟尿嘧啶药液。掀起预先制备好的结膜瓣或巩膜瓣，把含有上述药物的海绵或棉片置于结膜瓣下方（结膜与巩膜瓣之间）随后将结膜瓣和巩膜瓣复位并覆盖海绵或棉片，2～5 分钟后，掀起结膜瓣并除去海绵或棉片，用生理盐水 / 平衡盐溶液（150～200ml）反复冲洗角膜、结膜面和滤过区的残留药液。一般情况下，可选择 25～50mg/ml，5 分钟，结膜瓣下和巩膜瓣下都应用；如果年龄较大、结膜下筋膜囊组织薄，可以选择低浓度、短时间，或仅放置在巩膜瓣下。

（2）手术结束时，于手术切口对侧距角膜缘 3mm 处的下方球结膜下，注射氟尿嘧啶 5mg/0.2ml 一次。

（3）术后应用：术后 2 周内结膜下（对侧 180°）共注射 5～7 次，总剂量 40～75mg。有学者于术后第 1 周每天注射一次，术后第 2 周则隔天一次进行，总次数有 10 次之多。

3. 丝裂霉素（MMC）的应用

（1）MMC 抑制成纤维细胞增生效力比氟尿嘧啶高 100 倍，长时间抑制甚至引起细胞不可逆死亡。因此是最有效的抑制剂，但也具有严重的并发症。优点：较优的术后降压效应和较高的成功率；较少角膜上皮及内皮细胞毒性；无须每日结膜下注射，使用方便。

（2）方法：术中单次使用，浓度为 0.2～0.3mg/ml（低 - 中剂量）。一般情况下，可选择 0.25mg/ml，3 分钟；年轻患者，可选择 0.3mg/ml，5 分钟；年长者、结膜下筋膜囊组织薄，可选择 0.2mg/ml，1 ～ 2 分钟，或仅放置在巩膜瓣下。

二、青光眼引流阀植入术护理配合

青光眼引流阀植入术是一种眼外滤过术。它通过房水引流装置将房水从前房内引流到眼外。引流物由两部分组成，一条将房水引流出的进液管和一个大而宽阔的硅胶盘，引流途径为进液管、引流盘、赤道部滤过泡、眶周组织间隙、毛细血管和淋巴组织。

【手术适应证】

1.适用于常规眼外滤过手术不太可能成功、操作技术复杂和困难、容易发生严重并发症，或者已经失败的各种难治性青光眼。

2.如新生血管性青光眼、巩膜环扎术后继发性青光眼、先天性青光眼、青少年型青光眼、外伤性青光眼、无晶状体和人工晶状体青光眼、角膜移植术后青光眼、继发于葡萄膜炎的青光眼，以及其他类型的青光眼。

【手术禁忌证】

1.眼睑或球结膜有急性炎症者。

2.角膜内皮差者。

3.前房深度极浅者。

【术前准备】

（一）物品准备

1.常规物品　眼科手术包、无菌手术衣、无菌显微镜帽、无菌手套、无菌注射器（2ml 注射器、5ml 注射器）、吸血海绵、无菌棉签、眼科专用手术膜、眼罩、胶布。

2.特殊耗材　15° 穿刺刀、巩膜隧道刀、8-0 尼龙线、10-0 尼龙线、粘弹剂、一次性便携式电凝刀、23 号针头 /5ml 针头、引流阀 FP7（成人）/ 引流阀 FP8（儿童）。

备：7-0 尼龙线、异体巩膜。

3.常规药品　眼内灌注液（BSS）、利多卡因注射液、表面麻醉剂、眼膏（根据医嘱）。

备：地塞米松注射液。

（二）器械准备

青光眼引流阀器械。

（三）仪器准备

1.眼科手术显微镜　检查手术显微镜，确保目镜、物镜镜头的清晰。接通电源，开启电源开关，检查显微镜是否处于功能完好状态。熟知手术医师双眼情况调节好目镜的屈光度与瞳距。

2.手术床　检查手术床是否处于功能完好状态，根据手术医师及患者的情况调整好手术床的高度及头位。

（四）患者准备

1.麻醉方式

（1）行表面麻醉联合局部麻醉。

（2）无法配合或无法耐受局部麻醉的患者可采用全身麻醉。

2.手术体位　仰卧位。

【手术配合】

1. 手术安全核查　手术开始前进行手术安全核查，确认患者信息无误。

2. 消毒铺巾、结膜囊消毒

（1）消毒铺巾：配合医师用 5% 聚维酮碘溶液消毒眼睑及眼周围皮肤并包头、铺巾。

（2）结膜囊消毒：巡回护士用棉签显露下睑穹窿部，往结膜囊滴入 2 滴 5% 聚维酮碘溶液，计时 3 分钟。

3. 手术摆台（图 11-5）

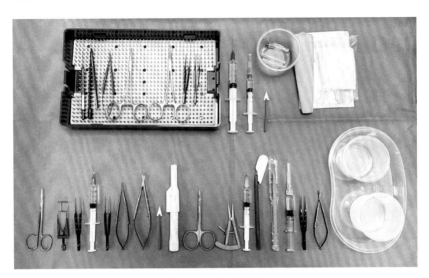

图 11-5　手术摆台

4. 手术步骤（图 11-6）及护理配合（表 11-3）

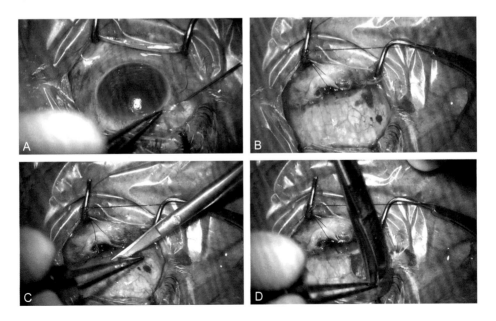

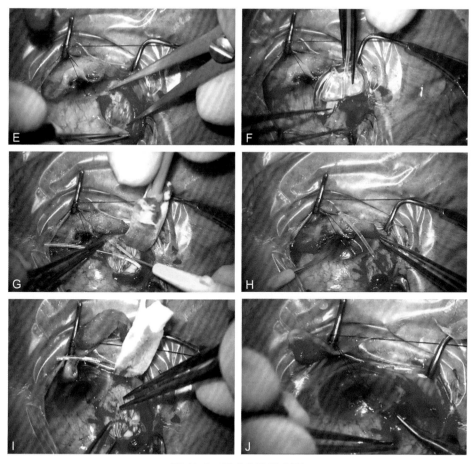

图 11-6　手术步骤示意图

A. 麻醉（局部麻醉）；B. 做牵引缝线；C. 做球结膜瓣；D. 分离球结膜；E. 定位；F. 放置引流阀；G. 做巩膜瓣切口；H. 前房穿刺；I. 植入引流阀前端硅胶；J. 缝合结膜

表 11-3　手术步骤及护理配合

手术步骤	手术配合
1. 贴膜、开睑	贴膜，递小直剪剪开贴膜，开睑器开睑，确认结膜囊消毒满 3 分钟后用眼内灌注液冲洗结膜囊
2. 麻醉（局部麻醉）	递麻醉药（抽取利多卡因 40mg 接针头斜面向上掰成 90°）＋无损伤镊进行结膜下麻醉
3. 做牵引缝线	递显微有齿镊＋显微针持夹持 7-0 尼龙线做上直肌牵引线或角膜缘牵引线
4. 做球结膜瓣	（1）递无损伤镊＋角膜剪，沿角膜缘做以穹窿部为基底的结膜瓣 （2）止血：递吸血海绵＋一次性使用便携电凝刀，巩膜止血用海绵隔热电凝止血法
5. 分离球结膜	递无损伤镊和小弯剪，向穹窿部做钝性分离，显露巩膜
6. 定位	递圆规尺距离角膜缘 8mm，为引流阀位置
7. 放置引流阀	（1）引流阀通水，递水针冲洗引流阀阀门，确定管路通畅 （2）递引流阀，植入并固定引流阀于上直肌和外直肌之间 （3）递显微有齿镊＋显微针持夹持 8-0 尼龙线缝线固定引流阀体部于巩膜表面 （4）固定引流管，递显微有齿镊＋显微针持夹持 8-0 尼龙线

续表

手术步骤	手术配合
8. 做巩膜瓣切口	递显微有齿镊 + 巩膜隧道刀，做巩膜瓣（备用步骤）
9. 前房穿刺	（1）递 15°穿刺刀，在角巩膜缘做角膜穿刺 （2）递粘弹剂接 23 号注射针头 /5ml 针头（用普通针持将针头掰成 90°）平行虹膜穿刺进入前房，注入粘弹剂
10. 植入引流阀前端硅胶	（1）递角膜剪修剪引流阀前端硅管，使其前端成一斜面，助手用圆规尺测量，长度为插入前房后能在前房内保留 2 ~ 3mm 长为宜 （2）递显微有齿镊 + 显微无齿镊，将修剪过的管沿穿刺口进入前房 （3）递显微有齿镊 + 显微针持夹持 10-0 尼龙线固定硅胶管及引流阀前端
11. 覆盖巩膜（必要时）	将异体巩膜覆盖引流阀，其前端与角巩膜缘相齐，用 10-0 尼龙线于其四角固定缝合
12. 缝合结膜	递无损伤镊 + 显微针持夹持 10-0 尼龙线间断缝合球结膜切口
13. 球结膜下注射（需要时）	抽取地塞米松 2.5mg 和利多卡因 10mg，于下方球结膜下注射
14. 包扎术眼	（1）取下开睑器 （2）巡回护士在患者的结膜囊内涂眼药膏 （3）递纱布覆盖，巡回护士贴眼罩、用胶布固定术眼

【手术配合要点】

1. 同"单纯小梁切除术手术配合要点"。

2. 提供医师需要的引流阀型号，严格执行核查制度，包括型号、有效期等。

3. 植入引流装置前要先注水检查其是否通畅，确保功能正常。

三、小梁切开术（经内路）护理配合

经内路小梁切开术，也称 Schlemm 管切开，又称前房角切开术。该手术是通过解除小梁网及邻管组织部位的流出阻力，开放房水引流途径起到降眼压的效果。

【手术适应证】

主要用于治疗早期的先天性青光眼，角膜无混浊、前房角检查可见小梁组织表面有中胚叶膜样组织残留，或虹膜根部高位附着。患眼 Schlemm 管正常或接近正常。

【手术禁忌证】

1. 房角结构正常、Schlemm 管闭塞或功能异常者。

2. 有角膜水肿者。

3. 伴有眼部其他异常不宜施行手术者。

【术前准备】

（一）物品准备

1. 常规物品 眼科手术包、无菌手术衣、无菌显微镜帽、无菌手套、无菌注射器（2ml 注射器、5ml 注射器）、吸血海绵、无菌棉签、眼科专用手术膜、眼罩、胶布。

2. 特殊耗材 15°穿刺刀、粘弹剂。

备：10-0 尼龙线、一次性便携式电凝刀。

3. 常规药品　眼内灌注液（BSS）、利多卡因注射液、表面麻醉剂、眼膏（根据医嘱）。备：地塞米松注射液。

（二）器械准备

白内障超声乳化手术器械、房角镜、小梁切开器。

（三）仪器准备

1. 眼科手术显微镜　检查手术显微镜，确保目镜、物镜镜头的清晰。接通电源，开启电源开关，检查显微镜是否处于功能完好状态。熟知手术医师双眼情况调节好目镜的屈光度与瞳距。

2. 手术床　检查手术床是否处于功能完好状态，根据手术医师及患者的情况调整好手术床的高度及头位。

（四）患者准备

1. 麻醉方式

（1）行表面麻醉联合局部麻醉。

（2）无法配合或无法耐受局部麻醉的患者可采用全身麻醉。

2. 手术体位　仰卧位。

【手术配合】

1. 手术安全核查　手术开始前进行手术安全核查，确认患者信息无误。

2. 消毒铺巾、结膜囊消毒

（1）消毒铺巾：配合医师用 5% 聚维酮碘溶液消毒眼睑及眼周围皮肤并包头、铺巾。

（2）结膜囊消毒：巡回护士用棉签显露下睑穹窿部，往结膜囊滴入 2 滴 5% 聚维酮碘溶液，计时 3 分钟。

3. 手术摆台（图 11-7）

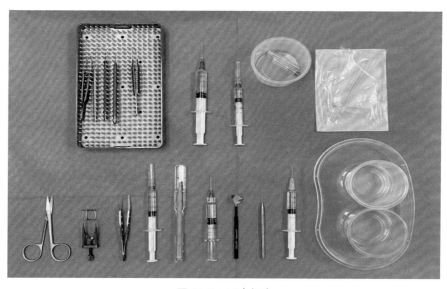

图 11-7　手术摆台

4. 手术步骤（图 11-8）及护理配合（表 11-4）

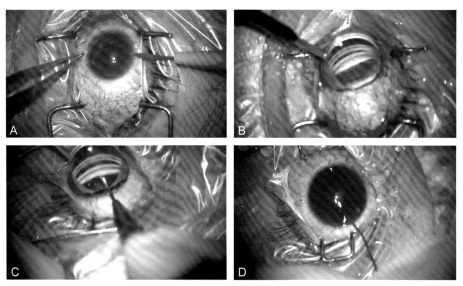

图 11-8　手术步骤示意图

A. 前房穿刺；B. 检查前房角结构；C. 小梁切开；D. 恢复前房

表 11-4　手术步骤及护理配合

手术步骤	手术配合
1. 贴膜、开睑	贴膜，递小直剪剪开贴膜，开睑器开睑，确认结膜囊消毒满 3 分钟后用眼内灌注液冲洗结膜囊
2. 麻醉（局部麻醉）	递麻醉药（抽取利多卡因 40mg 接针头斜面向上掰成 90°）+ 无损伤镊进行结膜下麻醉
3. 前房穿刺	（1）递 15° 穿刺刀，于离巩膜瓣稍远位置的透明角膜内 1 ～ 2mm 处，做角膜侧切口 （2）递粘弹剂，前房及角膜分别注入粘弹剂
4. 检查前房角结构	（1）巡回护士调整显微镜倾斜 35° ～ 45°，使手术者的视线与虹膜面平行 （2）递前房角镜，全面检查前房角结构，如 Schwalbe 线、小梁组织、巩膜突和梳状韧带等
5. 小梁切开	（1）递小梁切开器，放大 10 ～ 16 倍的高倍显微镜，在房角镜下切开下方小梁网，向一侧切开小梁组织 100° ～ 120°，或分别从小梁刺入点两侧各切开小梁组织 50° ～ 60° （2）退出前房角穿刺刀，平行虹膜表面，从原路迅速平稳退刀，避免房水溢出
6. 恢复前房	递水针，因房水流出前房变浅时，可注入眼内灌注冲洗液至前房恢复前房
7. 球结膜下注射（需要时）	抽取地塞米松 0.5mg 和利多卡因 10mg，于下方球结膜下注射
8. 包扎术眼	（1）取下开睑器 （2）巡回护士在患者的结膜囊内涂眼药膏 （3）递纱布覆盖，巡回护士贴眼罩、用胶布固定

【手术配合要点】

1. 术前应与主刀医师汇报患者眼压情况，术前尽可能把眼压控制到正常范围内再进行手术，以免术中因眼压高发生出血、玻璃体脱出、术后脉络膜脱离、浅前房及无前房等并发症。

2. 青光眼患者多为高眼压，对疼痛较为敏感，应提前评估患者对疼痛的耐受情况，术中根据需要及时加用麻醉药，缓解患者疼痛感，以便术中更好配合，使手术顺利完成。

3. 局部麻醉手术时，患者处于清醒状态，注意交谈方式方法，勿讨论和手术无关的话题。

4. 术中如不能确定 Schlemm 管，则可能改变手术方式，应跟医师沟通好并及时做好用物准备。

四、小梁消融术护理配合

小梁消融术是通过高频电刀对部分小梁网和 Schlemm 管内壁进行消融，降低房水的外流阻力，从而降低眼压。

【手术适应证】

1. 开角型青光眼（包括剥脱综合征青光眼，色素播散性青光眼，激素性青光眼）、房角狭窄的青光眼和滤过手术失败的患者。

2. 既往外伤或手术造成结膜损伤无法行滤过或引流阀手术者。

【手术禁忌证】

1. 眼睑或球结膜有急性炎症者。

2. 眼前节有严重炎症者。

【术前准备】

（一）物品准备

1. 常规物品　眼科手术包、无菌手术衣、无菌显微镜帽、无菌手套、无菌注射器（2ml 注射器、5ml 注射器）、吸血海绵、无菌棉签、眼科专用手术膜、眼罩、胶布。

2. 特殊耗材　小梁消融套包、15°穿刺刀、粘弹剂。

备：10-0 尼龙线、一次性便携式电凝刀。

3. 常规药品　眼内灌注液（BSS）、利多卡因注射液、表面麻醉剂、眼膏（根据医嘱）。

备：地塞米松注射液。

（二）器械准备

白内障超声乳化手术器械、房角镜、注吸手柄。

备：小梁切除器械、玻璃体切割头、双手注吸手柄、角膜上皮刮刀。

（三）仪器准备

1. 眼科手术显微镜　检查手术显微镜，确保目镜、物镜镜头的清晰。接通电源，开启电源开关，检查显微镜是否处于功能完好状态。熟知手术医师双眼情况调节好目镜的屈光度与瞳距。该手术为颞侧切口，应提前摆放好显微镜脚踏及调节好主刀、助手镜位置。

2. 手术床　检查手术床是否处于功能完好状态，根据手术医师及患者的情况调整好手术床的高度及头位。

3. 小梁消融仪　接通电源，开启电源开关，检查仪器是否处于功能完好状态，根据医师需求设置能量。

（四）患者准备

1. 麻醉方式

（1）行表面麻醉联合局部麻醉。

（2）无法配合或无法耐受局部麻醉的患者可采用全身麻醉。

2. 手术体位　仰卧位，患者头部向鼻侧倾斜45°。

【手术配合】

1. 手术安全核查　手术开始前进行手术安全核查，确认患者信息无误。

2. 消毒铺巾　配合医师用5%聚维酮碘溶液消毒眼睑及眼周围皮肤并包头、铺巾。

3. 连接管道　准备眼内灌注液，连接小梁消融手柄，进行测试标定，检查仪器参数。

4. 手术摆台（图11-9）

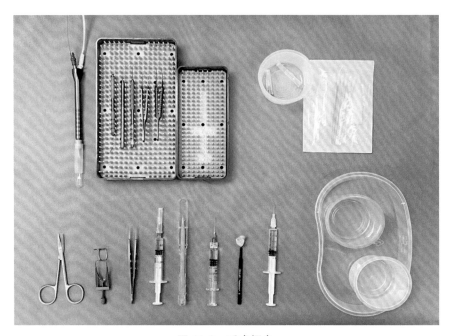

图 11-9　手术摆台

5. 手术步骤（图11-10）及护理配合（表11-5）

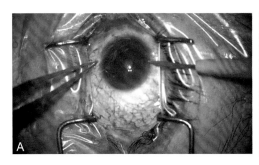
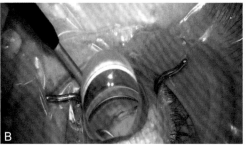

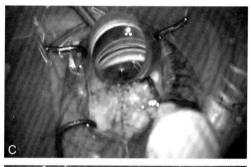
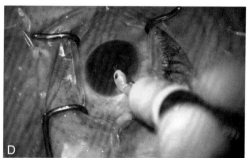
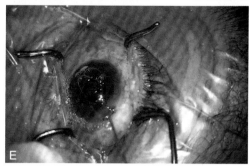

图 11-10　手术步骤示意图

A. 做角膜切口；B. 检查前房角结构；C. 消融小梁组织；D. 灌注抽吸房角渗血；E. 形成前房

表 11-5　手术步骤及护理配合

手术步骤	手术配合
1. 贴膜、开睑	贴膜，递小直剪剪开贴膜，开睑器开睑，确认结膜囊消毒满 3 分钟后用眼内灌注液冲洗结膜囊
2. 麻醉（局部麻醉）	递麻醉药（抽取利多卡因 40mg 接针头斜面向上掰成 90°）+ 无损伤镊进行结膜下麻醉
3. 做角膜切口	（1）递 15°穿刺刀从颞侧 9 点位透明角膜缘穿刺做切口 （2）递粘弹剂前房注入粘弹剂
4. 检查前房角结构	（1）巡回护士调整显微镜向主刀医师倾斜 45° （2）递前房角镜检查小梁网
5. 消融小梁组织	（1）左手持直接房角镜置于角膜表面，见鼻侧前房角结构清晰 （2）递小梁消融手柄一档灌注由角膜切口进入前房，消融小梁组织，范围约 120°
6. 灌注抽吸房角渗血	递水针 / 注吸手柄，抽吸房角渗血
7. 形成前房	递水针，前房注入眼内灌注冲洗液或过滤空气恢复前房
8. 球结膜下注射（需要时）	抽取地塞米松 2.5mg 和利多卡因 10mg，于下方球结膜下注射
9. 包扎术眼	（1）取下开睑器 （2）巡回护士在患者的结膜囊内涂眼药膏 （3）递纱布覆盖，巡回护士贴眼罩、用胶布固定

【手术配合要点】

1. 小梁消融的参数应提前跟主刀医师确认好消融能量。

2. 术前应与主刀医师汇报患者眼压情况，术前尽可能把眼压控制到正常范围内再进行手术，以免术中因眼压高发生出血、玻璃体脱出，术后发生脉络膜脱离、浅前房及无前房等并发症。

3. 青光眼患者多为高眼压，对疼痛较为敏感，应提前评估患者对疼痛的耐受情况，术中根据需要及时加用麻醉药，缓解患者疼痛感，以便术中更好配合，使手术顺利完成。

4. 局部麻醉手术时，患者处于清醒状态，注意交谈方式方法，勿讨论和手术无关的话题。

五、眼内镜下睫状体光凝术护理配合

【手术适应证】

有明确房角损伤的各类型青光眼，无晶状体眼或同时合并晶状体病变需摘除晶状体者，合并明显结膜损伤或联合其他手术需大范围打开结膜者，存在其他难治性因素、联合手术或并发症而不适合滤过手术者。

【手术禁忌证】

有晶状体眼；无法配合手术者。

【术前准备】

（一）物品准备

1. 常规物品　眼科手术包、无菌手术衣、无菌显微镜帽、无菌手套、无菌注射器（2ml注射器、5ml注射器）、吸血海绵、无菌棉签、眼科专用手术膜、眼罩、胶布。

2. 特殊耗材　15°穿刺刀、粘弹剂、激光纤维。

3. 常规药品　眼内灌注液（BSS）、利多卡因注射液、表面麻醉剂、眼膏（根据医嘱）。

备：地塞米松注射液。

（二）器械准备

青光眼器械、眼内镜探头、内镜三腔手柄、光纤接驳器、照明光源光缆。

（三）仪器准备

1. 眼科手术显微镜　检查手术显微镜，确保目镜、物镜镜头的清晰。接通电源，开启电源开关，检查显微镜是否处于功能完好状态。熟知手术医师双眼情况调节好目镜的屈光度与瞳距。

2. 手术床　检查手术床是否处于功能完好状态，根据手术医师及患者的情况调整好手术床的高度及头位。

3. 眼内镜　接通电源，开启电源开关，检查仪器是否处于功能完好状态。

4. 810nm二极管半导体激光仪　接通电源，开启电源开关，检查仪器是否处于功能完好状态，准备好防护眼镜，根据医师需求设置能量。

（四）患者准备

1. 麻醉方式

（1）行表面麻醉联合局部麻醉。

（2）无法配合或无法耐受局部麻醉的患者可采用全身麻醉。

2.**手术体位** 仰卧位。

【**手术配合**】

1.**手术安全核查** 手术开始前进行手术安全核查，确认患者信息无误。

2.**消毒铺巾、结膜囊消毒**

（1）消毒铺巾 配合医师用 5% 聚维酮碘溶液消毒眼睑及眼周围皮肤并包头、铺巾。

（2）结膜囊消毒 巡回护士用棉签显露下睑穹窿部，往结膜囊滴入 2 滴 5% 聚维酮碘溶液，计时 3 分钟。

3.**连接眼内镜** 将内镜探头组装好后将接头端接于内镜，并连接好照明光源光缆；再将激光光纤连接于激光仪输出插孔内。

4.**手术摆台**（图 11-11）

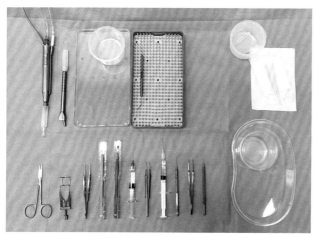
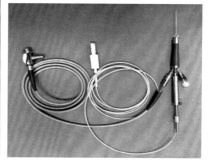

图 11-11 手术摆台

5.**手术步骤**（图 11-2）及护理配合（表 11-6）

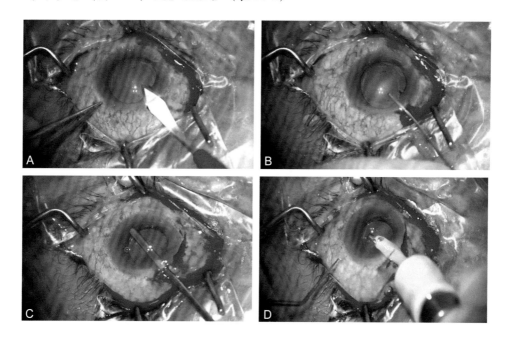

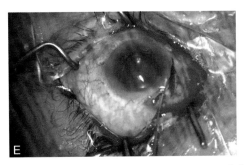

图 11-12 手术步骤示意图

A. 做手术切口；B. 前房注入粘弹剂；C. 睫状体光凝；D. 冲洗前房；E. 封闭角膜切口

表 11-6 手术步骤及护理配合

手术步骤	手术配合
1. 贴膜、开睑	贴膜，递小直剪剪开贴膜，开睑器开睑，确认结膜囊消毒满 3 分钟后用眼内灌注液冲洗结膜囊
2. 麻醉（局部麻醉）	递麻醉药（抽取利多卡因 40mg 接针头斜面向上斜成 90°）+ 无损伤镊进行结膜下麻醉
3. 组装内镜探头、激光纤维	将激光纤维与内镜探头通过三腔手柄、转接器安装稳妥，激光纤维露出探头约 1mm
4. 调试眼内镜	将内镜接头端连接于眼内镜后调节探头成像的清晰度
5. 做手术切口	（1）如有晶状体患者首先行晶状体摘除，手术切口同白内障超声乳化摘除术 （2）晶状体摘除手术步骤见"白内障超声乳化摘除术护理配合"
6. 前房注入粘弹剂	递粘弹剂填充前房
7. 睫状体光凝	（1）递内镜、激光探头给主刀医师，探头自主切口进入前房 （2）巡回护士与主刀医师报告激光参数，确认好激光参数，并戴防护眼镜 （3）于监视器观察下利用半导体激光破坏睫状突，可见睫状体变白、皱缩。光凝范围视术前眼压等情况而定，一般为 90°～270°
8. 冲洗前房	（1）如需放置 IOL，按 IOL 手术步骤放置晶状体 （2）递抽吸手柄冲洗前房内粘弹剂
9. 封闭角膜切口	递水针水密封闭角膜切口
10. 包扎术眼	（1）取下开睑器 （2）巡回护士在患者的结膜囊内涂眼药膏 （3）递纱布覆盖，巡回护士贴眼罩、用胶布固定

【手术配合要点】

1. 内镜系统属于贵重仪器，在使用及清洗过程中应小心保护，以免损坏。

2. 激光纤维易折损，配合护士和手术医师使用过程中应注意保护光纤，不要曲折。

3. 激光对眼睛及皮肤造成伤害，因此手术医师应注意防护，戴好防护眼镜；光凝能量应从低开始，遵医嘱及时调节参数。

4. 正确放置仪器脚踏，以免误踩。

5.局部麻醉手术时，患者处于清醒状态，注意交谈方式方法，勿讨论与手术无关的话题。

六、抗青光眼与白内障联合手术护理配合

（一）白内障超声乳化摘除联合人工晶状体植入联合房角分离术护理配合

【手术适应证】

早期闭角型青光眼 1～2 种抗青光眼药物可以控制眼压、房角关闭范围在1/2圆周以内，视野正常或轻度损害者，合并已明显影响视力的白内障。

【手术禁忌证】

1.眼睑或球结膜有急性炎症者。

2.眼前节有严重炎症者。

【术前准备】

1.物品准备　同"白内障超声乳化摘除联合人工晶状体植入术护理配合"。

2.器械准备　同"白内障超声乳化摘除联合人工晶状体植入术护理配合"。

3.仪器准备　同"白内障超声乳化摘除联合人工晶状体植入术护理配合"。

4.患者准备　同"白内障超声乳化摘除联合人工晶状体植入术护理配合"。

【手术配合】

1.手术安全核查　手术开始前进行手术安全核查，确认患者信息无误。

2.消毒铺巾、结膜囊消毒

（1）消毒铺巾：配合医师用 5% 聚维酮碘溶液消毒眼睑及眼周围皮肤并包头、铺巾。

（2）结膜囊消毒：巡回护士用棉签显露下睑穹窿部，往结膜囊滴入 2 滴 5% 聚维酮碘溶液，计时 3 分钟。

3.连接管道　准备眼内灌注液，连接超乳手柄，进行测试标定，检查仪器参数。

4.手术摆台（图 11-13）

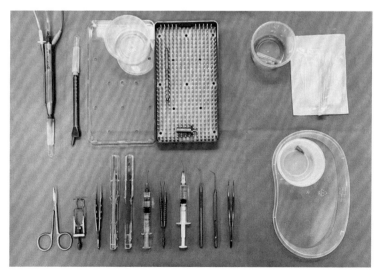

图 11-13　手术摆台

5.手术步骤（图 11-14）及护理配合（表 11-7）

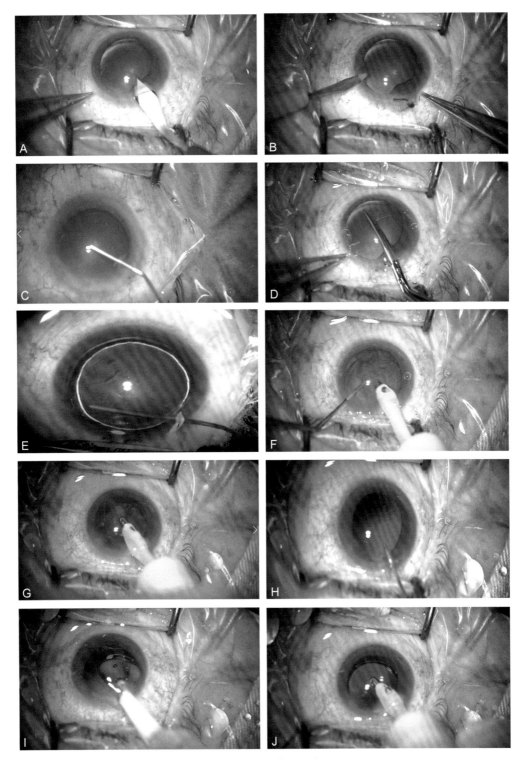

图 11-14　手术步骤示意图

A.做角膜主切口；B.做角膜侧切口；C.前房注入粘弹剂；D.撕囊；E.水分离；F.超声乳化晶状体；G.吸除晶状体皮质；H 房角分离；I.植入人工晶状体；J 吸除粘弹剂

表 11-7 手术步骤及护理配合

手术步骤	手术配合
1. 贴膜、开睑	贴膜，递小直剪剪开贴膜，开睑器开睑，确认结膜囊消毒满 3 分钟后用眼内灌注液冲洗结膜囊
2. 做角膜切口	同"白内障超声乳化摘除联合人工晶状体植入术护理配合"
3. 前房注入粘弹剂，撕囊	
4. 水分离与水分层	
5. 超声乳化晶状体	
6. 吸除晶状体皮质	
7. 房角分离	（1）根据需要使用房角镜 （2）递粘弹剂：向周边前房注入粘弹剂，利用粘弹剂的钝性分离作用使房角粘连松解，重新显露出小梁；也可以同时用钝性弯针头向后轻压虹膜根部，加强分离作用
8. 植入人工晶状体（IOL）	同"白内障超声乳化摘除联合人工晶状体植入术护理配合"
9. 调整人工晶状体（IOL）位置	
10. 吸除粘弹剂	
11. 关闭角膜切口	递水针水密封闭角膜切口
12. 包扎术眼	（1）取下开睑器 （2）巡回护士在患者的结膜囊内涂眼药膏 （3）递纱布覆盖，巡回护士贴眼罩、用胶布固定

【手术配合要点】

1. 同"白内障超声乳化摘除联合人工晶状体植入术护理配合"配合要点。

2. 术前应与主刀医师汇报患者眼压情况，术前尽可能把眼压控制到正常范围内再进行手术，以免术中因眼压高发生出血、玻璃体脱出、术后脉络膜脱离、浅前房及无前房等并发症。

3. 青光眼患者多为高眼压，对疼痛较为敏感，应提前评估患者对疼痛的耐受情况，术中根据需要及时加用麻醉药，缓解患者疼痛感，以便术中更好地配合，使手术顺利完成。

4. 局部麻醉手术时，患者处于清醒状态，注意交谈方式方法，勿讨论和手术无关的话题。

（二）白内障超声乳化摘除联合人工晶状体植入联合小梁切除术护理配合

【手术适应证】

1. 抗青光眼药物控制不良，同时伴有未成熟期白内障导致视力下降或患者有明显自觉视物不清并要求做白内障者。

2. 曾行青光眼手术而眼压再次失控，并且晶状体已有明显浑浊伴视力下降者。

3. 膨胀期白内障继发青光眼者，如未能及时摘除晶状体，持久的瞳孔阻滞、房角关闭可导致房角完全粘连。对此类患者单纯行白内障摘除术或联合房角粘连分离术，不足以控制眼压，必须联合小梁切除术。

4. 其他晶状体源性青光眼，如晶状体皮质过敏性眼内炎、晶状体溶解性青光眼、晶状体脱位等，若已发生瞳孔区虹膜后粘连及房角大部分粘连。

【手术禁忌证】

1. 眼睑或球结膜有急性炎症者。

2. 眼前节有严重炎症者。

3. 球结膜大量瘢痕者。

【术前准备】

1. 物品准备

（1）常规物品：眼科手术包、无菌手术衣、无菌显微镜帽、无菌手套、无菌注射器（2ml注射器、5ml注射器）、吸血海绵、无菌棉签、眼科专用手术膜、眼罩、胶布。

（2）特殊耗材：15°穿刺刀、主切口穿刺刀（按手术切口大小选择规格）、粘弹剂、超声乳化手术套包、人工晶状体、晶体推注器、巩膜隧道刀、10-0尼龙线、一次性便携式电凝刀。

备：7-0尼龙线。

（3）常规药品：眼内灌注液（BSS）、利多卡因注射液、表面麻醉剂、眼膏（根据医嘱）、缩瞳药物（卡巴胆碱注射液）。

备：注射用吲哚菁绿、肾上腺素注射液。

2. 器械准备 白内障超声乳化手术器械、超声乳化手柄、注吸手柄、小梁切除器械。

备：玻璃体切割头、双手注吸手柄、单包器械（囊膜剪、角膜剪、显微针持、圈匙等）。散光晶体备：散光定位器。

3. 仪器准备 同"白内障超声乳化摘除联合人工晶状体植入术护理配合"。

4. 患者准备

（1）术眼散瞳：手术前30分钟用散瞳药（复方托吡卡胺滴眼液）滴术眼散瞳3～4次，最好散至6mm以上。

（2）麻醉方式

1）表面麻醉或局部麻醉

①表面麻醉：使用表面麻醉药（盐酸丙美卡因），滴入术眼下穹窿内1～2滴；术前15分钟开始，每隔5分钟滴一次，共3次。药物可能引起角膜上皮损伤。

②局部麻醉：利多卡因注射液60mg做球结膜下麻醉、筋膜囊下浸润麻醉或球后阻滞麻醉。

2）无法配合或无法耐受局部麻醉的患者可采用全身麻醉。

（3）手术体位：仰卧位。

【手术配合】

1. 手术安全核查 手术开始前进行手术安全核查，确认患者信息无误。

2. 消毒铺巾、结膜囊消毒

（1）消毒铺巾：配合医师用5%聚维酮碘溶液消毒眼睑及眼周围皮肤并包头、铺巾。

（2）结膜囊消毒：巡回护士用棉签显露下睑穹窿部，往结膜囊滴入2滴5%聚维酮碘溶液，计时3分钟。

3. 连接管道 准备眼内灌注液，连接超声乳化手柄，进行测试标定，检查仪器参数。

4. 手术摆台（图 11-15）

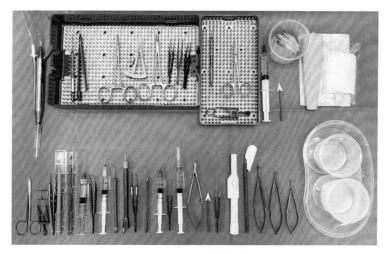

图 11-15 手术摆台

5. 手术步骤（图 11-16）及护理配合（表 11-8）

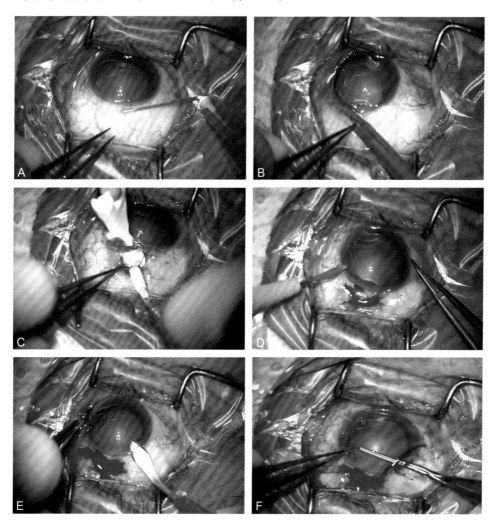

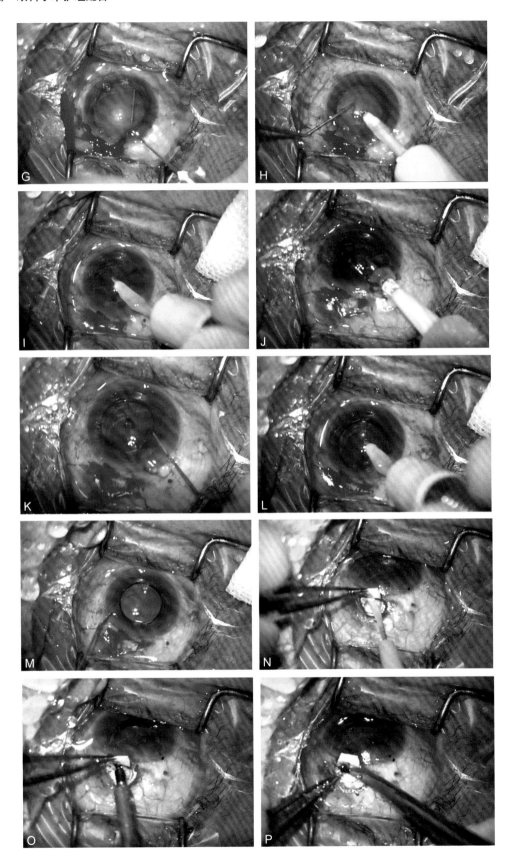

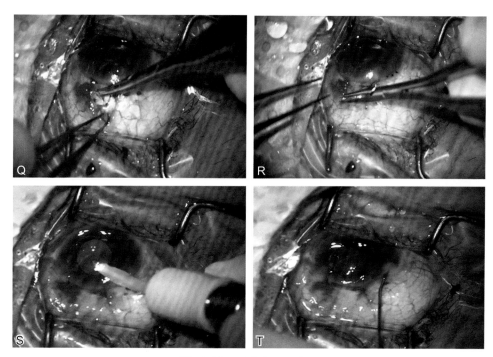

图 11-16　手术步骤示意图

A.麻醉（局部麻醉）；B.做球结膜瓣；C.制作巩膜瓣；D.做角膜侧切口（1）；E.做角膜主切口（2）；F.撕囊；G.水分离与水分层；H.超声乳化晶状体；I.吸除晶状体皮质；J.植入 IOL；K.调整 IOL 位置；L.吸除粘弹剂；M.缩瞳；N.做小梁切口；O.切除小梁；P.切除虹膜根部；Q.缝合巩膜瓣；R.缝合球结膜；S.吸除粘弹剂；T.关闭角膜切口

表 11-8　手术步骤及护理配合

手术步骤	手术配合
1. 贴膜、开睑	贴膜，递小直剪剪开贴膜，开睑器开睑，确认结膜囊消毒满 3 分钟后用眼内灌注液冲洗结膜囊
2. 麻醉（局部麻醉）	递麻醉药（抽取利多卡因 40mg 接针头斜面向上掰成 90°）+ 无损伤镊进行结膜下麻醉
3. 做球结膜瓣	（1）剪开球结膜，递无损伤镊 + 角膜剪，位置一般选择上方，或稍偏鼻侧 （2）止血：递吸血海绵 + 一次性使用便携电凝刀，巩膜止血用海绵隔热电凝止血法
4. 制作巩膜瓣	（1）递显微有齿镊和 15°穿刺刀，做四边形或三角形切口 （2）递显微有齿镊和隧道刀，做以角膜缘为基底的巩膜瓣，向前剥离，直至透明的角膜缘内 1mm；巩膜瓣厚度约 1/2 巩膜厚度或 1/3 巩膜厚度
5. 做角膜切口	同"白内障超声乳化摘除联合人工晶状体植入术护理配合"
6. 撕囊	
7. 水分离与水分层	
8. 超声乳化晶状体	
9. 吸除晶状体皮质	
10. 植入 IOL	
11. 调整 IOL 位置	
12. 吸除粘弹剂	

续表

手术步骤	手术配合
13. 缩瞳	（1）递卡巴胆碱注射液从角膜侧切口向前房注入，见瞳孔缩小至 3mm （2）递粘弹剂，前房注入粘弹剂
14. 切除小梁	同"单纯小梁切除术护理配合"
15. 切除虹膜根部	
16. 缝合巩膜瓣	
17. 缝合球结膜	
18. 吸除粘弹剂	"灌注抽吸（I/A）"模式下，递注吸手柄（I/A），吸除粘弹剂
19. 关闭角膜切口	递水针水封密闭角膜切口，经角膜穿刺处向前房内注入 BSS 水，以便恢复前房和观察结膜伤口渗漏情况。如果发现渗漏，应加缝线
20. 包扎术眼	（1）取下开睑器 （2）巡回护士在患者的结膜囊内涂眼药膏 （3）递纱布覆盖，巡回护士贴眼罩、用胶布固定

【手术配合要点】

1. 同"白内障超声乳化摘除联合人工晶状体植入术护理配合"。

2. 同"单纯小梁切除术护理配合"。

七、抗青光眼手术术中常见并发症护理配合

（一）结膜瓣撕裂

1. 原因

（1）过度向前分离结膜瓣导致撕裂球结膜附着处。

（2）过多采用锐剪分离或剪除眼球筋膜组织时。

（3）结膜组织牵拉太多或用力过强，尤其是用有齿镊子时。

（4）结膜组织菲薄或既往有过炎症、外伤或手术史，以致与其下的巩膜组织粘连。

2. 预防措施

（1）将麻醉药注入拟手术区域的结膜下，观察结膜是否隆起，如球结膜隆起，则可在此区域行滤过手术。结膜无隆起时，更换手术部位。

（2）术中充分显露术野。

（3）术中尽量使用钝性分离，使用无损伤镊轻柔操作。

（4）避免过度烧灼结膜瓣。

3. 常见处理

（1）尚未做巩膜瓣或切开前房前，宜采用带 10-0 不可吸收尼龙线或可吸收线的圆形显微缝针做"8"字式或褥式缝合以便折叠小的裂孔，大的撕裂需做连续缝合；随后应将结膜切口向一侧扩大，并在离裂孔适当距离处做滤过手术切口。

（2）倘已制备巩膜瓣或切开前房，如结膜裂孔较小且离滤过口稍远仍可按上述方法直接缝合；如在结膜附着处撕裂或在滤过口相应位置穿破，可把结膜自角膜缘环状切开，刮除切口前的角膜上皮，把拉下的结膜瓣直接缝合在刮去上皮的角膜面上；较大的结膜撕裂

需将角巩膜切口、结膜裂孔及结膜切口缝合，并更换位置手术。

（二）出血

1. 前房积血

（1）原因

1）角膜缘切口位置偏后误损伤睫状体。

2）周边虹膜切除太靠近根部或过度牵拉引起虹膜根部撕裂。

3）术前虹膜炎症存在明显的充血或新生血管。

4）来自浅层巩膜的出血流入前房。

（2）预防措施及常见处理：术前要彻底控制活动性虹膜炎，术中要操作轻巧和尽量减少组织损伤；前房切开之前必须制止所有出血。正确选择角膜缘切口位置。来自睫状体的出血可用浸透肾上腺素注射液的棉签或海绵在滤过口上轻柔持续压迫止血，出血明显时可在前房内注入一个大的消毒空气泡或粘弹剂。少量前房积血多自行吸收，可不给予处理，大量前房积血应做前房冲洗。

2. 脉络膜上腔出血或暴发性出血

（1）预防措施：术前充分降眼压治疗，术中缓慢降低眼压。

（2）常见处理：详见白内障手术并发症。

3. 眼底出血　预防措施及常见处理：术前充分降眼压治疗；术中缓慢降低眼压。

（三）脉络膜渗漏

1. 预防措施

（1）术前充分降眼压治疗。

（2）术中缓慢降低眼压。

2. 常见处理　同"脉络膜上腔出血"（详见白内障手术并发症）。

（四）晶状体损伤与不全脱位

预防措施及常见处理　切开房角，当房水外漏、前房消失时，避免任何手术器械通过角膜缘切口及周边虹膜切除口进入前房。

（五）滤过泡渗漏或破裂

1. 预防措施　术中局部麻醉时避免在滤过泡区域内注射，以免引起术后针孔渗漏；巩膜瓣缝线端埋藏于组织下；以穹窿为基底结膜瓣应向前覆盖到角膜缘切口前 0.5 ～ 1.0mm 处并以多针间断或连续缝合固定于角膜浅层。

2. 常见处理　反复破裂或有过感染史及巨大薄壁渗漏滤过泡，需移植一块游离结膜或异体巩膜覆盖。

【常用的物品准备】

1. 耗材　吸血海绵、一次性便携式电凝刀等。

2. 缝线　10-0 不可吸收尼龙线等。

3. 器械　小梁切除手术器械、玻璃体视网膜手术器械等。

4. 仪器　玻璃体切割设备。

【护理配合技巧】

1. 手术中若出现并发症，配合护士应沉着、冷静、准确、头脑清楚、反应敏捷，对特殊用物定位放置，密切关注手术进展保证及时供给，以利于手术的顺利进行。

2. 术中应密切观察患者意识、生命体征、眼压情况，一旦出现异常，立即告知手术医师进行处理，切勿轻视，以避免严重并发症发生；若术中出现并发症，手术时间将比预期时间久，应及时安抚好患者情绪，协助医师顺利完成手术。

3. 青光眼患者多为高眼压，对疼痛较为敏感，应提前评估患者对疼痛的耐受情况，术中根据需要及时加用麻醉药，缓解患者疼痛感，以便术中更好配合，使手术顺利完成。

4. 术中妥善放置缝线，以防丢失。

5. 如发生突发情况，由主刀医师评估病情如无法独立处理，巡回护士应及时联系相关专科医师协助处理。

6. 术中用药时应严格执行查对制度，巡回护士和洗手护士／手术医师进行双人核对，无误方可使用，手术过程中所用的药瓶及安瓿保存至手术结束，以便术后查对。

第 12 章
玻璃体视网膜手术护理配合

一、闭合式玻璃体切割术护理配合

随着医疗器械的发展及操作技术的不断提高，经睫状体平坦部闭合式玻璃体切除术越来越多地应用于眼底疾病的治疗，其优势在于手术无须进行结膜切开、巩膜切口无须缝合，减少了切口相关并发症的发生；但该术式所需的仪器设备较多且器械精细、贵重，所需材料、物品和手术操作程序都有其特殊性，因此配合护士要熟悉各种手术机器设备，熟悉手术步骤，掌握各种器械的使用方法、注意事项等。同时要对器械悉心保养维护，及时排除术中发生的各种常见故障，与医师默契配合，并对患者进行有效的心理护理，保证手术顺利进行。

【手术适应证】

1. 难以吸收的玻璃体积血和玻璃体混浊；查找视网膜裂孔。

2. 药物治疗无效或疗效不满意的眼内炎。

3. 不能使用扣带手术获取成功的视网膜脱离。

4. 外伤或血管性疾病引起的纤维组织增生或牵引性视网膜脱离。

5. 合并玻璃体紊乱的晶状体或人工晶状体全脱位。

6. 严重的晶状体后囊膜混浊，以及因存在视网膜脱离等高危因素不适合做 Nd：YAG 激光后囊切开术的晶状体后囊膜混浊者。

7. 玻璃体瞳孔阻滞。

8. 合并有玻璃体紊乱的外伤性白内障。

9. 眼内异物。

10. 角巩膜破裂伤合并玻璃体嵌顿。

11. 各种类型黄斑裂孔、黄斑前膜、玻璃体黄斑牵引综合征、黄斑水肿。

12. 黄斑部脉络膜新生血管膜，黄斑部视网膜下积血。

13. 视网膜中央或分支静脉阻塞合并黄斑水肿，药物疗效不佳。

14. 睫状环阻塞性青光眼，难治性青光眼。

15. 玻璃体内寄生虫。

【手术禁忌证】

1. 玻璃体液化或后脱离引起的飞蚊症。

2. 不合并玻璃体积血和纤维组织增生的视网膜新生血管。

3. 活动性葡萄膜炎。

4. 严重的虹膜红变。

5. 严重的眼球萎缩。

6. 无视功能者。

【术前准备】

（一）物品准备

1. 常规物品　眼科手术包、无菌手术衣、无菌显微镜帽、无菌手套、无菌注射器（2ml 注射器、5ml 注射器、1ml 注射器）、粘弹剂、吸血海绵、无菌敷料、眼科专用手术膜、眼罩、胶布。

2. 特殊耗材　重水、硅油、膨胀气体、7-0 或 8-0 可吸收线、30 号针头。

3. 玻璃体切割耗材　（根据仪器选择相应耗材）23 号 /25 号 /27 号穿刺刀＋巩膜塞 / 自闭式穿刺刀、灌注管、玻璃体切割头、导光纤维、气液交换管、辅助吸引管、移液手柄、激光纤维、眼内电凝、剥膜镊、硅油注吸套包、膜刮刀、眼内剪、吊顶灯。

4. 常规药品　眼内灌注液（BSS）、表面麻醉剂、利多卡因注射液、布比卡因注射液、肾上腺素注射液、地塞米松注射液、曲安奈德注射液、吲哚菁绿注射液、50% 葡萄糖注射液、眼膏（根据医嘱）。

（二）器械准备

玻璃体视网膜手术器械、非接触全视网膜镜、角膜接触镜及固定环。

备：眼内镊（平镊）、冷冻笔。

（三）仪器设备准备

1. 眼科手术显微镜　检查手术显微镜，确保目镜、物镜镜头的清晰。接通电源，开启电源开关，检查显微镜是否处于功能完好状态。熟知手术医师双眼情况，调节好目镜的屈光度与瞳距。

2. 手术床　检查手术床是否处于功能完好状态，根据手术医师及患者的情况调整好手术床的高度及头位。

3. 玻璃体切割机、压缩空气机　术前连接压缩空气机与玻璃体切割机，空气压力调至 0.7MPa。巡回护士提前将玻璃体切割机电源开启，仪器自测完毕后，从菜单中选择当日手术医师的模式，确认好医师所需的玻璃体切割频率、负压、气压和灌注压力、电凝能量、光纤亮度等参数。

4. 激光仪　确认激光仪的参数 [激光能量、爆破（持续）时间、间隔时间]。

5. 冷冻仪、二氧化碳　检查二氧化碳气瓶的气压（≥ 5MPa）、确认冷冻仪是否功能完好状态。

（四）眼内灌注液准备

根据医嘱 500ml 灌注液里加肾上腺素注射液 0.5mg、地塞米松 10mg。

（五）患者准备

1. 术眼散瞳　手术前 30 分钟用散瞳药（复方托吡卡胺滴眼液）滴术眼 3 ～ 4 次，瞳孔最好散至 6mm 以上。

2. 麻醉方式

（1）行表面麻醉联合局部麻醉。

（2）无法配合或无法耐受局部麻醉的患者可采用全身麻醉。

3. 手术体位　仰卧位。

【手术配合】

1. 手术安全核查　手术开始前进行手术安全核查，确认患者信息无误。

2. 消毒铺巾、结膜囊消毒

（1）消毒铺巾：配合医师用 5% 聚维酮碘溶液消毒眼睑及眼周围皮肤并包头、铺巾。

（2）结膜囊消毒：巡回护士用棉签显露下睑穹窿部，往结膜囊滴入 2 滴 5% 聚维酮碘溶液，计时 3 分钟。

3. 连接管道　准备眼内灌注液，连接玻璃体切割，按照相关顺序连接玻璃体切割管道、玻璃体切割头、导光纤维、灌注管路，准备好后测试玻璃体切割仪进行测试标定，检查仪器参数。

4. 手术摆台（图 12-1）

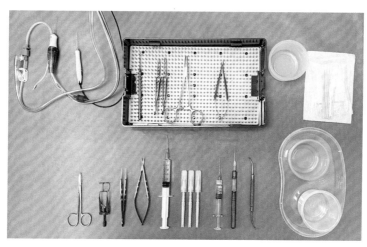

图 12-1　手术摆台

5. 手术步骤（图 12-2）及护理配合（表 12-1）

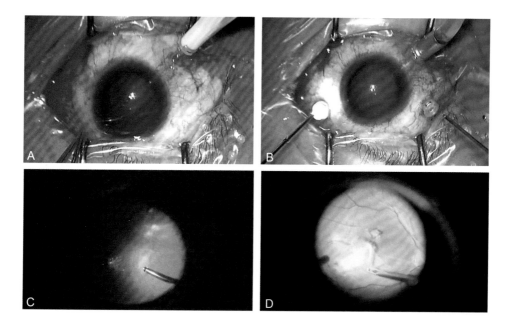

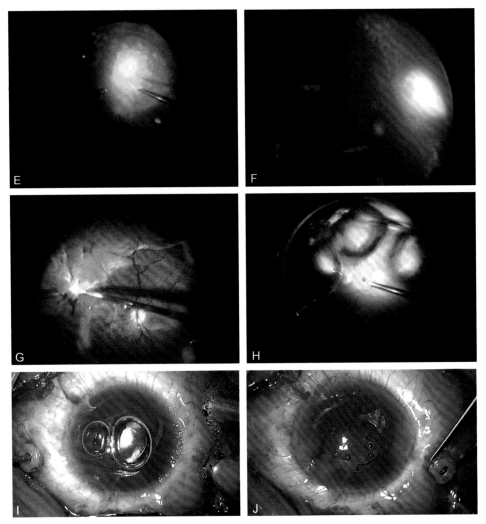

图 12-2　手术步骤示意图

A. 做巩膜切口；B. 建立灌注系统；C. 切除玻璃体；D. 剥离膜；E. 眼内激光；F. 冷冻；G. 眼内电凝；H. 气液交换；I. 注入眼内填充物（硅油）；J. 拔除套管

表 12-1　手术步骤及护理配合

手术步骤	手术配合
1. 贴膜、开睑	贴膜，递小直剪剪开贴膜，用开睑器开睑，确认结膜囊消毒满 3 分钟后用眼内灌注液冲洗结膜囊
2. 麻醉（局部麻醉）	（1）剪开球结膜，递显微有齿镊 + 角膜剪 （2）筋膜囊下麻醉（5ml 注射器抽取利多卡因 60mg + 布比卡因 18.75mg 接冲洗针头进行注射）
3. 做巩膜切口	递穿刺刀和显微有齿镊做 3 个巩膜造孔（有晶状体眼距角膜缘 3.5mm 处、无晶状体眼距角膜缘 3mm 处做颞下、颞上和鼻上经结膜的巩膜切口）
4. 建立灌注系统	（1）递灌注管并排除气泡，在颞下方套管内插入灌注头 （2）递导管纤维检查灌注头是否在眼内，确认灌注头位于玻璃体腔后打开灌注

手术步骤	手术配合
5. 切除玻璃体	（1）在角膜表面上均匀推注粘弹剂，关闭室内灯光（根据主刀医师要求） （2）报参数，递导光纤维和玻切头，下拉广角镜进行玻切 （3）切除玻璃体：先切除前部玻璃体、灌注管周围玻璃体，然后是中央部，继而向后推进，接着切除脱离的玻璃体后皮质、周边部玻璃体及玻璃体基底部，递巩膜顶压器进行巩膜外加压增加周边部的可视度，切除 360° 周边玻璃体 （4）如需对玻璃体染色，注入曲安奈德注射液进行玻璃体着染和后脱离，递已抽取曲安奈德注射液的 1ml 注射器
6. 剥离膜	（1）剥除视网膜增殖膜、内界膜，以解除对视网膜、黄斑部的牵拉 （2）放置镜片固定环（根据主刀要求），在角膜表面上均匀推注粘弹剂，放置平凹镜或转换非接触视网膜镜的滤镜 （3）递剥膜镊剥膜 （4）如需吲哚菁绿注射液染色，配制后用 1ml 注射器抽取
7. 重水压平视网膜	如需使用重水压平视网膜，用 5ml 注射器抽取重水并连接针头，旋紧后递上
8. 眼内激光	递已连接好的激光纤维，机器切换到激光模式，报参数，主刀医师和助手都需戴上防护镜，手术门上挂警示牌和备用眼镜
9. 冷冻	递已连接并测试好的冷冻笔，根据医师口令踩冷冻仪脚踏板
10. 眼内电凝	递已连接好的眼内电凝头，报参数，用于封闭视网膜血管
11. 气液交换	递导光纤维和玻切头，机器设置进气模式，报眼内压，一般调节在 35 ～ 40mmHg
12. 引流视网膜下液	递型号合适的移液手柄，排除眼内及视网膜下积液，向眼内灌注过滤气体，直至视网膜平复
13. 注入眼内填充物（常见充填物有硅油、空气、膨胀气体）	硅油： （1）转换到黏性液体注入模式 （2）递已安装好的硅油，硅油前端连接合适型号注油针头，后端连接好硅油填充管路，确保连接紧密无松动 （3）注入前与医师确认眼压，一般降至 10 ～ 15mmHg （4）硅油打完后与医师确认，关掉气体，不进水不进气 （5）检查眼压，根据眼压确认是否再次注入硅油 膨胀气体（根据手术医师要求抽取气体）： （1）用 50ml 注射器抽取气体，接上空气过滤器抽取空气稀释，根据医师的需求，浓度通常是 14% ～ 18% （2）注射器连接灌注管打气 （3）注入时要注意维持眼压 （4）检查眼压，根据眼压确认是否再次注入气体，如需补气，用 30 号针头接上注射器 （5）如需抽浓度 100% 的气体，用 2ml 注射器抽取气体，接上空气过滤器抽取，根据医师的需求，通常是抽取 1 ～ 2ml，连接 30 号针头接上注射器经巩膜注气

续表

手术步骤	手术配合
14. 拔除套管	(1) 递巩膜塞镊 + 显微有齿镊分别拔出套管，最后拔出灌注管 (2) 递巩膜塞镊 / 棉签检查穿刺口是否密闭，如密闭不好，应准备可吸收线缝合
15. 包扎术眼	(1) 取下开睑器 (2) 巡回护士在患者的结膜囊内涂眼药膏 (3) 递纱布覆盖，巡回护士贴眼罩、用胶布固定术眼

【手术配合要点】

1. 术前了解手术患者病情，做好各项术前准备，用物准备齐全，根据手术类型添加特殊器械。

2. 术中维持眼内灌注通畅，根据手术需要及眼压变化随时调整灌注压力，术中应注意观察灌注液余量，及时更换，避免灌注液走空，造成气体进入玻璃体腔，影响手术视野。

3. 后段手术需常变换仪器模式，切换前配合护士应与手术医师确认好需切换的模式再进行调节并汇报参数，确保调节模式及参数的正确。

4. 使用眼内光凝时，根据激光的部位目的，协助医师调整激光的参数，保持激光纤维的完整性，并做好防护。工作人员应佩戴激光保护镜，避免激光对眼睛的损害。门外悬挂警示牌，防止泄漏意外和火灾，远离酒精等易燃易爆物品。

5. 使用眼内电凝止血时，注意依据仪器的输出功率及手术目的选择合适的电凝能量。能量过低起不到凝固止血的作用，能量过高则导致视网膜热烧伤穿孔，一般从小到大，协助医师根据手术需要进行调节。

6. 使用冷冻仪要做好防护，二氧化碳瓶口不能对着人，开启二氧化碳瓶前要确认所有连接紧密，使用前应测试冷冻手柄的冷冻效果，使用后要及时关闭二氧化碳瓶开关并登记二氧化碳的气体余气量。

7. 注气过程中，注意维持眼压，跟医师报告剩余的气量和阻力情况，避免过快推完气体导致眼球塌陷。

8. 后段手术多为暗室操作，巡回护士和洗手护士应熟练掌握操作步骤，并严格无菌操作，做好标准预防，避免职业暴露的发生。

9. 器械台上抽取的麻醉药、重水及 BSS 等药液要做好标识，切勿混淆。

10. 注意精细器械的保护，功能端加保护套，以免影响使用寿命。

11. 术后有体位要求的患者应做好交接。

12. 局部麻醉手术时，患者处于清醒状态，注意交谈方式方法，勿讲和手术无关的话题。

【拓展知识】

1. 眼内灌注液的选择与应用：眼内灌注液是应用于玻璃体切割手术的重要物质，术中灌注液长时间与眼组织直接接触，其化学成分、渗透压、离子缓冲容量、pH 等均可影响术后眼组织的结构和功能。常用的灌注液有以下几种：生理盐水、林格液、葡萄糖 - 碳酸氢钠 - 林格液（平衡盐溶液，BSS）和谷胱甘肽 - 碳酸氢钠 - 林格液（GBR），临床常用平衡盐溶液。如无禁忌证，灌注液可以加入适量肾上腺素注射液、抗生素、激素。若为眼内炎症，灌注液中可加入规定浓度的抗生素。

2. 黄斑区前注射少量粘弹剂覆盖黄斑直径约 1PD，0.125% 吲哚青绿或台盼蓝进行内界膜染色。

3. 灌注瓶高度与灌注压力的关系：眼内灌注压力目前多通过灌注吊瓶的悬吊高度来控制眼压。两者的关系见表 12-2。

表 12-2　灌注瓶高度与灌注压力的关系

灌注瓶高度（cm）	灌注压力 kPa（mmHg）	灌注瓶高度（cm）	灌注压力 kPa（mmHg）
13.6	1.33（10）	54.4	5.32（40）
27.2	2.66（20）	68	6.65（50）
40.8	3.99（30）	81.6	8.16（60）

4. 眼内填充物

（1）在治疗玻璃体视网膜疾病的玻璃体切除手术中，眼球的这部分容积需要有玻璃体替代物来填充，以保持眼球内压力和眼球的形状、完成手术操作；手术后，也要有替代物填充来维持眼球内压力和眼球的形状、保证光线进入眼内并聚焦在视网膜上，为患者提供一定的视力。这种替代物也称填充物。

（2）眼内填充物应具备的性质：用于眼内填充的材料，必须具有以下特性。

1）无毒性副作用。

2）无色透明，屈光指数尽可能接近于玻璃体。

3）有一定的表面张力，能封闭视网膜裂孔或展平视网膜固定皱褶。

4）比重低者，可顶压上方视网膜裂孔；比重大于水者，可压平下方的视网膜裂孔。

5）可代谢吸收，或永久存留无毒性。

6）在眼内尽可能不发生乳化和分散。

7）黏度适中，便于注入和吸出。

（3）目前眼内填充物的形式

1）气体：包括空气和长效气体。

①空气：为最早应用的眼内填充材料，其优点为：材料易得，无须特殊装置，对眼内组织无毒性，且能很好地被眼内组织耐受，空气表面张力大，比重低，可顶压上方视网膜裂孔。其缺点是在眼内停留时间短，吸收快，注入 4 天后，气泡变小而失去填塞作用，且较强调术后需要特殊体位才能更好地发挥其填塞作用。

空气眼内填充目前应用位于 8 ～ 4 点方位的马蹄形裂孔；排出视网膜下液后眼压过低者；无明显牵引的黄斑裂孔性视网膜脱离；以及在玻璃体手术中，作为硅油填充前的气 - 液交换起暂时性填充作用。

②长效气体：目前，长效气体有六氟化硫和全氟化碳系列产品，以全氟丙烷（C_3F_8）、全氟乙烷（C_2F_6）最为常用。

A. 临床上常用的长效气体有全氟丙烷（C_3F_8），是一种无色、无味、无毒的惰性气体，分子结构稳定，化学性质极不活跃，很难溶解于水，通常装入铝质圆筒中。纯 C_3F_8 气体注入眼内后 72 小时体积膨胀到最大，是最初注入量的 4 倍，半衰期 6 天，在眼内停留时间为 55 ～ 56 天，12% ～ 14% C_3F_8 被认为是不膨胀的浓度。用于封闭裂孔、复位视网膜。

B. 六氟化硫（sulfur hexafluoride，SF_6），1973 年由 Norton 首先应用，它在眼内无毒性，能被眼组织耐受，在玻璃体腔的膨胀系数是 2 ～ 4。适用于较短时间的眼内填充。

C. 注气后注意事项

a. 根据裂孔或病变的位置选择不同的术后体位。

b. 已经进行眼内 C_3F_8 气体注入且气体未完全吸收的患者，再次进行麻醉时，应绝对避免使用一氧化氮麻醉。

c. 眼内存在 C_3F_8 气体的患者应绝对避免压力变化（电梯、搭乘飞机、潜水、高压舱治疗）。

d. 密切监测眼压的变化，尤其是术后 6 ～ 8 小时气体膨胀最快。

2）眼内灌注液：玻璃体切除手术中使用灌注液替代手术中被切除的玻璃体，维持眼球形状和眼压。灌注液的渗透浓度和 pH 是影响眼组织功能的重要因素。正常角膜内皮耐受的渗透浓度 200 ～ 500mmol/L。角膜内皮最适宜的 pH 为 6.9 ～ 7.5。一般市售眼内冲洗灌注液是一种无菌眼内冲洗灌注液，适用于各种眼内手术。因不含防腐剂，需在手术需要使用之前才进行配制。

3）硅油：硅油的理化性质稳定、可以高温消毒、透明、屈光指数与玻璃体接近，应用时可选用不同比重，黏度大（1000 ～ 12 500CS）、在眼内不被吸收，具有一定表面张力的硅油，这样用于封闭视网膜裂孔时不易进入视网膜下。临床上用于短期或长期的眼内填充，以封闭视网膜裂孔和支撑视网膜。

（4）全氟化碳液体：又称重水，物理特性为无色无味、密度高、黏滞性低、不溶于水、沸点高。因其独有的特性和较小的毒性作用，近年已成为玻璃体手术常用工具（表 12-3）。手术中重水常用于压住脱离漂浮的视网膜，制造手术空间，辅助切除玻璃体、剥离增殖膜，以及为激光封闭视网膜裂孔提供条件。重水还常用于处理晶状体脱位、沉核等情况。使用重水后注意抽取干净，若重水残留会进入前房，对角膜、视网膜均有毒性。

表 12-3　常用全氟化碳液体

全氯化碳液体	分子式	相对分子质量	比重	运动黏度	屈光指数	蒸气压力	表面张力
全氟三丁烷胺	$C_{12}F_{27}N$	671	1.89	2.6	1.29	0.15	1.6
全氟辛烷	C_8F_{18}	438	1.76	0.8	1.27	6.65	1.4
全氟十萘	$C_{10}F_{18}$	462	1.94	2.7	1.31	1.80	1.6
全氟菲	$C_{14}F_{24}$	624	2.03	8.03	1.33	< 0.13	1.8

二、硅油取出术护理配合

【手术适应证】

1. 视网膜已复位，硅油填充 1 个月以上。

2. 出现硅油继发性青光眼、硅油乳化、角膜变性等并发症时。

【手术禁忌证】

1. 全身情况差，无法耐受手术。

2. 局部出现急性结膜炎、泪囊炎等感染性病变未治愈。

【术前准备】

（一）物品准备

1. 常规物品　眼科手术包、无菌手术衣、无菌显微镜帽、无菌手套、无菌注射器（2ml 注射器、5ml 注射器、1ml 注射器、10ml 注射器）、粘弹剂、吸血海绵、无菌敷料、眼科专用手术膜、眼罩、胶布。

2. 玻璃体切割耗材　（根据仪器选择相应耗材）穿刺刀＋巩膜塞/自闭式穿刺刀、灌注管、导光纤维、气液交换管、移液手柄、硅油注吸套包等。

备用耗材：15°穿刺刀、7-0 或 8-0 可吸收线、30G 针头、辅助吸引管、激光纤维、玻切头、剥膜镊、眼内电凝笔、电凝线、膜刮刀、眼内剪、吊顶灯。

3. 常规药品　眼内灌注液（BSS）、表面麻醉剂、利多卡因注射液、布比卡因注射液、肾上腺素注射液、地塞米松注射液、曲安奈德注射液、吲哚菁绿注射液、50%葡萄糖注射液、眼膏（根据医嘱）。

（二）器械准备

玻璃体视网膜手术器械、非接触全视网膜镜、角膜接触镜及镜片固定环。

备：眼内镊（平镊）、冷冻笔。

（三）仪器设备准备

同"闭合式玻璃体切割术护理配合"。

（四）眼内灌注液准备

根据医嘱 500ml 灌注液里加肾上腺素注射液 0.5mg、地塞米松 10mg。

（五）患者准备

1. 术眼散瞳　手术前 30 分钟用散瞳药（复方托吡卡胺滴眼液）滴术眼 3 ～ 4 次，瞳孔最好散至 6mm 以上。

2. 麻醉方式

（1）行表面麻醉联合局部麻醉。

（2）无法配合或无法耐受局部麻醉的患者可采用全身麻醉。

3. 手术体位　仰卧位。

【手术配合】

1. 手术安全核查　手术开始前进行手术安全核查，确认患者信息无误。

2. 消毒铺巾、结膜囊消毒

（1）消毒铺巾：配合医师用 5% 聚维酮碘溶液消毒眼睑及眼周皮肤并包头、铺巾。

（2）结膜囊消毒：巡回护士用棉签暴露下睑穹窿部，往结膜囊滴入 2 滴 5% 聚维酮碘溶液，计时 3 分钟。

3. 连接管道　准备眼内灌注液，玻璃体切割仪测试，同"闭合式玻璃体切割术护理配合"。

4. 手术摆台（图 12-3）

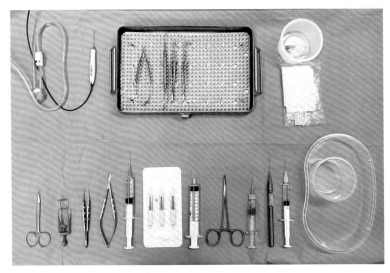

图 12-3　手术摆台

5. 手术步骤（图 12-4）及护理配合（表 12-4）

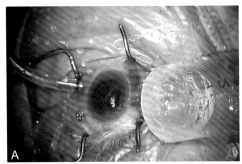
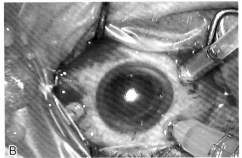

图 12-4　手术步骤示意图
A. 取出硅油（手动抽吸）；B. 取出硅油（气动抽吸）

表 12-4　手术步骤及护理配合

手术步骤	手术配合
1. 贴膜、开睑	贴膜，递小直剪剪开贴膜，开睑器开睑，确认结膜囊消毒满 3 分钟后用眼内灌注液冲洗结膜囊
2. 麻醉（局部麻醉）	（1）剪开球结膜：递显微有齿镊 + 角膜剪 （2）筋膜囊下麻醉（5ml 注射器抽取利多卡因 60mg + 布比卡因 18.75mg 接冲洗针头进行注射）
3. 做巩膜切口	递显微有齿镊 + 穿刺刀做 3 个巩膜造孔（有晶状体眼距角膜缘 3.5mm 处、无晶状体眼距角膜缘 3mm 处做颞下、颞上和鼻上经结膜的巩膜切口）
4. 建立灌注系统	（1）递灌注管并排除气泡，在颞下方套管内插入灌注头 （2）递导管纤维检查灌注头是否在眼内，确认灌注头位于玻璃体腔后打开灌注

手术步骤	手术配合
5. 取出硅油	（1）在角膜表面上均匀推注粘弹剂，助手或洗手护士将非接触式广角镜拉到显微镜物镜下方，使用黄色广角镜，关上房灯（根据主刀医师要求） （2）取出硅油 1）制作手动硅油抽吸工具：用 10ml 注射器头部，另一端套住一端套管针，将注射器活塞拉至底部并用血管钳固定形成负压抽吸硅油 2）气动硅油取出：用硅油取出管件，通过玻璃体切割机硅油取出程序经套管通道主动吸引取出硅油
6. 气液交换	递移液手柄，反复气液交换吸出残留硅油滴
7. 眼底探查	递导光纤维，检查眼底，根据需要添加手术方式，例如对病变视网膜进行眼内激光光凝，或剥除黄斑区增殖膜
8. 拔出灌注管	（1）递显微有齿镊＋巩膜塞镊分别拔出套管，最后拔出灌注管 （2）递巩膜塞镊／棉签检查穿刺口是否密闭，如密闭不好，应准备可吸收线缝合
9. 包扎术眼	（1）取下开睑器 （2）巡回护士在患者的结膜囊内涂眼药膏 （3）递纱布覆盖，巡回护士贴眼罩、用胶布固定术眼

【手术配合要点】

同"闭合式玻璃体切割术护理配合"。

三、玻璃体切割联合视网膜下注药（阿替普酶）术护理配合

【手术适应证】

视网膜下出血。

【手术禁忌证】

1. 出血体质。

2. 口服抗凝血药，如华法林。

3. 显著的或是近期有严重或危险的出血。

4. 已知有颅内出血史或疑有颅内出血。

5. 疑有蛛网膜下腔出血或处于因动脉瘤而导致蛛网膜下腔出血状态。

6. 有中枢神经系统疾病变史或创伤史（如肿瘤、动脉瘤及颅内或椎管内手术）最近（10 天内）曾进行有创的心外按压、分娩或非压力性血管穿刺（如锁骨下或颈静脉穿刺）。

7. 严重的未得到控制的动脉高血压。

8. 禁用于 18 岁以下及 80 岁以上患者。

9. 严重肝病患者。

10. 最近 3 个月有严重的创伤或大手术。

【术前准备】

（一）物品准备

1. 常规物品　同"闭合式玻璃体切割术护理配合"。

2. 视网膜下注射装置用物　10ml 注射器、1ml 注射器、硅油注吸套包。

3. 玻璃体切割耗材　同"闭合式玻璃体切割术护理配合"。

4. 常规药品　同"闭合式玻璃体切割术护理配合"。

5. 特殊药品　注射用阿替普酶。

（二）器械准备

玻璃体视网膜手术器械、非接触全视网膜镜、平凹镜及镜片固定环、视网膜下注射针头、组织剪。

（三）仪器设备准备

同"闭合式玻璃体切割术护理配合"。

（四）眼内灌注液准备

根据医嘱在 500ml 灌注液里加肾上腺素注射液 0.5mg、地塞米松 10mg。

（五）患者准备

1. 术眼散瞳　手术前 30 分钟用散瞳药（复方托吡卡胺滴眼液）滴术眼 3 ～ 4 次，瞳孔最好散至 6mm 以上。

2. 麻醉方式

（1）行表面麻醉联合局部麻醉。

（2）无法配合或无法耐受局部麻醉的患者可采用全身麻醉。

3. 手术体位　仰卧位。

【手术配合】

1. 手术安全核查　手术开始前进行手术安全核查，确认患者信息无误。

2. 消毒铺巾、结膜囊消毒

（1）消毒铺巾：配合医师用 5% 聚维酮碘溶液消毒眼睑及眼周围皮肤并包头、铺巾。

（2）结膜囊消毒：巡回护士用棉签显露下睑穹窿部，往结膜囊滴入 2 滴 5% 聚维酮碘溶液，计时 3 分钟。

3. 连接管道　准备眼内灌注液，玻璃体切割仪测试：连接玻璃体切割，按照相关顺序连接玻璃体切割管道、玻璃体切割头、导光纤维、灌注管路，准备好后测试玻璃体切割仪进行测试标定，检查仪器参数。

4. 手术摆台（图 12-5）

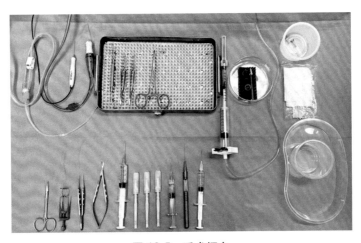

图 12-5　手术摆台

5. 手术步骤（图 12-6）及护理配合（表 12-5）

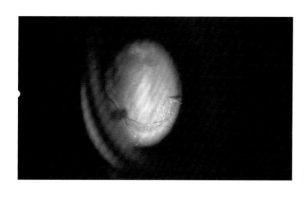

图 12-6　视网膜下注射阿替普酶

表 12-5　手术步骤及护理配合

手术步骤	手术配合
1. 贴膜、开睑	同"闭合式玻璃体切割术护理配合"
2. 麻醉（局部麻醉）	
3. 做巩膜切口	
4. 建立灌注系统	
5. 玻璃体切除	
6. 视网膜下注射阿替普酶	（1）递平凹镜，显微镜下看清视网膜后极部 （2）递视网膜注射装置，主刀医师脚控排气，视网膜下针头通过套管针进入眼内，于出血隆起高处注入阿替普酶
7. 气液交换	递导光纤维和移液手柄，机器设置进气模式，报眼压，一般调节在 35 ～ 40mmHg
8. 拔出灌注管	（1）递显微有齿镊 + 巩膜塞镊分别拔出套管，最后拔出灌注管 （2）递巩膜塞镊 / 棉签检查穿刺口是否密闭，如密闭不好，应准备可吸收线缝合
9. 包扎术眼	（1）取下开睑器 （2）巡回护士在患者的结膜囊内涂眼药膏 （3）递纱布覆盖，巡回护士贴眼罩、用胶布固定术眼

【手术配合要点】

1. 同"闭合式玻璃体切割术护理配合"。

2. 使用 rt-PA 药物前应认真评估患者全身情况，特别是具有出血倾向者，禁止使用。

3. 配制阿替普酶前应先跟主刀医师确认配制的药液浓度。

4. 妥善管理手术用精密器械（如视网膜下针头），使用前后应确认完好性，使用后应及时进行预处理。

5. 密切关注患者用药（阿替普酶）后的情况。

【拓展知识】

1. 视网膜下注射阿替普酶　浓度为 20μg/0.1ml。

2. 应用剂量　在早期研究者动物实验中，以家兔为研究对象，rt-PA 注入视网膜下时的安全剂量为 25 ～ 50μg/0.1ml；以猫为研究对象，其对视网膜不可逆的毒性浓度为 100μg/0.1ml；Daruich 等在 2016 年的研究中，通过大鼠模型摸索出 rt-PA 的安全浓度，即对于人类而言，25μg/0.1ml 的浓度是安全的，而 ≥ 200μg/0.1ml 的浓度是避免应用的。

四、人工玻璃体球囊植入术护理配合

玻璃体切除术（pars plana vitrectomy，PPV）是现代眼科学发展的里程碑，是目前许多玻璃体视网膜疾病的主要治疗手段，但 PPV 术后必须填充合适的替代物，包括眼内灌注液、硅油或水凝胶等，以支撑视网膜，而对于严重的眼外伤、硅油依赖眼（眼压低、硅油乳化）的患者，需要依赖于强大的顶压力量，眼球结构及残留功能才能得以恢复。折叠式人工玻璃体球囊（foldable capsular vitreous body，FCVB）是一种新型玻璃体替代物，在被植入玻璃体腔后，经引流阀注入适量硅油，隔绝了硅油与组织，具有较好的生物相容性、力学及光学特性，实现了精确模拟人眼玻璃体结构的目的，成为严重眼外伤、硅油依赖眼、眼球萎缩患者保持眼球形态甚至眼球摘除患者的新选择，以长期支撑视网膜的玻璃体替代物，保留眼球结构和残留功能，从而避免眼球摘除后植入义眼。

【手术适应证】

1. 18 ~ 65 岁，男女不限。

2. 术眼视力 < 0.05。

3. 术眼眼轴长度 16 ~ 28mm。

4. 严重视网膜脱离，不能用现有的玻璃体替代物进行治疗。

5. 严重单侧眼球穿通伤或贯通伤，因视网膜破裂、视网膜和（或）脉络膜出血等原因引起复合性的视网膜和（或）脉络膜脱离、睫状体脱离。

（1）严重的单侧眼球破裂伤，造成视网膜和或脉络膜缺损。

（2）单侧眼球较大的后部巩膜裂伤，无法修补。

（3）硅油长期填充不能取出，视网膜复位不全。

（4）经过 2 次（含）以上视网膜脱离手术和硅油填塞，硅油取出术后视网膜再次脱离。

【手术禁忌证】

1. 已知对硅胶过敏者，瘢痕体质患者。

2. 眼内炎。

3. 葡萄膜炎。

4. 手术眼晶状体透明。

5. 增殖性糖尿病视网膜病变。

6. 对侧眼矫正视力 ≤ 0.4。

7. 对侧眼有内眼手术史。

8. 无法控制的其他眼科伴随病变。

9. 严重肝肾功能损害和（或）严重全身性疾病（如心血管系统、呼吸系统、消化系统、神经系统、内分泌系统、泌尿生殖系统疾病等）。

10. 已经妊娠、准备妊娠或正在哺乳的女性。

11. 有药物滥用史或酗酒史。

【术前准备】

（一）物品准备

1. 常规物品　同"闭合式玻璃体切割术护理配合"。

2. 玻璃体切割耗材　同"闭合式玻璃体切割术护理配合"。

3. 特殊耗材　型号合适的折叠式人工玻璃体球囊（FCVB）、硅油、19 号硅油注射针头、MVR 刀，15°穿刺刀，爱维（2 支），9-0 聚丙烯（一弯一直），7-0 丝线，7-0 可吸收线，一次性便携式电凝刀。

4. 常规药品　同"闭合式玻璃体切割术护理配合"。

（二）器械准备

玻璃体视网膜（VR）器械、人工玻璃体推注器、人工玻璃体镊、深部拉钩、圆规尺、蚊式血管钳。

（三）仪器设备准备

同"闭合式玻璃体切割术护理配合"。

（四）眼内灌注液准备

根据医嘱 500ml 灌注液里加肾上腺素注射液 0.5mg、地塞米松注射液 10mg。

（五）患者准备

1. 术眼散瞳　手术前 30 分钟用散瞳药（复方托吡卡胺滴眼液）滴术眼 3 ～ 4 次，瞳孔最好散至 6mm 以上。

2. 麻醉方式

（1）行表面麻醉联合局部麻醉。

（2）无法配合或无法耐受局部麻醉的患者可采用全身麻醉。

3. 手术体位　仰卧位。

【手术配合】

1. 手术安全核查　手术开始前进行手术安全核查，确认患者信息无误。

2. 消毒铺巾、结膜囊消毒

（1）消毒铺巾：配合医师用 5% 聚维酮碘溶液消毒眼睑及眼周围皮肤并包头、铺巾。

（2）结膜囊消毒：巡回护士用棉签显露下睑穹窿部，往结膜囊滴入 2 滴 5% 聚维酮碘溶液，计时 3 分钟。

3. 连接管道　准备眼内灌注液，将玻璃体切割机的管道进行连接并做好调试。

4. 手术摆台（图 12-7）

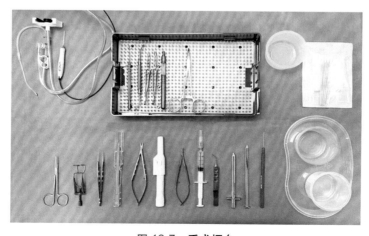

图 12-7　手术摆台

5.手术步骤（图 12-8）及护理配合（表 12-6）

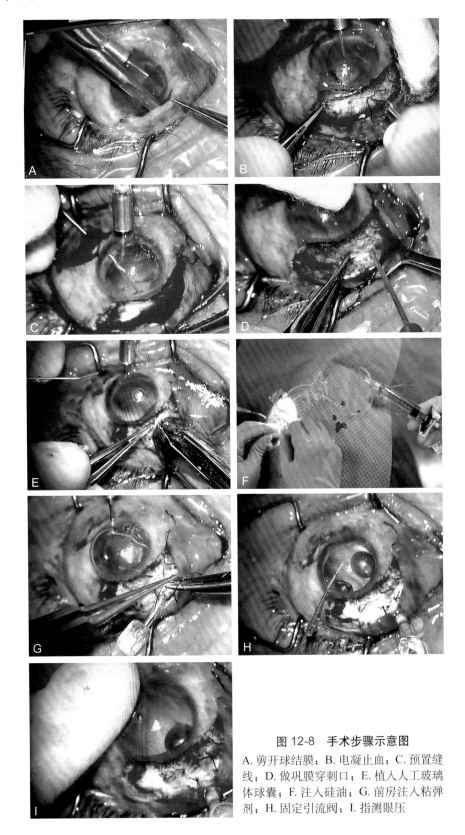

图 12-8　手术步骤示意图

A.剪开球结膜；B.电凝止血；C.预置缝线；D.做巩膜穿刺口；E.植入人工玻璃体球囊；F.注入硅油；G.前房注入粘弹剂；H.固定引流阀；I.指测眼压

表 12-6　手术步骤及护理配合

手术步骤	手术配合
1. 贴膜、开睑	贴膜，递小直剪剪开贴膜，开睑器开睑，确认结膜囊消毒满 3 分钟后用眼内灌注液冲洗结膜囊
2. 建立灌注系统	(1) 递显微有齿镊 +15° 穿刺刀，于透明角膜缘内平行于虹膜面穿刺 (2) 递灌注管并排出气泡，在 6 点位角膜缘切口放置灌注管
3. 剪开球结膜	(1) 递显微有齿镊 + 角膜剪，沿 4：00 ～ 5：00、9：30 ～ 1：00 点位角膜缘剪开球结膜，分离结膜下组织至角膜缘后 5mm (2) 递电凝止血器：电凝止血
4. 预置缝线	递显微有齿镊 + 显微针持夹持 9-0 聚丙烯直针做人工玻璃体球囊拦截缝线
5. 安装折叠式人工玻璃体球囊（FCVB）	(1) 准备折叠式人工玻璃体球囊前需协助医师用灭菌注射用水冲洗手套，以免产品沾染手套表面粉尘，进入眼内造成术后炎症反应 (2) 协助医师对 FCVB 进行密闭性检查：准备 1 个无菌小杯，盛约 30ml 眼内灌注液，使用针管直径 0.36mm 或 0.45mm 的针头配 2ml 注射器抽适量消毒空气，经引流阀注入球囊内，将充气后的球囊完全浸入眼内灌注液中，检查球囊周围是否有气泡产生。如未出现气泡则可安全使用 (3) 将 FCVB 抽到真空状态，晶状体部向上，周边部向下方 3 折为规则长梭形，折叠到放入预先用粘弹剂润滑的推注器中备用
6. 做巩膜穿刺口	(1) 递显微有齿镊 + 穿刺刀做巩膜造孔 (2) 递显微有齿镊 +MVR 刀扩大 FCVB 注入侧平坦部切口
7. 植入人工玻璃体球囊（FCVB）	(1) 递安装好的 FCVB 植入玻璃体腔内 (2) 在灌注下，直视将球囊推注入眼内，并观察球囊自然展开 (3) 确定球囊在眼内的位置状态，保证晶状体部向上，"合模线"处于水平状态
8. 注入硅油	(1) 递硅油，排空硅油针头里的空气，防止注入球囊内 (2) 用 19 号注射针头自球囊的引流阀部刺入，缓慢推入硅油，注入硅油 1/3 时针头往后退一点，观察人工玻璃体的位置，充填至眼压 15mmHg 左右
9. 拔除灌注管	(1) 边注入硅油边撤出灌注管，随注硅油过程中拔出灌注管，以防灌注管刺破球囊 (2) 应用导光纤维观察球囊的膨胀、球囊内气泡和视网膜供血情况 (3) 指测巩膜压（Tn），前房可根据情况注入粘弹剂，以防眼后段血流入前房
10. 固定引流阀	用 7-0 丝线缝合固定人工玻璃体引流管于巩膜面，将引流阀植于筋膜囊下
11. 缝合巩膜切口	递显微有齿镊 + 显微针持夹持 7-0 可吸收线筋膜和球结膜
12. 包扎术眼	(1) 取下开睑器 (2) 巡回护士在患者的结膜囊内涂眼药膏 (3) 递纱布覆盖，巡回护士贴眼罩、用胶布固定术眼

【手术配合要点】

1. 同"闭合式玻璃体切割术护理配合"。

2. 因人工玻璃体囊壁较薄，易被尖锐的手术器械损坏，术前务必根据测量结果备好2个同一型号的折叠式人工玻璃璃体球囊；同时，术中夹 FCVB 时一定要用配套的钝角人工玻璃体镊，避免接触尖锐器械。

3. 在打开折叠式人工玻璃体球囊包装前，巡回护士要认真检查包装袋，查看是否存在裂口、损伤、孔洞等损坏迹象。再次同手术医师核对，确定 FCVB 的大小。

4. 取用 FCVB 前巡回护士应提醒医师更换灭菌手套，并用灭菌注射液冲洗手套，避免将手套粉尘带入眼内，引起术后炎症反应。

5. 根据产品型号选择相应的推注器，避免在安装过程中出现推注器不配套而导致球囊植入不顺畅，需更换球囊的情况。

6. 巡回护士在手术过程中应密切关注手术的进展，及时协助调节仪器的参数，由于植入切口较大，要密切观察灌注液的量，根据手术医师需求及时调节灌注压力。

7. 术后应密切观察患者的视力、眼压、视网膜和 FCVB 状态。

8. FCVB 推注器应及时将推注杆分离并进行预处理，防止粘弹剂干燥后残留，避免因无法清洗干净而影响正常使用并增加医源性感染。

【拓展知识】

人工玻璃体囊由薄膜球囊、引流管、引流阀3个部分组成，由医用高分子聚合物材料制成。FCVB 是模拟人自然玻璃体体腔形态而设计的一种与自然玻璃体的形态较为相符的"囊袋"，通过微小切口植入于玻璃体腔内，再利用引流阀将硅油注射到"囊袋"里去，对于患者的眼内正常形态和眼内压力，以及恢复眼内玻璃体正常的支撑有一定的作用。

五、巩膜环扎 / 硅压联合巩膜外冷凝术护理配合

视网膜脱离外路显微手术是在显微镜下完成巩膜加压扣带，创造条件促使视网膜神经上皮与色素上皮贴紧，消除或缓解玻璃体视网膜牵拉，促使视网膜复位的过程。所谓外路手术是相对玻璃体手术在眼内做视网膜脱离复位手术而言。巩膜加压手术主要在眼球外的巩膜表面完成。包括巩膜硅压术、环扎术、巩膜缩短术。手术方法是在眼球壁上造成巩膜向内压陷顶压裂孔，缓解或消除玻璃体的牵拉，缩小玻璃体腔，促使脱离的视网膜神经上皮与色素上皮接触。

【手术适应证】

1. 裂孔较小且位于周边部。

2. 脱离的视网膜活动性良好。

3. 增殖性玻璃体视网膜病变 ≤ C1 级。

4. 无明显的玻璃体浓缩、牵引等病理性改变。

5. 无视网膜固定皱褶。

6. 屈光间质清晰度不影响眼底观察。

【手术禁忌证】

1. 严重的增殖性玻璃体视网膜病变。

2. 严重的玻璃体积血合并视网膜脱离。

3. 黄斑部裂孔合并视网膜脱离。

4. 巨大或多发视网膜裂孔合并视网膜脱离。

5. 屈光间质混浊影响眼底观察。

【术前准备】

（一）物品准备

1. 常规物品　眼科手术包、无菌手术衣、无菌显微镜帽、无菌手套、无菌注射器（2ml 注射器、5ml 注射器、1ml 注射器）、无菌敷料、眼科专用手术膜、眼罩、胶布。

2. 特殊耗材　环扎带、束套、环形带（6mm、9mm）、9-0 国产尼龙线、5-0 聚丙酯、提吊线 0 号线。

备：15° 穿刺刀、C_3F_8 气体、30 号针头、8-0 可吸收线、7-0 可吸收线。

3. 常规药品　眼内灌注液（BSS）、散瞳药、表面麻醉剂、利多卡因注射液、布比卡因注射液、眼膏（根据医嘱）。

（二）器械准备

巩膜环扎／硅压手术器械、冷冻笔、20D 前置镜。

（三）仪器设备准备

1. 眼科手术显微镜　检查手术显微镜，确保目镜、物镜镜头的清晰。接通电源，开启电源开关，检查显微镜是否处于功能完好状态。根据手术医师双眼情况调节好目镜的屈光度与瞳距。

2. 手术床　检查手术床是否处于功能完好状态，根据手术医师及患者的情况调整好手术床的高度及头位。

3. 冷冻仪、二氧化碳　检查二氧化碳气瓶的气压（≥ 5MPa），连接二氧化碳气瓶和冷冻仪，确认冷冻仪处于功能完好状态。

4. 双目间接检眼镜　接通电源，开启电源开关，检查检眼镜是否处于功能完好状态后放置备用。

（四）患者准备

1. 术眼散瞳　手术前 30 分钟用散瞳药（复方托吡卡胺滴眼液）滴术眼 3 ～ 4 次，瞳孔最好散至 6mm 以上。

2. 麻醉方式

（1）行表面麻醉联合局部麻醉。

（2）无法配合或无法耐受局部麻醉的患者可采用全身麻醉。

3. 手术体位　仰卧位。

【手术配合】

1. 手术安全核查　手术开始前进行手术安全核查，确认患者信息无误。

2. 消毒铺巾、结膜囊消毒

（1）消毒铺巾：配合医师用 5% 聚维酮碘溶液消毒眼睑及眼周围皮肤并包头、铺巾。

（2）结膜囊消毒：巡回护士用棉签显露下睑穹窿部，往结膜囊滴入 2 滴 5% 聚维酮碘溶液，计时 3 分钟。

3. 连接冷冻笔

（1）将冷冻笔连接于冷冻仪，并打开二氧化碳气瓶开关，将冷冻仪调压阀开关缓慢打开观察冷冻器压力表，将压力调节到 6MPa 以上。

（2）检测冷冻笔：把冷冻笔头端用眼内灌注液沾湿，踩下冷冻仪脚踏，观察冷冻笔头端冰球生成速度及大小；再松开脚踏，观察冰球破裂时间，判断冷凝及解凝是否正常。

4. 手术摆台（图 12-9）

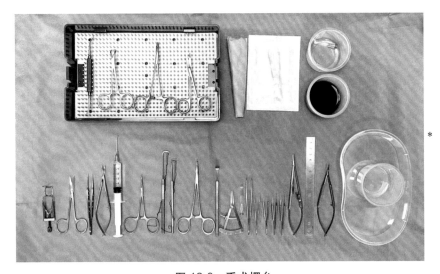

图 12-9　手术摆台

5. 手术步骤（图 12-10）及护理配合（表 12-7）

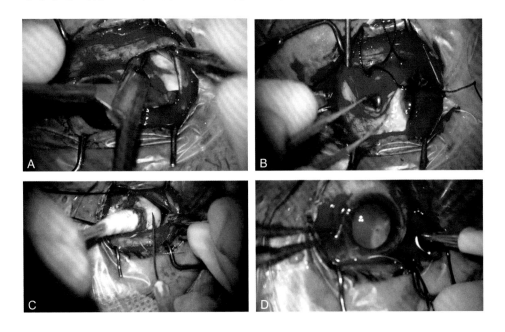

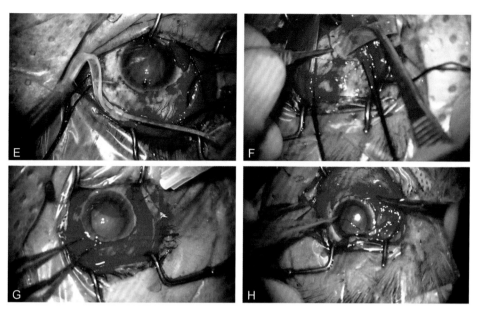

图 12-10　手术步骤示意图

A. 显露巩膜；B. 直肌牵引；C. 视网膜下放液；D. 冷凝封闭裂孔；E. 巩膜外环；F. 巩膜外加压；G. 眼内注气；H. 缝合球结膜

表 12-7　手术步骤及护理配合

手术步骤	手术配合
1. 贴膜、开睑	贴膜，递小直剪剪开贴膜，开睑器开睑，确认结膜囊消毒满 3 分钟后用眼内灌注液冲洗结膜囊
2. 加压材料准备	把要用的环扎 / 环形带放入 5% 聚维酮碘溶液中浸泡后备用
3. 麻醉（局部麻醉）	（1）剪开球结膜，递显微有齿镊 + 角膜剪 （2）筋膜囊下麻醉（5ml 注射器抽取利多卡因 60mg + 布比卡因 18.75mg 接冲洗针头进行注射）
4. 显露巩膜	（1）递显微有齿镊 + 角膜剪，根据视网膜脱离范围选择不同范围的球结膜剪开，若要联合环扎术需行 360° 球结膜剪开 （2）用小血管钳在四象限分别将筋膜撑开，以显露巩膜表面
5. 直肌牵引	递 7cm 有齿镊 + 带线斜视钩，用带线斜视钩钩出直肌并伸入直肌下，到对侧将丝线拉起来，牵引 4 条直肌，再用血管钳固定牵引线
6. 裂孔定位	显微镜直视下或间接眼底镜下检查眼底，进行裂孔定位 间接眼底镜下检查眼底： （1）递无菌巾，协助主刀医师戴间接检眼镜，关闭室内灯光 （2）递 20D 前置镜 + 巩膜顶压器，在间接检眼镜下使用巩膜顶压器定位裂孔及变形带
7. 视网膜下放液	递 5ml 注射器针头，斜行刺穿需放液的巩膜表面进行视网膜下放液
8. 冷凝封闭裂孔	（1）递冷冻笔，行巩膜外冷冻裂孔及变性区周围 （2）在术者的指令下，踩下或松开脚踏，控制冷凝器

续表

手术步骤	手术配合
9. 巩膜外加压或环扎	（1）显微有齿镊 + 带锁显微针持夹持 5-0 聚丙酯线，用圆规尺定位在巩膜上做预置缝线
	（2）递环形带，将环形带加压在裂孔相应的巩膜表面，结扎预置缝线固定
	（3）如需环扎，预置环扎缝线，将环扎带穿过 4 条直肌，在巩膜外环绕眼球一周，做褥式缝合固定
10. 观察眼底	递无菌巾，协助主刀医师戴间接检眼镜再次查看眼底情况，了解视网膜复位情况；必要时调整缝线，补充冷凝
11. 眼内注气	（1）若视网膜未完全复位，裂孔闭合欠佳需向玻璃体腔注入消毒空气或膨胀气体
	（2）若使用膨胀气体，用 2ml 注射器 + 过滤器抽取膨胀气体，换 30G 针头，通过巩膜平坦部注入纯膨胀气体
12. 缝合球结膜	（1）递剪刀，剪除直肌牵引缝线
	（2）递显微有齿镊 + 显微针持夹持 9-0 尼龙线或 7-0 可吸收线或 8-0 可吸收线缝合球结膜
13. 包扎术眼	（1）取下开睑器
	（2）由巡回护士在患者的结膜囊内涂眼药膏
	（3）递纱布覆盖，巡回护士贴眼罩、用胶布固定术眼

【手术配合要点】

1. 使用冷冻仪时要做好防护，二氧化碳瓶口不能对着人，开启二氧化碳瓶前要确认所有管道连接紧密，使用前应测试冷冻手柄的冷冻效果，登记二氧化碳的余气量，使用后要及时关闭二氧化碳气源阀门，放出余气后，关闭冷冻仪开关。

2. 术中协助术者戴双目间接检眼镜，防止术者双手及手术衣的无菌范围被污染。

3. 术中牵拉眼球直肌时，注意观察患者的生命体征，注意眼心反射，如出现患者心率下降应告知医师暂停手术或松开牵拉肌肉。

4. 局部麻醉手术时，患者处于清醒的状态，注意交谈方式、方法，勿讨论与手术无关的话题。

5. 术后有体位要求的患者应做好交接。

6. 巡回护士应密切关注手术进程，督导手术相关人员遵循无菌技术操作原则。及时提供术中所需物品，并严格执行物品清点查对制度，按照清点时机，对手术器械、敷料、缝针及特殊物品等实施双人逐项唱点并准确记录。

六、玻璃体腔穿刺注药术护理配合

玻璃体腔穿刺注药术是眼科常见的一项操作，该种给药方式克服了血 - 眼屏障，能直接作用于病变部位，是使药物在眼内达到有效治疗浓度的最佳方法。

【手术适应证】

1. 治疗严重的增殖期糖尿病视网膜病变性玻璃体切除手术前。

2. 治疗湿性（新生血管性）年龄相关性黄斑变性（AMD）、息肉样脉络膜血管病变

（PCV）、脉络膜新生血管 [CNV，即继发于病理性近视（PM）和其他原因的 CNV] 导致的视力损害。

3. 治疗成年患者中由视网膜分支静脉阻塞（BRVO）或中央静脉阻塞（CRVO）引起的黄斑水肿。

4. 治疗眼内炎症的患者。

【手术禁忌证】

1. 对注射药物或其成分中任何一种辅料过敏者禁用。

2. 活动的或怀疑眼部或眼周感染的患者。

3. 活动期眼内炎症的患者。

【术前准备】

（一）物品准备

1. 常规物品　眼科注药包、无菌显微镜帽、无菌手套、无菌敷料、眼科专用手术膜、眼罩、胶布。

备：无菌注射器（1ml 注射器）、30 号针头、15°穿刺刀。

2. 常规药品　散瞳药、表面麻醉剂、生理盐水 / 眼内灌注液（BSS）、眼膏（根据医嘱）。

3. 特殊药品　根据医嘱准备玻璃体腔注射的药物 [如抗血管内皮生长因子（抗 VEGF）药物和糖皮质激素类药物]。

（二）器械准备

眼内注药器械。

（三）仪器设备准备

1. 眼科手术显微镜　检查手术显微镜，确保目镜、物镜镜头的清晰。接通电源，开启电源开关，检查显微镜是否处于功能完好状态。根据手术医师双眼情况调节好目镜的屈光度与瞳距。

2. 手术床　检查手术床是否处于功能完好状态，根据手术医师及患者的情况调整好手术床的高度及头位。

（四）患者准备

1. 术眼散瞳　手术前 30 分钟用散瞳药（复方托吡卡胺滴眼液）滴术眼 3 ～ 4 次，瞳孔最好散至 6mm 以上。

2. 麻醉方式　表面麻醉。

3. 手术体位　仰卧位。

【手术配合】

1. 手术安全核查　手术开始前进行手术安全核查，确认患者信息无误。

2. 消毒铺巾、结膜囊消毒

（1）消毒铺巾：配合医师用 5% 聚维酮碘溶液消毒眼睑及眼周围皮肤并包头、铺巾。

（2）结膜囊消毒：巡回护士用棉签显露下睑穹窿部，往结膜囊滴入 2 滴 5% 聚维酮碘溶液，计时 3 分钟。

3.手术摆台（图 12-11）

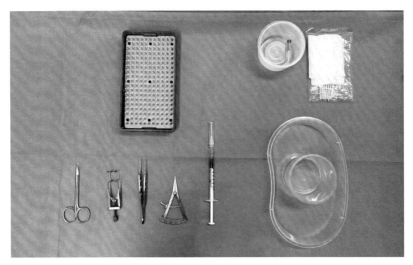

图 12-11　手术摆台

4.手术步骤（图 12-12）及护理配合（表 12-8）

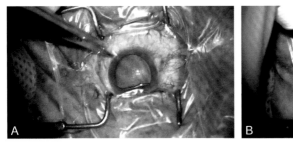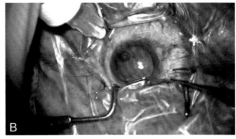

图 12-12　手术步骤示意图
A.定位；B.注药

表 12-8　手术步骤及护理配合

手术步骤	手术配合
1.贴膜、开睑	贴膜，递小直剪剪开贴膜，开睑器开睑，确认结膜囊消毒满 3 分钟后用生理盐水冲洗结膜囊
2.定位	用圆规尺标记注射点，在颞下方角巩膜缘后（有晶状体眼距角膜缘约 3.5mm 处、无晶状体眼距角膜缘约 3mm 处）定位
3.注药	颞下方角、巩膜缘后约 3.5mm/3.0mm 处将注射器针垂直穿刺球壁，确认针头位于玻璃体腔后注入药物
4.按压注射点	（1）用预先准备好的棉签按摩或用显微有齿镊夹紧穿刺部位数秒，防止药液反流 （2）检查患者是否有光感
5.包扎术眼	（1）取下开睑器 （2）巡回护士在患者的结膜囊内涂眼药膏 （3）递纱布覆盖，巡回护士贴眼罩、用胶布固定术眼

【手术配合要点】

1. 玻璃体腔穿刺注射的药物使用前需再次与手术医师共同核对，防止注射药物错误。

2. 抽取药品后，药瓶暂不丢弃，并注意督促医师将抽药的注射器放置在无菌台安全的位置，防止药品掉落或污染，药品的标签应留存于病历内。

3. 抗血管内皮生长因子（抗 VEGF）等生物类制剂需避光并冷藏（2 ～ 8℃，不得冷冻）保存，存放和开启过程中均应注意密闭和无菌操作。

4. 进行手术时，患者处于清醒的状态，注意交谈方式方法，勿讨论和手术无关的话题。

七、脉络膜上腔注药（注射用阿替普酶）术护理配合

【手术适应证】

1. 闭合性眼外伤合并脉络膜上腔出血，开放性眼外伤已行一期缝合合并脉络膜上腔出血。

2. 继发于内眼手术后的爆发性脉络膜上腔出血。

【手术禁忌证】

1. 出血体质。

2. 口服抗凝血药，如华法林。

3. 显著的或近期有严重或危险的出血。

4. 已知有颅内出血史或疑有颅内出血。

5. 疑有蛛网膜下腔出血或处于因动脉瘤而导致蛛网膜下腔出血状态。

6. 最近（10 天内）有中枢神经系统疾病史或创伤史（如肿瘤、动脉瘤及颅内或椎管内手术）。

7. 曾进行有创的心外按压、分娩或非压力性血管穿刺（如锁骨下静脉或颈静脉穿刺）。

8. 严重的未得到控制的动脉高血压。

9. 禁用于 18 岁以下及 80 岁以上患者。

10. 严重肝病患者。

11. 最近 3 个月有严重创伤或大手术者。

【术前准备】

（一）物品准备

1. 常规物品　眼科注药包、无菌显微镜帽、无菌注射器（1ml 注射器、5ml 注射器）、30G 针头、无菌手套、无菌敷料、眼科专用手术膜、眼罩、胶布。

2. 常规药品　散瞳药、表面麻醉剂、生理盐水 / 眼内灌注液（BSS）、眼膏（根据医嘱）。

3. 特殊药品　注射用阿替普酶 [注射用重组人组织纤维溶酶原激活剂（rt-PA）]。

（二）器械准备

眼内注药器械。

（三）仪器设备准备

同"玻璃体腔穿刺注药术护理配合"。

（四）患者准备

1. 术眼散瞳　手术前 30 分钟用散瞳药（复方托吡卡胺滴眼液）滴术眼 3 ～ 4 次，瞳孔最好散至 6mm 以上。

2.麻醉方式

（1）行表面麻醉联合局部麻醉。

（2）无法配合或无法耐受局部麻醉的患者可采用全身麻醉。

3.手术体位 仰卧位。

【手术配合】

1.手术安全核查 手术开始前进行手术安全核查，确认患者信息无误。

2.消毒铺巾、结膜囊消毒

（1）消毒铺巾：配合医师用 5% 聚维酮碘溶液消毒眼睑及眼周围皮肤并包头、铺巾。

（2）结膜囊消毒：巡回护士用棉签显露下睑穹窿部，往结膜囊滴入 2 滴 5% 聚维酮碘溶液，计时 3 分钟。

3.手术摆台（图 12-13）

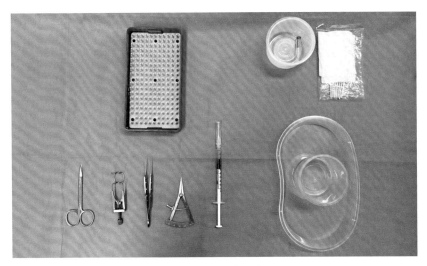

图 12-13 手术摆台

4.手术步骤（图 12-14）及护理配合（表 12-9）

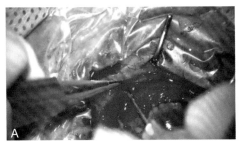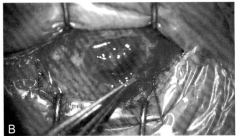

图 12-14 手术步骤示意图
A.局部麻醉；B.注药

表 12-9　手术步骤及护理配合

手术步骤	手术配合
1. 贴膜、开睑	贴膜，递小直剪剪开贴膜，开睑器开睑，确认结膜囊消毒满 3 分钟后用生理盐水冲洗结膜囊
2. 局部麻醉	筋膜囊下麻醉（5ml 注射器抽取利多卡因 60mg 接冲洗针头进行注射）
3. 注药	抽取稀释后的阿替普酶溶液，接上 30 号针头，分别于各象限（颞侧、下方、鼻侧及上方角膜缘后）脉络膜脱离最高处进行注射 [脉络膜上腔注药（rt-PA）浓度为 10μg/0.1ml]
4. 引流	引流时间可选择在注射药物 1 小时后或隔天，引流方法为在脉络膜脱离象限，距角膜缘 5mm 处穿刺巩膜，引流溶解后的血液
5. 包扎术眼	（1）取下开睑器 （2）巡回护士在患者的结膜囊内涂眼药膏 （3）递纱布覆盖，巡回护士贴眼罩、用胶布固定术眼

【手术配合要点】

1. 使用 rt-PA 药物前应认真评估患者的全身情况，特别是具有出血倾向者，应严格禁止使用。

2. 配制阿替普酶前应先与主刀医师确认配制的药液浓度。

3. 密切关注患者用药（阿替普酶）后的情况。

4. 局部麻醉手术时，患者处于清醒的状态，注意交谈方式方法，勿讨论和手术无关的话题。

八、玻璃体视网膜手术术中常见并发症护理配合

（一）玻璃体视网膜手术术中常见并发症

1. 意外损伤透明晶状体

（1）原因：眼内器械进出眼内时不慎碰伤晶状体或玻璃体切除过程中误伤晶状体。

（2）预防措施：切口位置勿太靠前。切除前部玻璃体时要注意晶状体后囊，可注入一小气泡帮助辨别晶状体后囊；切除刀头对侧基底部玻璃体时让助手协助压迫巩膜，眼球尽量向对侧倾斜，避免切割头杆部触及晶状体后囊；器械进出眼内时，要注意眼内器械头的方向和角度。

（3）常见处理：若发现晶状体后囊有轻度损伤，而不影响术野清晰度时，手术可以继续进行，晶状体混浊的程度待术后观察其发展后再做相应处理；若晶状体混浊影响眼底操作，需行晶状体切除或晶状体粉碎。

2. 术中新鲜出血，玻璃体积血导致手术不能进行

（1）预防措施

1）对于增殖期糖尿病视网膜病变，术前应充分评估病情，行玻璃体切除术的前 1 周予以玻璃体腔内注射抗 VEGF 药物，减少术中出血的风险。

2）术中谨慎分离新生血管膜、增殖明显的玻璃体视网膜牵引，行玻璃体后脱离操作时谨慎分离大血管附近粘连过于紧密的玻璃体皮质，避免过度牵拉引起血管破裂出血。

3）接近视盘、视网膜大血管附近时谨慎操作，避免手术器械直接损伤血管。

4）行视网膜周边切开或造孔时，应先局部电凝封闭视网膜血管，同时避免在血管粗大或密集部位行视网膜切开术。

（2）常见处理

1）对少量的眼内出血，可首先升高灌注瓶的高度/眼内灌注压力，提高眼压，达到止血的目的。

2）在切除纤维血管膜前，应对其进行眼内电凝，或剪断玻璃体牵引条索后再将其切除。

3）术中如果发现眼内出血且看不清眼底时，可进行持续的灌注抽吸，使因出血而混浊的玻璃体变得清晰，再寻找出血的部位，行眼内电凝止血；若积血沉积于视网膜表面，可用笛针靠近积血部位抽吸，也可用笛针对着后极部的积血"吹气"，将视网膜表面的积血驱散并漂浮于玻璃体腔，再做玻璃体腔的灌注抽吸。

4）术中无法控制出血，并严重影响手术观察时，可停止手术，嘱患者取半坐卧位，加用止血药，待眼内出血停止后再行第二次手术；对爆发性脉络膜出血，应在术中防止发生持续性低眼压，随时注意灌注管情况，例如灌注管头有无完全脱出，灌注瓶内有无液体等。如果发生了这种情况，应中止手术，予以药物治疗，并酌情处理。

3. 医源性视网膜裂孔或撕裂

（1）预防措施

1）玻切头行周边玻璃体切除时应谨慎操作，对于玻璃体积血明显或周边部玻璃体有絮状陈旧性出血的，应小心分辨积血与视网膜组织，避免直接咬切视网膜组织。

2）对于脱离广泛、隆起程度高、活动性大的视网膜脱离，玻璃体腔注入重水稳定后极部视网膜后再行周边玻璃体切除。

3）对于玻璃体视网膜增殖牵拉明显的情况，应谨慎分离粘连组织，不追求完全分离或松解粘连组织，避免过度牵拉粘连组织。

（2）常见处理：对发生视网膜裂孔而无视网膜脱离者，可争取眼内激光光凝或冷凝封闭裂孔。若发生视网膜脱离，则根据情况做经巩膜硅压、环扎术和眼内填充术等。

4. 激光误伤中心凹　预防措施及常见处理：

（1）主刀医师未示意开始激光前，应确保激光系统处于待命保护状态，避免意外激发。

（2）激光开始前调整合适的靶激光亮度，确保激光时能准确定位。

（3）激光操作时应注意激光光源距离视网膜位置，避免远距离激发。在黄斑区血管弓附近激发时应谨慎操作，尽量减少连续激发操作。

5. 灌注液进入脉络膜上腔　预防措施及常见处理：

（1）检查确认灌注头进入玻璃体腔后再打开灌注液开关。

（2）发现灌注头位于脉络膜上腔难以进入玻璃体腔时，更换更长的灌注头；若见睫状膜厚，灌注导管头不能穿破时，暂不要进行眼内灌注，应等插入导光纤维并协助顶破睫状膜后才开始灌注。

（3）脉络膜脱离的病例先做穿刺口处巩膜穿刺，排出脉络膜上腔液体后再穿刺入玻璃体腔。

6. 重水进入视网膜下　预防措施及常见处理：

（1）重水注射针头始终置于重水内，注入力量均匀，避免用力过大重水注入过快。

（2）避免重水平面高于灌注头，避免重水表面受到灌注水流冲击形成涡流旋转进入视网膜下。

（3）在没有充分松解玻璃体视网膜收缩时，避免重水表面超过视网膜裂孔平面。

（二）视网膜脱离外路复位手术术中常见并发症

1. 损伤眼外肌　预防措施及常见处理：

（1）充分止血、钝性分离直肌间筋膜组织，吊线和牵引直肌时动作轻柔。

（2）缝合固定硅胶块或环扎带时，注意勿损伤眼外肌。

（3）穿刺放液时，注意损伤眼外肌。

（4）术中冷冻时，注意勿损伤眼外肌。

2. 巩膜损伤　预防措施及常见处理：

（1）注意缝合巩膜深度，不宜过浅，以致结扎缝线固定硅压块和环扎带时出现巩膜撕裂。

（2）缝针不宜过深，以免缝穿巩膜，损伤脉络膜、视网膜等组织。

（3）术中注意冷冻的强度和范围。

（4）术中顶压眼球检查眼底时注意眼压情况等。

3. 放液引起视网膜穿孔、视网膜下出血、玻璃体积血等

（1）预防措施

1）选择正确的放液位置，勿损伤血管。

2）充分止血和显露放液点。

3）注意放液针头进入的角度和深度，避免损伤脉络膜和视网膜组织等。

4）放液时密切关注眼压和穿刺口液体引流情况。

（2）常见处理

1）如有可疑医源性裂孔时，暂时停止操作，检查眼底。证实为裂孔或可疑裂孔，应予以冷冻加压处理。

2）局部滴肾上腺素注射液，在切口旁吸除血液；出血量大，则关闭切口，加用止血剂，保持较高眼压止血；并重新选排液点。

（三）常用的物品准备

1. 玻璃体切割耗材　（根据仪器选择相应耗材）穿刺刀＋巩膜塞/自闭式穿刺刀、灌注管、导光纤维、气液交换管、移液手柄、硅油注吸套包、辅助吸引管、激光纤维、玻切头、剥膜镊、眼内电凝笔、电凝线、膜刮刀、眼内剪、吊顶灯。

2. 外路耗材　环扎带、束套、环形带（6mm、9mm）。

3. 耗材　重水、硅油、膨胀气体、粘弹剂、15°穿刺刀、30号针头等。

4. 缝线　7-0或8-0可吸收线、5-0聚丙酯线、9-0国产尼龙、提吊线0号线等。

5. 器械　玻璃体视网膜手术器械、非接触全视网膜镜、角膜接触镜及固定环、眼内镊（平镊）、环扎手术器械、冷冻笔、20D前置镜。

6. 仪器　玻璃体切割机、激光仪、冷冻仪、二氧化碳气体。

（四）护理配合技巧

1. 手术中若出现并发症，配合护士应沉着、冷静、准确、思维清晰、反应敏捷，对特殊用物定位放置，及时关注手术进展保证及时供给，以利于手术的顺利进行。

2. 术中维持眼内灌注通畅，根据手术需要及时调整灌注压力，术中应注意观察灌注液余量，及时更换，确保容量充足。

3. 如发生突发情况，由主刀医师评估病情。如无法独立处理，巡回护士应及时联系相关专科医师协助处理。

4. 使用玻璃体切割机、激光仪等仪器时，配合护士应与手术医师确认各模块的参数，避免因参数不适宜导致更严重并发症的发生。

5. 器械台上抽取的麻醉药、重水及 BSS 等药液要做好标识，切勿混淆。

6. 术后有体位要求的患者应做好交接。

7. 术中用药应严格执行查对制度，巡回护士和洗手护士／手术医师进行双人核对，核对无误后方可使用。手术过程中所用的药瓶及安瓿保存至手术结束，以便术后查对。

8. 术中出现并发症，手术时间将比预期的时间久，术中应密切观察患者的生命体征，安抚好患者情绪，有特殊情况时及时配合医师处理。

第 13 章

眼球手术护理配合

一、眼内容物剜除术护理配合

【手术适应证】

1. 眼内炎、全眼球炎，无光感。

2. 角膜溃疡穿孔，大量眼内容流失，眼球无法修补者。

3. 角、巩膜葡萄肿，无光感。

4. 绝对期青光眼，药物、激光或冷冻等治疗，疼痛难以控制者。

5. 已无保留价值的严重眼球破裂伤。

【手术禁忌证】

1. 眼内恶性肿瘤。

2. 眼眶蜂窝织炎。

【术前准备】

（一）物品准备

1. 常规物品　眼科手术包、无菌大孔巾、无菌显微镜帽、无菌手术衣、无菌手套、无菌注射器（2ml 注射器、5ml 注射器、球后注射器）、无菌棉签、无菌敷料、眼科专用手术膜、胶布、医用绷带、一次性吸引管。

2. 特殊耗材　5-0 可吸收线、6-0 可吸收线、8-0 可吸收线（以上缝线仅供参考，根据医师需求提供）。

备：可吸收止血纱。

3. 常规药品　生理盐水、利多卡因注射液、肾上腺素注射液、表面麻醉剂、眼膏（根据医嘱）。

（二）器械准备

整形器械、双极电凝线、双极电凝头、脑科吸引头。

（三）仪器设备准备

1. 高频电刀仪　接通电源，开启电源开关，放置好脚踏，确保仪器处于功能完好状态，选择双级电凝模式，根据手术需要调节电凝能量。

2. 手术床　检查手术床是否处于功能完好状态，根据手术医师及患者的情况调整好手术床的高度及头位。

3. 无影灯及眼科手术显微镜　确保仪器处于功能完好状态，根据医师需求使用。

4. 中心负压吸引装置或电动吸引器　检查负压吸引装置性能是否处于完好状态。

（四）患者准备

1. 麻醉方式

（1）局部麻醉。

（2）无法配合或无法耐受局部麻醉的患者可采用全身麻醉。

2. 手术体位　仰卧位。

【手术配合】

1. 手术安全核查　手术开始前进行手术安全核查，确认患者信息无误。

2. 消毒铺巾　配合医师用 5% 聚维酮碘溶液消毒眼睑及眼周围皮肤并包头、铺巾。

3. 连接管道

（1）连接双极电凝线，并根据医师要求调节电凝能量。

（2）连接负压吸引，调节负压。

4. 手术摆台（图 13-1）

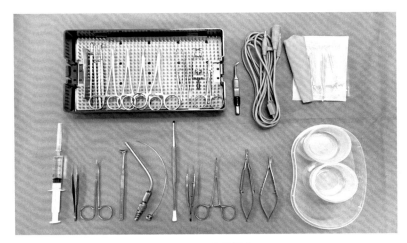

图 13-1　手术摆台

5. 手术步骤（图 13-2）及护理配合（表 13-1）

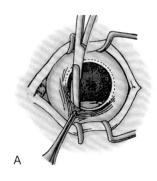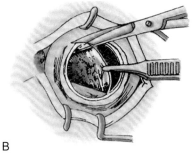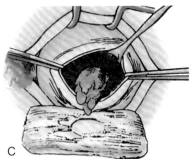

图 13-2　手术步骤示意图

A. 显露巩膜；B. 剪除角膜；C. 剜除眼内容物

表 13-1　手术步骤及护理配合

手术步骤	护理配合
1. 局部麻醉	递麻醉药（5ml 球后注射器抽取利多卡因 100mg）+ 纱布，进行球后阻滞麻醉，注射后双手重叠间歇压迫眼球 5 ～ 10 分钟
2. 显露巩膜	递有齿镊 + 眼用剪，沿角膜外缘剪开结膜 1 周，并向后分离 5mm，显露前端巩膜
3. 剪除角膜	递有齿镊 + 眼用剪环，沿角膜缘后 1mm 切开巩膜 1 周，将角膜完全剪除
4. 剜除眼内容物	（1）递剥离子将葡萄膜与巩膜分开，并与眼内容物（巩膜内表面色素组织、玻璃体及视网膜）一同从巩膜壳内去除，将巩膜内面的色素刮除干净 （2）将角膜组织及刮出的内容物送病理检查 （3）用生理盐水冲洗巩膜内面，递吸引头吸血，必要时电凝止血
5. 缝合巩膜层	（1）递有齿镊 + 眼用剪于鼻下方和颞上方两个方位放射状剪开巩膜 10mm，折叠对合巩膜 （2）递有齿镊 + 显微针持夹持 5-0 或 6-0 可吸收线间断缝合巩膜壳
6. 缝合筋膜层	分离筋膜层，递有齿镊 + 显微针持夹持 5-0 或 6-0 可吸收线间断缝合筋膜层，完全包裹巩膜壳
7. 缝合结膜层	递有齿镊 + 显微针持夹持 8-0 可吸收线间断缝合结膜层
8. 包扎术野	结膜囊填油纱条（眼膏 + 纱布条做成），用纱布覆盖，巡回护士用胶布加压包扎
9. 包扎术眼	（1）巡回护士在患者的结膜囊内涂眼药膏 （2）递纱布覆盖并加压包扎术眼

【手术配合要点】

1. 术中严密观察患者生命体征；在牵拉巩膜清除眼内容物时，患者可能会感觉不适，应及时做好安抚工作。

2. 巡回护士准备好组织固定液，及时准确地留取病理标本并按流程送检。

3. 整个手术过程中，保持吸引器通畅，确保术中吸引器的有效使用。

4. 巡回护士应密切关注手术进程，督导手术相关人员遵循无菌技术操作原则。及时提供术中所需物品，并严格执行物品清点查对制度，按照清点时机，对手术器械、敷料、缝针及特殊物品等实施双人逐项唱点并准确记录。

5. 患者若为局部麻醉，应告知其手术注意事项，忌因疼痛而不配合手术，可适当添加局部麻醉药；局部麻醉手术时，患者处于清醒状态，注意交谈方式方法，勿讨论与手术无关的话题。

6. 关注患者的心理状态，做好心理护理和人文关怀。

7. 全身麻醉患者，注意配合麻醉医师拔管插管，患者意识不清而烦躁，应妥善固定患者于手术床上，防止发生坠床。若患者眼睛无法闭合，在术前用眼膏涂眼，以保护患者眼睛。

二、眼球摘除术护理配合

【手术适应证】

1. 萎缩的眼球，影响外观。

2. 眼内恶性肿瘤，不能采用其他方法治疗者。

【手术禁忌证】

1. 有光感的眼球破裂伤，尚可行眼球修补。

2. 双眼视网膜母细胞瘤的较轻眼。

3. 眼眶蜂窝织炎。

【术前准备】

（一）物品准备

1. 常规物品 眼科手术包、无菌大孔巾、无菌显微镜帽、无菌手术衣、无菌手套、无菌注射器（2ml 注射器、5ml 注射器、球后注射器）、无菌棉签、无菌敷料、眼科专用手术膜、胶布、医用绷带、一次性吸引管。

2. 特殊耗材 5-0 可吸收线、6-0 可吸收线（以上缝线仅供参考，根据医师需求提供）。备：可吸收止血纱。

3. 常规药品 生理盐水、利多卡因注射液、肾上腺素注射液、表面麻醉剂、眼膏（根据医嘱）。

（二）器械准备

整形器械、眼摘器械、双极电凝线、双极电凝头、脑科吸引头。

（三）仪器设备准备

同"眼内容物剜除术护理配合"。

（四）患者准备

同"眼内容物剜除术护理配合"。

【手术配合】

1. 手术安全核查 手术开始前进行手术安全核查，确认患者信息无误。

2. 消毒铺巾 配合医师用 5% 聚维酮碘溶液消毒眼睑及眼周围皮肤并包头、铺巾。

3. 连接管道

（1）连接双极电凝线，并根据医师要求调节电凝能量。

（2）连接负压吸引，调节负压。

4. 手术摆台 （图 13-3）

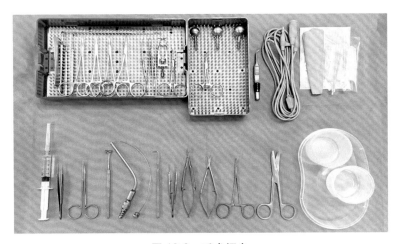

图 13-3 手术摆台

5. 手术步骤（图 13-4）及护理配合（表 13-2）

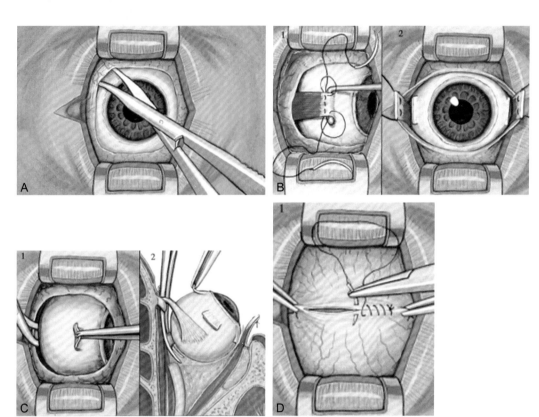

图 13-4　手术步骤示意图

A. 分离结膜及筋膜；B. 切断直肌；C. 剪断视神经；D. 缝合结膜层

表 13-2　手术步骤及护理配合

手术步骤	护理配合
1. 局部麻醉	递麻醉药（5ml 球后注射器抽取利多卡因 100mg）＋纱布，进行球后阻滞麻醉，注射后双手重叠间歇压迫眼球 5 ～ 10 分钟
2. 分离结膜及筋膜	递有齿镊＋眼用剪，沿角膜缘 360°剪开球结膜，分离结膜及筋膜
3. 切断直肌	显露 4 条直肌，递有齿镊＋显微针持夹持 5-0 可吸收线，在 4 条直肌上做预置缝线后切断
4. 剪断视神经	牢固牵引内直肌止点，递视神经剪，从眼球鼻下方剪断球后段视神经
5. 止血	递双极电凝，眼球摘除后立即电凝止血
6. 缝合眼外肌	递有齿镊＋显微针持夹持 5-0 可吸收线把相对应眼外肌打结
7. 缝合筋膜层	递有齿镊＋显微针持夹持 6-0 可吸收线间断缝合筋膜层
8. 缝合结膜层	递有齿镊＋显微针持夹持 6-0 可吸收线间断缝合球结膜层
9. 包扎术眼	（1）结膜囊填入凡士林纱条 （2）递纱布覆盖并加压包扎术眼

【手术配合要点】

1.同"眼内容物剜除术护理配合"。

2.术中牵拉直肌时，注意观察患者生命体征，注意眼心反射。

三、二期义眼台植入术护理配合

【手术适应证】

1.眼球摘除术后无眼球。

2.眼内容物剜除术后无眼球。

3.眼窝凹陷。

4.改善外观。

【手术禁忌证】

1.眼眶恶性肿瘤。

2.眼眶畸形。

3.重度结膜囊狭窄。

4.全身情况差，无法耐受手术。

【术前准备】

（一）物品准备

1.常规物品　眼科手术包、无菌大孔巾、无菌显微镜帽、无菌手术衣、无菌手套、无菌注射器（2ml注射器、5ml注射器、球后注射器）、无菌棉签、无菌敷料、眼科专用手术膜、胶布、医用绷带、一次性吸引管。

2.特殊耗材　5-0可吸收线（以上缝线仅供参考，根据医师需求提供）、各型号义眼台（根据医嘱提供）。

3.常规药品　生理盐水、利多卡因注射液、肾上腺素注射液、表面麻醉剂、眼膏（根据医嘱）。

（二）器械准备

整形器械、眼摘器械、双极电凝线、双极电凝头、脑科吸引头。

（三）仪器设备准备

同"眼内容物剜除术护理配合"。

（四）患者准备

同"眼内容物剜除术护理配合"。

【手术配合】

1.手术安全核查　手术开始前进行手术安全核查，确认患者信息无误。

2.消毒铺巾　配合医师用5%聚维酮碘溶液消毒眼睑及眼周围皮肤并包头、铺巾。

3.连接管道

（1）连接双极电凝线，并根据医师要求调节电凝能量。

（2）连接负压吸引，调节负压。

4. 手术摆台（图 13-5）

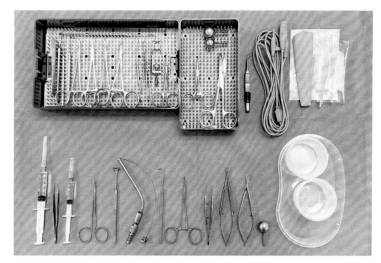

图 13-5　手术摆台

5. 手术步骤（图 13-6）及护理配合（表 13-3）

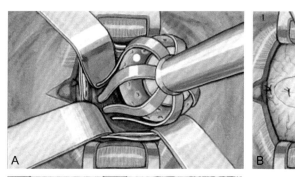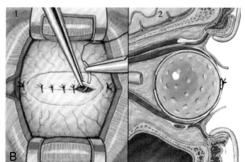

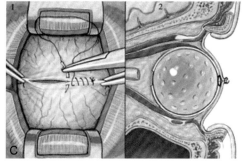

图 13-6　手术步骤示意图
A. 植入义眼台；B. 缝合筋膜；C. 缝合结膜

表 13-3　手术步骤及护理配合

手术步骤	护理配合
1. 局部麻醉	（1）球后阻滞麻醉：递麻醉药（5ml 球后注射器抽取利多卡因 70mg）+ 纱布，进行球后阻滞麻醉，注射后双手重叠间歇压迫眼球 5 ～ 10 分钟
	（2）结膜下浸润麻醉：递麻醉药（2ml 注射器抽取利多卡因 40mg+ 肾上腺素注射液 1 滴），进行结膜下浸润麻醉

续表

手术步骤	护理配合
2. 分离结膜及筋膜	递有齿镊 + 眼用剪，水平切开球结膜，分离结膜及筋膜
3. 预置直肌缝线	探查上下内外 4 条眼外肌，递有齿镊 + 显微针持夹持 5-0 可吸收线做预置标记 显露 4 条直肌，递有齿镊 + 显微针持夹持 5-0 可吸收线，在 4 条直肌上做预置缝线后切断。
4. 确定义眼台大小	钝性分离出肌圆锥，植入不同型号的圆球以确定义眼台大小
5. 植入义眼台	递义眼台植入眼眶肌锥内，将内外直肌对合相互打结系牢并固定，义眼台呈"十"字形，覆盖于义眼台表面
6. 缝合筋膜	递有齿镊 + 显微针持夹持 6-0 可吸收线间断缝合筋膜组织，完全包裹义眼台
7. 缝合结膜	递有齿镊 + 显微针持夹持 8-0 可吸收线间断缝合球结膜，置入隔离片，见隔离片在结膜囊内支撑良好
8. 包扎术眼	（1）巡回护士在患者的结膜囊内涂眼药膏 （2）递纱布覆盖并加压包扎术眼

【手术配合要点】

1. 同"眼球摘除术护理配合"。

2. 义眼台有不同的型号，提供义眼台时，遵医嘱取义眼台，与手术医师核对无误后再提供给手术医师。

3. 患者处于清醒状态，注意交谈方式方法，勿讨论与手术无关的话题。

四、眼球手术术中常见并发症护理配合

【常见并发症】

（一）出血

1. 预防措施　规范操作，减少组织的损伤。

2. 常见处理　电凝 / 压迫止血，严重出血须暂停或终止手术。

（二）眼内容物向眶内扩散

1. 预防措施　避免眼球其他部位穿孔，迅速挖出眼内容物。

2. 常见处理　用抗生素溶液冲洗眶内术野。

【常用的物品准备】

同第 5 章"眼睑手术护理配合"。

【护理配合技巧】

同第 5 章"眼睑手术护理配合"。

第14章

眼眶手术护理配合

眼眶内容物包括眶脂肪、供血的动静脉、筋膜结缔组织、泪腺、视神经、周围运动神经、感觉神经、自主神经和眼外肌。眼眶疾病主要包括先天性疾病、炎性疾病、肿瘤、外伤、血管性疾病、继发性病变及转移性疾病等。多数眼眶病，特别是眼眶肿瘤需要手术治疗。根据眼眶疾病位置不同，手术进路各异，眼眶手术入路一般分为前路开眶术、外侧开眶术、内侧开眶术、经额眶上壁开眶术等。

眼眶解剖结构复杂，眼眶病种类繁多，开眶手术路径各异，需要的手术器械多而各不相同，故需要医师和护士的密切配合，才能高质量完成手术，其中护士备齐术中所需的各类用物、术中高度关注与积极参与至关重要。

一、眼眶肿瘤摘除术护理配合

眼眶肿瘤摘除术是眼眶手术中最常见也是具有最多手术方式选择的手术，同一种眼眶肿瘤选择的手术方式都不尽相同。手术前根据临床和影像资料对眼眶肿瘤的位置、范围和性质的了解是选择手术方式最重要的依据。

（一）前路开眶术护理配合

【手术适应证】

1. 良性肿物　眼眶前 1/2 部位良性肿瘤、囊肿和血管畸形等。

2. 恶性肿瘤　作为恶性肿瘤综合疗法的一部分，也可采用肿物局部摘除。

【手术禁忌证】

深部肿物：眼眶后 1/2 肿物。

【术前准备】

1. 物品准备

（1）常规物品：眼科手术包、无菌手术衣、无菌手套、无菌注射器（2ml 注射器、5ml 注射器）、无菌棉签、无菌敷料、眼科专用手术膜、吸引管、胶布、医用绷带。

（2）特殊耗材：无菌手术刀片（根据医师喜好提供 11 号刀片或 15 号圆刀片）、画线笔、负极板、消融电极、5-0 可吸收线、7-0 进口尼龙线（以上缝线仅供参考，根据医师需求提供）。

备：可吸收止血纱、骨蜡、医用显影纱布垫、脑棉片。

（3）常规药品：生理盐水、利多卡因注射液、肾上腺素注射液、表面麻醉剂、眼膏（根据医嘱）。

2. 器械准备　眼眶整形手术器械、脑科吸引头、双极电凝线、双极电凝头。

备：巾钳、拉钩、开眶手术器械。

3. 仪器准备

（1）高频电刀仪：接通电源，开启电源开关，放置好脚踏，确保仪器处于功能完好状态。

（2）手术床：检查手术床是否处于功能完好状态，根据手术医师及患者的情况调整好手术床的高度及头位。

（3）无影灯及眼科手术显微镜：确保仪器处于功能完好状态，根据医师需求使用。

（4）中心负压吸引装置或电动吸引器：检查负压吸引装置性能是否处于完好状态。

4. 患者准备

（1）麻醉方式

1）局部麻醉。

2）无法配合或无法耐受局部麻醉的患者可采用全身麻醉。

（2）手术体位：仰卧位。

【手术配合】

1. 手术安全核查　手术开始前进行手术安全核查，确认患者信息无误。

2. 消毒铺巾　配合医师用 5% 聚维酮碘溶液消毒眼睑及眼周围皮肤并包头、铺巾。

3. 连接管道

（1）连接消融电极线，选择合适部位粘贴负极板，并根据医师要求调节能量。

（2）连接双极电凝线，并根据医师要求调节电凝能量。

（3）连接负压吸引，调节负压。

4. 手术摆台 （图 14-1）

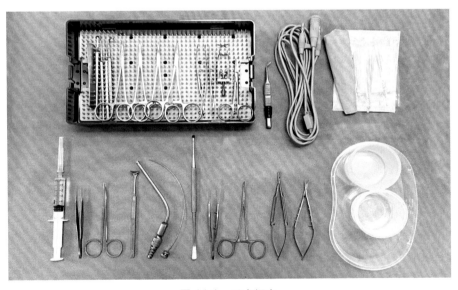

图 14-1　手术摆台

5. 手术步骤（图 14-2）及护理配合（以上眼睑重睑线切口入路为例）（表 14-1）

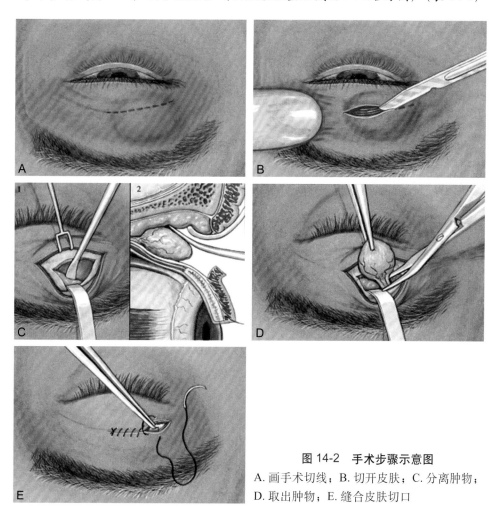

图 14-2　手术步骤示意图
A. 画手术切线；B. 切开皮肤；C. 分离肿物；
D. 取出肿物；E. 缝合皮肤切口

表 14-1　手术步骤及护理配合

手术步骤	护理配合
1. 画手术切线	递画线笔画手术切线，沿肿物边缘画手术切线
2. 局部麻醉	递麻醉药（抽取利多卡因，可加入适量肾上腺素注射液，一般可按 1 ∶ 100 000 比例配制）进行浸润麻醉
3. 切开皮肤	递有齿镊＋无菌刀片沿手术画线切开皮肤，电凝止血
4. 显露肿物	(1) 有齿镊＋消融电极沿皮肤切口 (2) 递剥离子钝性分离皮下组织、眼轮匝肌，显露眶隔，切开眶隔，显露肿物
5. 取出肿物	递眼用剪逐层分离肿物周围组织，剪开周围粘连组织，电凝止血，完整取出肿物后送病理检查，以明确肿物性质
6. 眶隔修补	(1) 检查创面无肿物残留，电凝止血，回纳眶内组织 (2) 递有齿镊＋显微针持夹持 5-0 可吸收线修补眶隔
7. 缝合眼轮匝肌	递有齿镊＋显微针持夹持 5-0 可吸收线间断缝合眼轮匝肌

续表

手术步骤	护理配合
8. 缝合皮肤切口	切除上睑松弛的皮肤，递有齿镊 + 显微针持夹持 5-0 可吸收线间断缝合外眦切口，递有齿镊 + 显微针持夹持 7-0 尼龙线间断缝合上睑皮肤切口
9. 包扎术眼	（1）巡回护士在患者的结膜囊内涂眼药膏 （2）递纱布覆盖并加压包扎术眼

【手术配合要点】

1. 做好各项术前准备，用物准备齐全，根据手术类型添加特殊器械。

2. 有留取标本者应遵医嘱正确留取标本并及时按流程送检。

3. 安全使用高频电刀，术前告知患者术中使用电刀会引发特殊气味，避免使用时造成不必要的心理恐慌，从而加重出血。负极板粘贴部位，应选择易于观察、肌肉血管丰富、皮肤清洁、干燥的区域（毛发丰富的区域不易粘贴）。靠近手术切口部位，距离手术切口 > 15cm；距离心电图电极 > 15cm，避免电流环路中近距离通过心电图的电极和心脏。

4. 局部麻醉手术时，患者处于清醒状态，注意交谈方式方法，勿讨论与手术无关的话题。

5. 术中严密观察患者生命体征，术中因在局部麻醉药里添加了肾上腺素注射液，需要注意患者血压。术前血压高的患者应及时告知主刀医师，主刀医师根据患者的血压情况酌情考虑是否添加肾上腺素注射液。

6. 巡回护士应密切关注手术进程，督导手术相关人员遵循无菌技术操作原则。及时提供术中所需物品，并严格执行物品清点查对制度，按照清点时机，对手术器械、敷料、缝针及特殊物品等实施双人逐项唱点并准确记录。

7. 做好心理护理，患者多为局部麻醉告知其手术注意事项，忌因疼痛而不配合手术。可适当添加局部麻醉药。告知患者双手忌拿到头上，避免污染切口造成感染。

8. 绷带包扎时注意松紧适宜，以缠绕的绷带下可伸入 1 个手指为宜。过松易出现血肿，过紧易造成眶压升高引起头痛、呕吐等不适。

（二）外侧壁开眶术护理配合

【手术适应证】

1. 眶后部肿瘤。眼球后的良性肿瘤，特别是肌锥内肿瘤。

2. 较大的泪腺良性肿瘤，超过眶 1/2 的泪腺良性多形性腺瘤。

3. 眶后部异物：眼球后极部以后的金属和非金属异物摘除。

【手术禁忌证】

1. 进入视神经管内的肿瘤，如视神经鞘脑膜瘤，已向视神经管内蔓延者。

2. 蔓延至颅内的肿瘤，眶内肿瘤已经眶上裂或视神经管蔓延至颅内。

【术前准备】

1. 物品准备

（1）常规物品：眼科手术包、无菌手术衣、无菌手套、无菌注射器（2ml 注射器、5ml 注射器、10ml 注射器）、无菌棉签、无菌敷料、眼科专用手术膜、吸引管、胶布、医用绷带。

（2）特殊耗材：无菌手术刀片（根据医师喜好提供 11 号刀片或 15 号圆刀片）、画线笔、负极板、消融电极、医用显影纱布垫、脑棉片、5-0 可吸收线、6-0 可吸收线（以上缝线仅供参考，根据医师需求提供）、钛钉、钛板。

备：可吸收止血纱、骨蜡。

（3）常规药品：生理盐水、利多卡因注射液、肾上腺素注射液、眼膏（根据医嘱）。

2. 器械准备　眼眶整形手术器械、脑科吸引头、双极电凝线、双极电凝头、巾钳、拉钩、开眶手术器械、电锯电钻线和手柄、起子杆。

备：各型号咬骨钳。

3. 仪器设备准备

（1）高频电刀仪：接通电源，开启电源开关，放好脚踏，确保仪器处于功能完好状态。

（2）多功能动力系统：接通电源，开启电源开关，放好脚踏，确保仪器处于功能完好状态。

（3）手术床：检查手术床是否处于功能完好状态，根据手术医师及患者的情况调整好手术床的高度及头位。

（4）无影灯及眼科手术显微镜：确保仪器处于功能完好状态，根据医师需求使用。

（5）中心负压吸引装置或电动吸引器：检查负压吸引装置性能是否处于完好状态。

4. 患者准备

（1）麻醉方式：全身麻醉。

（2）手术体位：仰卧位。

【手术配合】

1. 手术安全核查　手术开始前进行手术安全核查，确认患者信息无误。

2. 消毒铺巾　配合医师用 5% 聚维酮碘溶液消毒眼睑及眼眶周皮肤，范围为同侧眉弓上方 20mm 的颞侧头发至耳郭配合并包头、铺巾。

3. 连接管道

（1）连接消融电极线，选择合适部位粘贴负极板，并根据医师要求调节能量。

（2）连接双极电凝线和电锯电钻线，并根据医师要求调节能量。

（3）连接负压吸引，调节负压。

4. 手术摆台（图 14-3）

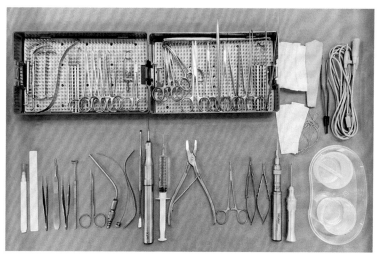

图 14-3　手术摆台

5. 手术步骤（图 14-4）及护理配合（表 14-2）

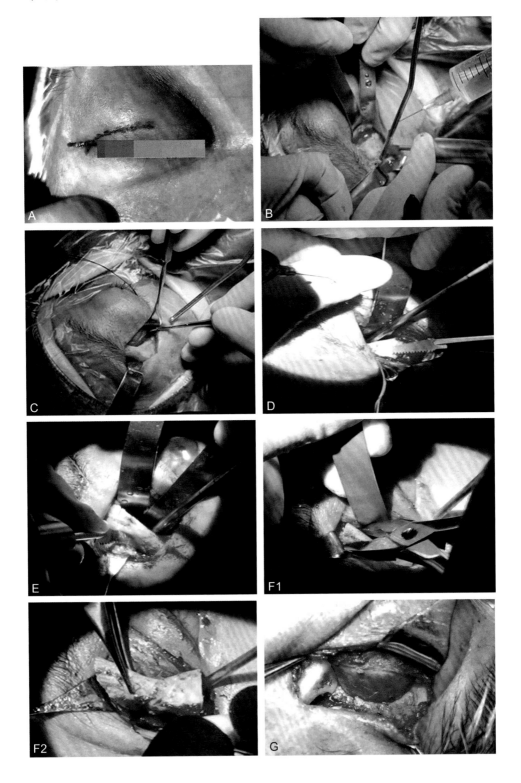

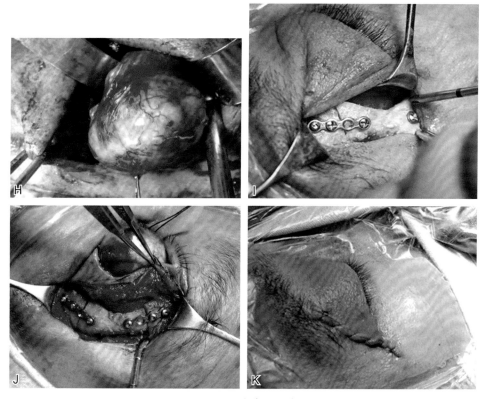

图 14-4　手术步骤示意图

A.画手术切线；B.分离骨膜；C.切开骨膜；D.切开眶外侧；E.切开眶外侧；F1.取出骨瓣；F2.取出骨瓣；
G.显露眶内容物；H.摘除肿瘤；I.眶骨复位；J.眶骨复位；K.关闭切口

表 14-2　手术步骤及护理配合

手术步骤	护理配合
1.画手术切线	递画线笔画手术切线，沿肿物边缘画手术切线
2.切开皮肤	递有齿镊＋无菌刀片，沿手术画线切开皮肤，电凝止血
3.分离骨膜	（1）有齿镊＋消融电极分离皮下组织至颞侧眶缘骨膜，并向上、下分离至眶上、下缘水平 （2）递有齿镊＋组织剪，分离骨膜表面软组织
4.切开骨膜	（1）递眼用剪＋有齿镊，切开骨膜 （2）递剥离子，从骨表面分离骨膜至眶后 1/3
5.切开眶外侧	在骨膜分离的上、下端水平，递电锯锯开眶外侧壁，使眶外侧壁后端断裂
6.取出骨瓣	递老虎钳，取出骨瓣，显露眶内骨膜；取下的骨瓣用生理盐水浸泡保存
7.止血	（1）递剥离子，骨蜡涂抹封闭骨面出血点 （2）递电凝，止血周边组织
8.显露眶内容物	递有齿镊＋眼用剪，剪开眶外侧壁内面骨膜，显露眶内容物

续表

手术步骤	护理配合
9. 摘除肿瘤	(1) 递有齿镊 + 血管钳，钝性分离后显露肿瘤
	(2) 递眼用剪，剪除肿物
	(3) 用生理盐水湿纱布包裹肿瘤后，用直尺测量肿物的大小，并送病理检查
10. 眶骨复位	(1) 递有齿镊 + 显微针持夹持 6-0 可吸收线，缝合修补眶隔
	(2) 复位锯开的骨片，递电钻、起子杆、钛钉钛板固定
11. 关闭切口	(1) 递有齿镊 + 显微针持夹持 5-0 可吸收线，缝合表面骨膜、外眦韧带、皮下组织
	(2) 递有齿镊 + 显微针持夹持 6-0 吸收线，缝合皮肤
12. 包扎术眼	(1) 巡回护士在患者的结膜囊内、手术切口处涂眼药膏
	(2) 递纱布覆盖并加压包扎术眼

【手术配合要点】

1. 做好各项术前准备，用物准备齐全，根据手术类型添加特殊器械。

2. 术前 1 天做好交叉配血试验和配血申请。

3. 应用植入物钛钉钛板前，巡回护士和洗手护士要认真核查其规格型号、有效期，外包装有无破损、潮湿，开启前再次与手术医师进行核对。

4. 安全使用高频电刀，术前告知患者术中使用电刀会引发特殊气味，避免使用时造成不必要的心理恐慌，从而加重出血。负极板粘贴部位应选择易于观察、肌肉血管丰富、皮肤清洁、干燥的区域（毛发丰富的区域不易粘贴）。靠近手术切口部位，距离手术切口 > 15cm；距离心电图电极 > 15cm，避免电流环路中近距离通过心电图的电极和心脏。

5. 注意调节好电锯电钻的使用频率及转速，使用时注意向操作区冲注冷无菌生理盐水，以保护术野清晰及降低局部温度，避免高温损伤。

6. 术中严密观察患者生命体征，术前血压高的患者应及时告知主刀医师，主刀医师根据患者的血压情况酌情考虑是否添加肾上腺素注射液。严密观察患者出入量，出血多者及时补充血容量，做好输血及抢救准备。对于全身麻醉患者，要观察患者全身情况，特别要注意眼心反射的发生，做好意外发生时的紧急处理，一旦发现患者有烦躁、呼吸困难、脉搏细速、血压升高等表现，立即通知医师暂停手术并配合抢救。

7. 巡回护士和洗手护士应密切关注手术进程，督导手术相关人员遵循无菌技术操作原则。及时提供术中所需物品，并严格执行物品清点查对制度，按照清点时机，对手术器械、敷料、缝针及特殊物品等实施双人逐项唱点并准确记录。

8. 有留取标本者应及时按流程送检。

9. 绷带包扎时注意松紧适宜，以缠绕的绷带下可伸入 1 个手指为宜。过松易出现血肿，过紧易造成眶压升高引起头痛、呕吐等不适。

二、眼眶骨折修复术护理配合

眼眶爆裂性骨折是由于外力作用于眼部，其冲击力使眼眶压力突然增高，外力沿眶内软组织传递，使薄弱处的眼眶骨壁发生破裂，眶内软组织疝出或嵌塞，造成眼球内陷、眼球运动障碍等表现。

【手术适应证】

1. 视觉障碍性复视继续存在。

2. 被动牵拉试验阳性，CT 显示眼外肌嵌顿或陷入骨折处。

3. 眼球内陷≥3mm。

4. 眶壁缺损≥2cm。

【手术禁忌证】

1. 全身状况不稳定，有颅脑损伤者。

2. 眶上壁骨折合并脑脊液漏。

【术前准备】

（一）物品准备

1. 常规物品　眼科手术包、无菌手术衣、无菌手套、无菌注射器(2ml 注射器、5ml 注射器、10ml 注射器)、无菌棉签、无菌敷料、眼科专用手术膜、吸引管、胶布、医用绷带。

2. 特殊耗材　无菌手术刀片（根据医师喜好提供 11 号刀片或 15 号圆刀片）、画线笔、负极板、消融电极、医用显影纱布垫、脑棉片、5-0 可吸收线、6-0 可吸收线（以上缝线仅供参考，根据医师需求提供）、人工骨板。

备：可吸收止血纱、骨蜡、钛网。

3. 常规药品　生理盐水、利多卡因注射液、肾上腺素注射液、表面麻醉剂、眼膏（根据医嘱）。

（二）器械准备

眼眶整形手术器械、脑科吸引头、双极电凝线、双极电凝头、巾钳、拉钩、开眶手术器械。

备：各型号咬骨钳。

（三）仪器准备

同"外侧壁开眶术护理配合"。

（四）患者准备

1. 麻醉方式　全身麻醉。

2. 手术体位　仰卧位。

【手术配合】

1. 手术安全核查　手术开始前进行手术安全核查，确认患者信息无误。

2. 消毒铺巾　配合医师用 5% 聚维酮碘溶液消毒眼睑及眼眶周围皮肤并包头、铺巾。

3. 连接管道

（1）连接消融电极线，选择合适部位粘贴负极板，并根据医师要求调节能量。

（2）连接双极电凝线，并根据医师要求调节电凝能量。

（3）连接负压吸引，调节负压。

4. 手术摆台（图 14-5）

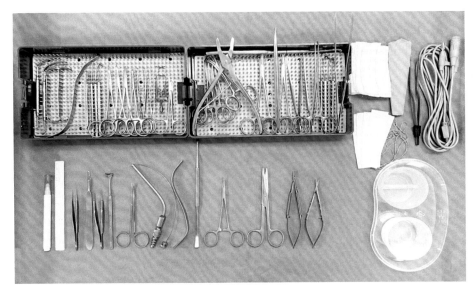

图 14-5 手术摆台

5. 手术步骤及护理配合（眶内壁骨折——内眦皮肤切口入路）（表 14-3）

表 14-3 手术步骤及护理配合

手术步骤	护理配合
1. 画手术切线	递画线笔画手术切线，沿距内眦角约 5mm 弧形画手术切线
2. 切开皮肤	递有齿镊 + 无菌刀片，沿手术画线切开皮肤，电凝止血
3. 分离骨膜	递有齿镊 + 消融电极，分离皮下组织及眼轮匝肌层，切断内眦韧带后找到泪前嵴切开骨膜，沿泪囊窝分离达泪后嵴，将骨膜连同泪囊一起推向外侧向深部分离
4. 切开骨膜	递有齿镊 + 眼用剪，在眶缘骨面沿眶缘切开骨膜，剥离骨膜并向眶内分离探查，充分显露骨质缺损区，并将疝入鼻旁窦的软组织还纳眶腔
5. 分离骨折创面	递有齿镊 + 眼用剪，内直肌粘连嵌顿，分离回纳并松解粘连内直肌，沿前端骨折创缘向后分离骨折创面并完全显露后方的骨折边缘
6. 测量	递有齿镊 + 直尺，测量内侧眶壁骨创面范围，骨折创口前端与眶缘的距离，向鼻下方距鼻泪管的距离；泪囊窝的泪骨是否缺失；眶缘的上颌骨是否塌陷
7. 植入人工骨板	根据骨折范围，递大直剪修剪人工骨板，植入人工骨板的范围比骨折创面大 2mm 左右以完全铺盖骨折创面，修复内侧壁骨折创口，植入人工骨板后的眼球比对侧眼稍突出，重建了右眼眶的眶腔
8. 缝合切口	(1) 递有齿镊 + 显微针持夹持 5-0 可吸收线分层间断缝合眶缘骨膜切口及眶缘轮匝肌 (2) 6-0 可吸收线间断缝合皮肤切口
9. 包扎术眼	(1) 巡回护士在患者的结膜囊内、手术切口涂眼药膏 (2) 递纱布覆盖并加压包扎术眼

【手术配合要点】

1. 做好各项术前准备，用物准备齐全，根据手术类型添加特殊器械。

2. 术前 1 天要做好交叉配血试验和配血申请。

3. 应用无菌填充材料前，巡回护士和洗手护士要认真核查其规格型号、有效期、外包装有无破损、潮湿，开启前再次与手术医师进行核对。

4. 安全使用高频电刀，术前告知患者术中使用电刀会引发特殊气味，避免使用时造成不必要的心理恐慌，从而加重出血。负极板粘贴部位，应选择易于观察、肌肉血管丰富、皮肤清洁、干燥的区域（毛发丰富的区域不易粘贴）。靠近手术切口部位，距离手术切口＞15cm；距离心电图电极＞15cm，避免电流环路中近距离通过心电图电极和心脏。

5. 术中严密观察患者生命体征，术前血压高的患者应及时告知主刀医师，主刀医师根据患者血压情况酌情考虑是否添加肾上腺素注射液。严密观察患者出入量，出血多者及时补充血容量，做好输血准备及抢救准备。对于全身麻醉患者，观察患者的全身情况，特别要注意眼心反射的发生，做好意外发生时的紧急处理。一旦发现患者有烦躁、呼吸困难、脉搏细速、血压升高的表现，立即通知医师暂停手术并配合抢救。

6. 巡回护士和洗手护士应密切关注手术进程，督导手术相关人员遵循无菌技术操作原则，及时提供术中所需物品，并严格执行物品清点查对制度，按照清点时机，对手术器械、敷料、缝针及特殊物品等实施双人逐项唱点并准确记录。

7. 绷带包扎时注意松紧适宜，以缠绕的绷带下可伸入 1 个手指为宜。过松易出现血肿，过紧易造成眶压升高引起头痛、呕吐等不适。

三、眼眶减压术护理配合

眼眶减压术是指通过外科手术的方式对眼眶壁进行人为的有限破坏，从而使眼眶内容物膨出，目的是降低眶内压，使眼球后退。我国目前大部分眼眶减压术的目的是治疗严重甲状腺相关性眼病导致的一系列眼部并发症。

【手术适应证】

1. 压迫性视神经病变导致视力下降。视野损害或角膜显露而非手术治疗无效。

2. 眼球突出，合并充血性病变，眼压升高，激素治疗效果差或不能耐受者。

3. 不能接受眼球突出所导致的外观变化，要求改善外观者。

【手术禁忌证】

全身状况不稳定，尤其是有颅脑损伤者。

【术前准备】

（一）物品准备

同"外侧壁开眶术护理配合"。

（二）器械准备

同"外侧壁开眶术护理配合"。

（三）仪器准备

同"外侧壁开眶术护理配合"。

（四）患者准备

1. 麻醉方式　全身麻醉。

2. **手术体位**　仰卧位。

【手术配合】

1. **手术安全核查**　手术开始前进行手术安全核查，确认患者信息无误。

2. **消毒铺巾**　配合医师用 5% 聚维酮碘溶液消毒眼睑及眼眶周围皮肤并包头、铺巾。

3. **连接管道**　同"外侧壁开眶术护理配合"。

4. **手术摆台**（图 14-6）

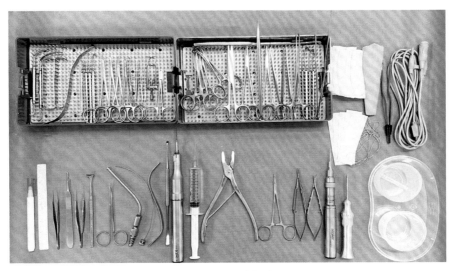

图 14-6　**手术摆台**

5. **手术步骤及护理配合**（表 14-4）

表 14-4　**手术步骤及护理配合**

手术步骤	护理配合
1. 画手术切线	递画线笔画手术切线，沿重睑线与外眦皮肤水平外延 1.5cm 画手术切线
2. 切开皮肤	递有齿镊 + 无菌刀片，沿手术画线切开皮肤，电凝止血
3. 分离骨膜	递有齿镊 + 消融电极，分离皮下组织，向深层分离至骨膜，并向上、下骨膜眶缘外侧分离，充分显露外侧眶缘内外侧骨膜，分离骨膜表面软组织
4. 切开骨膜	(1) 递有齿镊 + 眼用剪，切开骨膜，上至额颞缝，下至颧弓水平 (2) 递剥离子，从骨表面分离骨膜显露眶缘骨质
5. 切开眶外侧	在骨膜分离的上、下端水平，递电锯锯开眶外侧壁，使眶外侧壁后端断裂
6. 取出骨瓣	递老虎钳，取出骨瓣，显露眶内骨膜；取下的骨瓣用生理盐水浸泡保存
7. 眶外侧壁脂肪减压	在眶外侧壁的内面骨膜做水平切口，使眶内脂肪大量膨出，递眼用剪切除部分肌锥内、外间隙变性脂肪组织，电凝止血
8. 切开眶壁骨膜	递眼用剪 + 有齿镊，切开骨膜，显露、去除内侧壁筛骨纸板，保留骨嵴
9. 眶内侧壁减压	递有齿镊 + 眼用剪，剪开内侧壁骨膜、肌间膜，此时可见脂肪脱出，剪除部分眶内脂肪

手术步骤	护理配合
10. 复位外侧壁骨瓣	将外侧眶骨复位后，递电钻、起子杆、钛钉钛板固定
11. 缝合切口	(1) 递有齿镊 + 显微针持夹持 6-0 可吸收线，缝合骨膜、修复眶隔、外眦韧带、皮下组织
	(2) 递有齿镊 + 显微针持夹持 5-0 吸收线，缝合皮肤
12. 包扎术眼	(1) 巡回护士在患者的结膜囊内、手术切口处涂眼药膏
	(2) 递纱布覆盖并加压包扎术眼

【手术配合要点】

同"外侧壁开眶术护理配合"。

四、眼眶手术术中常见并发症护理配合

【常见并发症】

（一）出血

1. 预防措施　规范操作，减少组织的损伤。

2. 常见处理　电凝 / 压迫止血，严重出血须暂停或终止手术。

（二）肿瘤破裂

1. 预防措施　小心操作，尽量完整取出，避免肿瘤破裂扩散。

2. 常见处理　一旦破裂尽量切除肉眼所及的肿瘤组织，但仍可能有肿瘤细胞残留。

（三）眼外肌损伤

1. 预防措施　认清解剖结构。

2. 常见处理　及时发现，手术复位。

【常用的物品准备】

1. 耗材　骨蜡、可吸收止血纱、缝线（根据医师需求开取缝线）、吸引管、医用显影纱布垫、脑棉片等。

2. 器械　眼眶整形手术器械、脑科吸引头、双极电凝线、双极电凝头、拉钩、开眶手术器械、各型号咬骨钳等。

3. 仪器　高频电刀仪、负压吸引装置、多功能动力系统。

【护理配合技巧】

1. 手术中若出现并发症，配合护士应沉着、冷静、准确、头脑清楚、反应敏捷，对特殊用物定位放置，密切关注手术进展保证及时供给，以利于手术的顺利进行。

2. 配合护士应确保电凝设备及负压吸引设备功能完好，处于备用状态。

3. 巡回护士和洗手护士应密切关注手术进程，及时提供术中所需物品，并严格执行物品清点查对制度，术中增加的手术器械、敷料、缝针及特殊物品等实施双人逐项唱点并准确记录。

4. 术中严密观察患者生命体征，术前血压高的患者应及时告知主刀医师，主刀医师根据患者的血压情况酌情考虑是否添加肾上腺素注射液。严密观察患者出入量，出血多者及时补充血容量，做好输血准备及抢救准备。对全身麻醉患者，观察患者的全身情况，特别

注意眼心反射的发生，做好意外发生时的紧急处理，一旦发现患者有烦躁、呼吸困难、脉搏细速、血压升高的表现，立即通知医师暂停手术并配合抢救。

5. 术中用药时应严格执行查对制度，巡回护士和洗手护士／手术医师进行双人核对，无误方可使用，手术过程中所用的药瓶及安瓿保存至手术结束，以便术后查对。

6. 如发生突发情况，由主刀医师评估病情如无法独立处理，巡回护士应及时联系上级医师协助处理。

7. 术中出现并发症，手术时间将比预期时间久，术中应密切观察患者的生命体征，安抚好患者情绪，有特殊情况及时配合医师处理。

第 15 章

眼外伤手术护理配合

眼外伤是指眼球及其附属器受到外界带来的机械性、物理性或化学性伤害而引起眼球结构和功能损害，是致盲的主要原因之一。根据受伤类型可分为机械性损伤和非机械性损伤。机械性损伤一般包括穿通伤、眼内异物等；非机械性损伤一般包括化学伤、热烧伤、辐射伤等。发生眼外伤后应立即做急症处理，对机械性损伤的患者根据受伤情况注射破伤风抗毒素，合理使用抗生素；非机械性损伤者或化学性烧伤者，应立即用大量清洁水反复冲洗眼球（注：化学性碱烧伤禁止用水冲洗），随后再做进一步检查。常见的眼外伤包括眼球穿通伤、虹膜根部离断伤、球内异物等。

一、眼睑裂伤缝合术护理配合

【手术适应证】

1. 眼睑皮肤、肌肉、睑板和睑缘组织失去解剖完整性的各种眼睑裂伤。

2. 伤后近期（2周内）的伤口。

【手术禁忌证】

1. 眼睑局部有明显化脓性感染者。

2. 深部损伤组织未经充分探查处理或存有异物未经术前评价的伤口。

3. 身体其他部位有危及生命的病变或外伤。

【术前准备】

（一）物品准备

1. 常规物品　眼科手术包、无菌手术衣、无菌显微镜帽、无菌手套、无菌注射器（5ml注射器、2ml注射器）、无菌冲洗针头、眼科专用手术膜、胶布、医用绷带。

2. 特殊耗材　7-0进口尼龙线、5-0可吸收线或6-0可吸收线（以上缝线仅供参考，根据医师需求提供）。

3. 常规药品　生理盐水、利多卡因注射液、肾上腺素注射液、表面麻醉剂、眼膏（根据医嘱）。

备：3%过氧化氢溶液。

（二）器械准备

眼眶整形手术器械。

备：双极电凝线、双极电凝头。

（三）仪器准备

1. 手术床 检查手术床是否处于功能完好状态，根据手术医师及患者的情况调整好手术床的高度及头位。

2. 无影灯及眼科手术显微镜 确保仪器处于功能完好状态，根据医师需求使用。

3. 高频电刀仪 确保仪器功能完好，处于备用状态。

（四）患者准备

1. 麻醉方式

（1）局部麻醉。

（2）无法配合或无法耐受局部麻醉的患者可采用全身麻醉。

2. 手术体位 仰卧位。

【手术配合】

1. 手术安全核查 手术开始前进行手术安全核查，确认患者信息无误。

2. 消毒铺巾、结膜囊消毒

（1）消毒铺巾：配合医师用 5% 聚维酮碘溶液消毒眼睑及眼周围皮肤并包头、铺巾。

（2）结膜囊消毒：巡回护士用棉签显露下睑穹窿部，往结膜囊滴入 2 滴 5% 聚维酮碘溶液，计时 3 分钟。

3. 手术摆台（图 15-1）

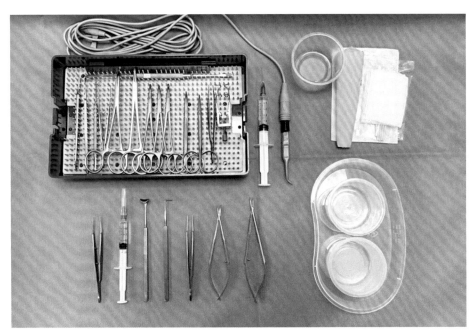

图 15-1 手术摆台

4.手术步骤（图 15-2）及护理配合（表 15-1）

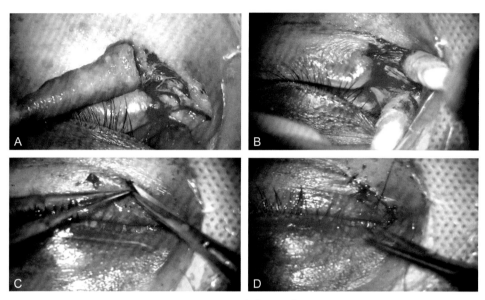

图 15-2 手术步骤示意图
A.清洗伤口；B.探查伤口；C.清创伤口；D.缝合伤口

表 15-1 手术步骤及护理配合

手术步骤	护理配合
1.局部麻醉	递麻醉药（抽取利多卡因）进行局部麻醉，根据患者受伤情况及对麻醉药的耐受程度，适量地在眼睑及结膜下增加局部麻醉药
2.清洗伤口	用生理盐水彻底冲洗清理伤口，较深的伤口需用过氧化氢溶液清洗
3.探查伤口	递有齿镊探查眼睑的情况，如睑板、眶骨是否有损伤，伤口的深度，如有异物要先去除
4.清创伤口	递有齿镊 + 眼用剪，修齐不规则的伤口边缘，如果伤口边缘的组织已坏死，应彻底切除边缘
5.缝合伤口	递有齿镊 + 显微针持夹持缝线缝合损伤的组织及皮肤
6.包扎术眼	（1）取下开睑器 （2）巡回护士在患者的结膜囊内、伤口处涂眼药膏 （3）递纱布覆盖，巡回护士贴眼罩、用胶布固定术眼

【手术配合要点】

1.做好各项术前准备，用物准备齐全，根据手术类型添加特殊器械。

2.术中严密观察患者生命体征，特别是眼外伤合并眼眶部损伤的患者，需关注患者血压的变化，注意是否出现颅脑损伤的症状，协助医师及时处理。术前血压高的患者应及时告知主刀医师，主刀医师根据患者的血压情况酌情考虑是否添加肾上腺素注射液。

3.巡回护士应密切关注手术进程，督导手术相关人员遵循无菌技术操作原则。及时提供术中所需物品，并严格执行物品清点查对制度，按照清点时机，对手术器械、敷料、缝针及特殊物品等实施双人逐项唱点并准确记录。

4. 安全使用高频电刀，术前告知患者术中使用电刀会引发特殊气味，避免使用时造成不必要的心理恐慌，从而加重出血。

5. 做好心理护理，眼外伤患者多为意外损伤，可使患者产生极度焦虑、恐惧及悲观情绪，可指导患者深呼吸或给予音乐疗法干预等针对性人文关怀护理措施，减轻其心理压力。

6. 患者多为局部麻醉，需告知其手术注意事项，忌因疼痛而不配合手术。可适当添加局部麻醉药。告知患者双手切勿举到头上，避免污染切口，引发感染。

7. 局部麻醉手术时，患者处于清醒状态，注意交谈方式方法，勿讨论与手术无关的话题。

8. 全身麻醉患者术中注意保暖，提供复合保温措施，预防术中出现低体温症，全身麻醉后必须妥善固定，动作轻柔，非手术眼需采取保护措施，涂眼膏或用胶布粘贴。术后患者复苏过程中须守在手术床旁，保证患者安全，避免患者双手抓挠术眼。

二、角、巩膜裂伤缝合术护理配合

【手术适应证】

1. 各种形状，不伴有角膜组织大面积缺损及溪流征阳性的全层裂伤。

2. 不能固定的游离性角膜板层裂伤。

3. 各种巩膜伤口及脱出色素膜组织的患者。

【手术禁忌证】

溪流征阴性并超过 3mm 的角膜伤口。

【术前准备】

（一）物品准备

1. 常规物品　眼科手术包、无菌手术衣、无菌手套、无菌注射器（2ml 注射器、5ml 注射器、1ml 注射器、球后注射器）、无菌冲洗针头、无菌棉签、无菌敷料、眼科专用手术膜、眼罩、胶布。

2. 特殊耗材　10-0 不可吸收尼龙线、7-0 丝线、8-0 可吸收线（以上缝线仅供参考，根据医师需求提供）、15° 穿刺刀、粘弹剂。

3. 常规药品　眼内灌注液、利多卡因注射液、肾上腺素注射液、表面麻醉剂、眼膏（根据医嘱）、生理盐水、抗生素（根据医嘱）。

（二）器械准备

眼外伤手术器械、深部拉钩。

备：眼眶整形手术器械。

（三）仪器准备

同"眼睑裂伤缝合术护理配合"。

（四）患者准备

同"眼睑裂伤缝合术护理配合"。

【手术配合】

1. 手术安全核查　手术开始前进行手术安全核查，确认患者信息无误。

2. 消毒铺巾、结膜囊消毒

（1）消毒铺巾：配合医师用 5% 聚维酮碘溶液消毒眼睑及眼周围皮肤并包头、铺巾。

（2）结膜囊消毒：术前是否使用聚维酮碘溶液冲洗结膜囊由手术医师根据伤口开放情况决定。

3. 手术摆台（图 15-3）

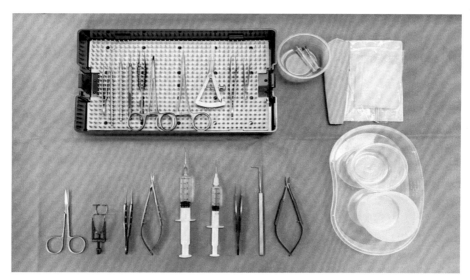

图 15-3　手术摆台

4. 手术步骤（图 15-4）及护理配合（表 15-2）

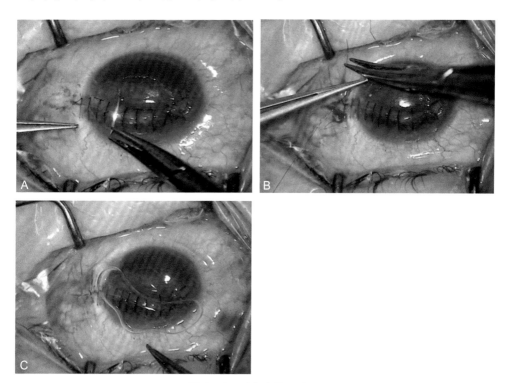

图 15-4　手术步骤示意图

A. 缝合角膜伤口；B. 缝合巩膜伤口；C. 形成前房

表 15-2　手术步骤及护理配合

手术步骤	护理配合
1. 局部麻醉	递麻醉药（抽取利多卡因 100mg），进行球结膜下、球周或球后麻醉
2. 取样培养	递显微有齿镊 +15° 穿刺刀在 9 点位角膜缘做侧切口，1ml 注射器取少许前房水送检
3. 清创	清洁角巩膜伤口，递显微有齿镊、15° 穿刺刀和角膜剪清理角膜伤口表面的污物、渗出物，分离色素膜与伤口之间的粘连
4. 探查巩膜伤口	递有齿镊 + 角膜剪，剪开球结膜全面探查巩膜裂伤程度
5. 缝合角膜伤口	递有齿镊 + 显微针持夹持 10-0 不可吸收尼龙线间断缝合角膜伤口
6. 缝合巩膜伤口	递有齿镊 + 显微针持夹持 7-0 丝线或 8-0 可吸收线间断对位缝合巩膜伤口
7. 缝合结膜切口	递有齿镊 + 显微针持夹持 8-0 可吸收线间断对位缝合结膜切口
8. 形成前房	递水针封闭角膜切口，前房注入眼内灌注液或过滤空气至前房形成
9. 包扎术眼	（1）取下开睑器 （2）巡回护士在患者的结膜囊内涂眼药膏 （3）递纱布覆盖，巡回护士贴眼罩、用胶布固定术眼

【手术配合要点】

1. 同"角、巩膜裂伤缝合术护理配合"。

2. 根据医嘱正确留取标本，并及时按流程送检。

三、虹膜根部断离修复术护理配合

虹膜位于晶状体前面，中央有圆孔，直径为 2.5 ～ 4mm，称为瞳孔。由虹膜括约肌和肌纤维来控制瞳孔的收缩和开大。虹膜根部位于晶状体的赤道部。因为根部最薄，所以当发生眼球挫伤时最易出现虹膜根部断离。

虹膜根部断离范围较小者可以不予处理。虹膜根部断离面积大，断离范围遮挡瞳孔，影响视力，造成单眼复视者；或者受伤眼是患者唯一用眼者，因尽早手术，时间过长，虹膜将失去弹性，不容易恢复形状。

【手术适应证】

1. 虹膜离断范围＞ 1/4 象限，遮挡视野者。

2. 伴有双瞳、单眼复视者。

3. 畏光及影响外观者。

4. 同时伴有多种眼部损伤者，可考虑多种手术的联合治疗。如联合行白内障摘除或人工晶状体植入、小梁切除、睫状体复位、玻璃体切除、视网膜脱离复位术等。

【手术禁忌证】

外伤后初期虹膜睫状体炎未得到控制，前房积血或玻璃体积血未吸收。

【术前准备】

（一）物品准备

1. 常规物品　眼科手术包、无菌手术衣、无菌显微镜帽、无菌手套、无菌注射器（5ml注射器、2ml 注射器、1ml 注射器）、无菌冲洗针头、眼科专用手术膜、眼罩、胶布、4.5

号针头 2 个。

2. 特殊耗材　15°穿刺刀、粘弹剂、10-0 聚丙烯双直线、10-0 不可吸收尼龙线。

备：一次性便携式电凝刀。

3. 常规药品　眼内灌注液、表面麻醉剂、利多卡因注射液、眼膏（根据医嘱）。

备：缩瞳药物（卡巴胆碱注射液）、肾上腺素注射液。

（二）器械准备

白内障超声乳化手术器械、无齿镊、角膜剪、显微针持。

备：23G 眼内镊（平镊）、眼内剪、圈线器、囊膜剪。

（三）仪器准备

1. 眼科手术显微镜　确保仪器处于功能正常状态。

2. 手术床　检查手术床是否处于功能完好状态，根据手术医师及患者的情况调整好手术床的高度及头位（保持眼位呈水平位）。

（四）患者准备

1. 麻醉方式

（1）成人行表面麻醉联合局部麻醉。

（2）无法配合或无法耐受局部麻醉的患者可采用全身麻醉。

2. 手术体位　仰卧位。

【手术配合】

1. 手术安全核查　手术开始前进行手术安全核查，确认患者信息无误。

2. 消毒铺巾、结膜囊消毒

（1）消毒铺巾：配合医师用 5% 聚维酮碘溶液消毒眼睑及眼周围皮肤并包头、铺巾。

（2）结膜囊消毒：巡回护士用棉签显露下睑穹窿部，往结膜囊滴入 2 滴 5% 聚维酮碘溶液，计时 3 分钟。

3. 手术摆台（图 15-5）

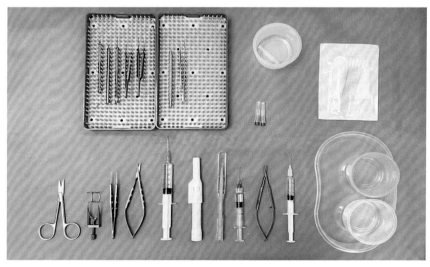

图 15-5　手术摆台

4. 手术步骤（图 15-6）及护理配合（表 15-3）

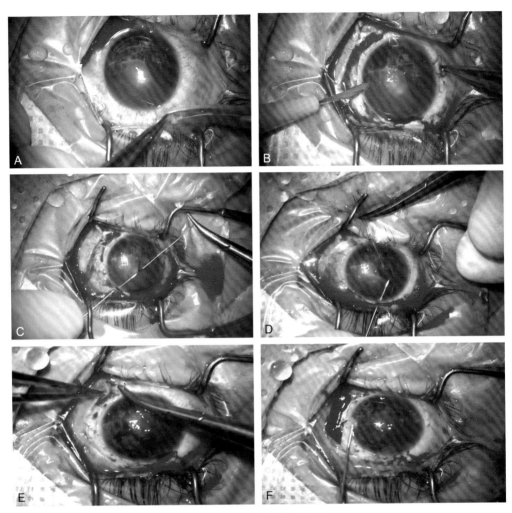

图 15-6　手术步骤示意图

A. 剪开球结膜；B. 做切口；C. 虹膜根部离断修复；D. 虹膜根部离断修复；E. 缝合结膜切口；F. 关闭切口

表 15-3　手术步骤及护理配合

手术步骤	护理配合
1. 贴膜、开睑	贴膜，递小直剪剪开贴膜，用开睑器开睑，确认结膜囊消毒时间满 3 分钟后用眼内灌注液冲洗结膜囊
2. 麻醉（局部麻醉）	（1）递显微有齿镊 + 角膜剪，剪开球结膜 （2）筋膜囊下麻醉（抽取利多卡因 60mg 接冲洗针头进行注射）
3. 剪开球结膜	（1）递显微有齿镊 + 角膜剪，沿虹膜离断根部角膜缘剪开球结膜 （2）根据需要电凝止血
4. 做切口	（1）递显微有齿镊 +15° 穿刺刀分别于虹膜离断根部对侧角膜缘平行于虹膜面做穿刺口 （2）递粘弹剂，前房注入粘弹剂

手术步骤	护理配合
5. 虹膜根部离断修复	递 4.5 号针头从虹膜根部离断侧角膜缘穿刺进入前房穿过虹膜离断根部，递显微针持夹持 10-0 双直针由对侧前房穿刺口进入前房与 4.5 号针头对接，4.5 号针头将双直针引出眼外，同法将双直针的另一针引出眼外，缝合双直针固定虹膜根部。同法继续缝合其他点位虹膜根部至虹膜根部离断修复完成
6. 缝合结膜切口	递有齿镊 + 显微针持夹持 10-0 不可吸收尼龙线对位缝合结膜切口
7. 关闭切口	（1）通过角膜缘切口将前房内的粘弹剂抽吸出来 （2）递水针水密封闭角膜切口，前房注入眼内灌注液或过滤空气至前房形成
8. 包扎术眼	（1）取下开睑器 （2）巡回护士在患者的结膜囊内涂眼药膏 （3）递纱布覆盖，巡回护士贴眼罩、用胶布固定术眼

【手术配合要点】

1. 同 "角、巩膜裂伤缝合术护理配合"。

2. 术中牵拉虹膜。患者出现疼痛和心率加快现象时，在安抚的同时遵医嘱适当增加表面麻醉剂用量。

四、泪小管离断吻合术护理配合

【手术适应证】

外伤所致的泪小管离断。

【手术禁忌证】

1. 合并颅脑外伤或严重的全身其他脏器外伤、全身情况不稳定者。

2. 年老体弱者。

【术前准备】

（一）物品准备

1. 常规物品　眼科手术包、无菌手术衣、无菌手套、无菌注射器（2ml 注射器、5ml 注射器）、无菌冲洗针头、无菌棉签、无菌敷料、眼科专用手术膜、胶布。

2. 特殊耗材　6-0 可吸收线、泪道引流管（以上耗品仅供参考，根据医师需求提供）。

3. 常规药品　呋麻滴鼻液、生理盐水、利多卡因注射液、肾上腺素注射液、表面麻醉剂、眼膏（根据医嘱）。

（二）器械准备

眼眶整形手术器械、枪状镊、鼻窥器（注意区分成人或儿童专用）、泪道探通针、泪点扩张器。

备：泪囊拉钩。

（三）仪器准备

同 "眼睑裂伤缝合术护理配合"。

备：头灯。

（四）患者准备

1. 麻醉方式

（1）成人行表面麻醉联合局部麻醉。

（2）无法配合或无法耐受局部麻醉的患者可采用全身麻醉。

2. 手术体位　仰卧位。

【手术配合】

1. 手术安全核查　手术开始前进行手术安全核查，确认患者信息无误。

2. 消毒铺巾　配合医师用 5% 聚维酮碘溶液消毒双眼眼睑及眼周围皮肤并包头、铺巾。

3. 手术摆台（图 15-7）

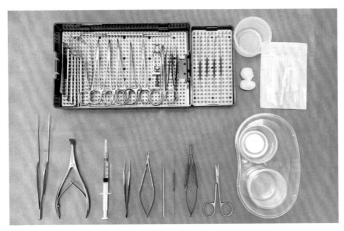

图 15-7　手术摆台

4. 手术步骤（图 15-8）及护理配合（表 15-4）

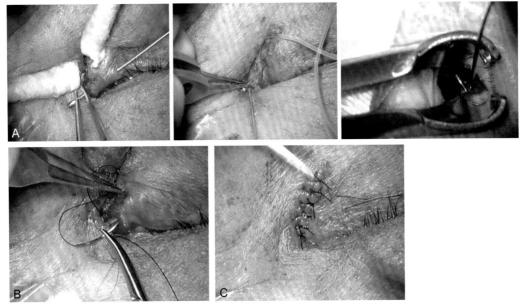

图 15-8　手术步骤示意图

A. 泪道置管；B. 泪小管断端吻合；C. 缝合皮肤

表 15-4　手术步骤及护理配合

手术步骤	护理配合
1. 呋麻滴鼻液滴鼻	递用蘸有呋麻滴鼻液和肾上腺素的棉球或棉签塞术侧下鼻甲处，充分收缩下鼻甲
2. 局部麻醉	(1) 眶下神经阻滞麻醉：利多卡因注射液 40mg 眶下神经麻醉 (2) 局部浸润麻醉：利多卡因注射液 40mg+ 肾上腺素注射液（一般可按 1 ：100 000 比例配制），内眦部皮下浸润麻醉
3. 清创伤口	清毒伤口，查清外伤程度，评估泪小管断裂部位
4. 寻找泪小管断端	(1) 递泪小点扩张器扩大泪小点，向泪道插入泪道探针，找到泪小管颞侧断端 (2) 通过寻找泪小管鼻侧断端较困难，如能找到即可进行置管
5. 冲洗泪道	伤口内侧找到泪小管鼻侧断端开口，递水针由断端处行泪道冲洗，确认有冲洗液进入咽喉
6. 泪道置管	(1) 扩张泪小点，以泪道引流管的一端探针由受伤的泪小点插入，经泪小管颞侧断端穿出，再从泪小管鼻侧断端进入泪囊，经鼻泪管达下鼻道，直视下用钢丝拉钩钩出鼻孔 (2) 泪道引流管另一端由另一泪小点插入，同法出鼻腔，泪道引流管缝线结扎固定成环形导管
7. 泪小管断端吻合	递显微有齿镊 + 显微针持夹持 6-0 可吸收线对位缝合泪小管断端及周围组织
8. 缝合皮肤	递用显微有齿镊 + 显微针持夹持 6-0 可吸收线缝合皮肤
9. 固定泪道引流管	(1) 递眼用剪，剪除鼻腔内的泪道引流管尾端，使其与鼻翼平齐 (2) 递显微有齿镊 + 显微针持夹持 6-0 可吸收线缝合泪道引流管两个断端后退回鼻腔内隐藏
10. 包扎术眼	(1) 巡回护士在患者的结膜囊内、泪点处涂眼药膏 (2) 递纱布覆盖，巡回护士贴眼罩、用胶布固定术眼

【手术配合要点】

1. 同"眼睑裂伤缝合术护理配合"。

2. 术后告知患者不要将泪道引流管拉出内眦角或鼻孔。

五、玻璃体切割联合球内异物取出术护理配合

【手术适应证】

1. 化学性质活泼的金属异物。

2. 木质、蔬菜、动物组织等有机异物。

3. 伴有严重玻璃体积血、伤及视网膜和脉络膜等重要组织、远期有发生增生性玻璃体视网膜病变潜在危险的眼内异物。

【手术禁忌证】

1. 嵌入视神经眼内部分的生物适应性好的异物，如玻璃、石块、铝、金、性质稳定的合金等，伤眼的视力好。

2. 进入黄斑下性质稳定的异物。

3. 功能性独眼内性质稳定、生物适应性好的任何部位的异物。

4.对玻璃体手术技术生疏的术者不要轻易选择玻璃体手术途径。

【术前准备】

（一）物品准备

1.常规物品　眼科手术包、无菌手术衣、无菌显微镜帽、无菌手套、无菌注射器（2ml注射器、5ml注射器、1ml注射器）、粘弹剂、吸血海绵、无菌敷料、眼科专用手术膜、眼罩、胶布、培养管、玻片。

2.特殊备用耗材　重水、硅油、膨胀气体、15°穿刺刀、2.4mm/2.8mm穿刺刀、隧道刀、20G穿刺刀、巩膜隧道刀、7-0或8-0可吸收线、10-0不可吸收尼龙线、30G针头。

3.玻璃体切割耗材　（根据仪器选择相应耗材）23G/25G/27G穿刺刀＋巩膜塞/自闭式穿刺刀、灌注管、玻璃体切割头、导光纤维、气液交换管、辅助吸引管、移液手柄、激光纤维、眼内电凝、硅油注吸套包、眼内剪、吊顶灯等。

4.常规药品　眼内灌注液（BSS）、表面麻醉剂、利多卡因注射液、布比卡因注射液、肾上腺素注射液、地塞米松注射液、曲安奈德注射液、眼膏、抗生素（根据医嘱）。

（二）器械准备

玻璃体视网膜手术器械、非接触全视网膜镜、角膜接触镜及镜片固定环、磁吸棒（磁性异物需准备）。

备：异物镊、异物爪、冷冻笔、巩膜环扎/硅压手术器械。

如联合白内障摘除：白内障超声乳化手术器械、超声乳化手柄、注吸管、注吸手柄（弯/直）、双手注吸手柄。

（三）仪器设备准备

同第12章中的"闭合式玻璃体切割术护理配合"。

（四）眼内灌注液准备

根据医嘱500ml灌注液里加肾上腺素注射液0.5mg、地塞米松注射液10mg。

（五）患者准备

1.术眼散瞳　手术前30分钟用散瞳药（复方托吡卡胺滴眼液）滴术眼3～4次，瞳孔最好散至6mm以上。

2.麻醉方式

（1）行表面麻醉联合局部麻醉。

（2）无法配合或无法耐受局部麻醉的患者可采用全身麻醉。

3.手术体位　仰卧位。

【手术配合】

1.手术安全核查　手术开始前进行手术安全核查，确认患者信息无误。

2.消毒铺巾、结膜囊消毒

（1）消毒铺巾：配合医师用5%聚维酮碘溶液消毒眼睑及眼周围皮肤并包头、铺巾。

（2）结膜囊消毒：巡回护士用棉签显露下睑穹窿部，往结膜囊滴入2滴5%聚维酮碘溶液，计时3分钟。

3.连接管道　准备眼内灌注液，连接玻璃体切割，按照相关顺序连接玻璃体切割管道、玻璃体切割头、导光纤维、灌注管路，准备好后测试玻璃体切割仪进行测试标定，检查仪器参数。

4. 手术摆台（图 15-9）

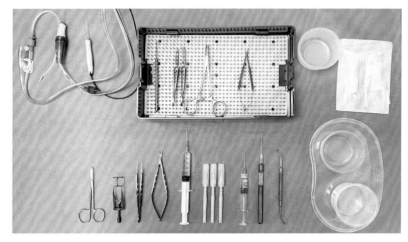

图 15-9　手术摆台

5. 手术步骤（图 15-10）及护理配合（表 15-5）

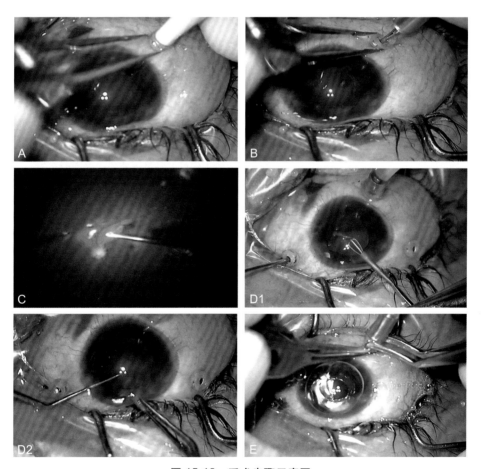

图 15-10　手术步骤示意图

A. 做巩膜切口；B. 建立灌注系统；C. 寻找异物；D1. 取出玻璃体异物；D2. 取出玻璃体异物；E. 拔出灌注管

表 15-5　手术步骤及护理配合

手术步骤	手术配合
1. 贴膜、开睑	贴膜，递小直剪剪开贴膜，开睑器开睑，确认结膜囊消毒满 3 分钟后用眼内灌注液冲洗结膜囊
2. 麻醉（局部麻醉）	（1）剪开球结膜，递显微有齿镊 + 角膜剪 （2）筋膜囊下麻醉（5ml 注射器抽取利多卡因 60mg + 布比卡因 18.75mg 接冲洗针头进行注射）
3. 做巩膜切口	递显微有齿镊 + 穿刺刀和做 3 个巩膜造孔（有晶状体眼距角膜缘 3.5mm 处、无晶状体眼距角膜缘 3mm 处做颞下、颞上和鼻上经结膜的巩膜切口）
4. 摘除晶状体	如有晶状体混浊应先将晶状体摘除——按白内障超声乳化摘除手术步骤进行配合
5. 建立灌注系统	（1）递灌注管并排出气泡，在颞下方套管内插入灌注头 （2）递导管纤维检查灌注头是否在眼内，确认灌注头位于玻璃体腔后打开灌注
6. 取玻璃体培养	（1）洗手护士在角膜表面上均匀推注粘弹剂，下拉广角镜 （2）递导光纤维和玻切头，将导光纤维和玻切头分别在鼻上方和颞上方巩膜穿刺口套管针内进入行玻璃体切除，切除玻璃体液 0.5 ~ 1ml，用 2ml 注射器抽取玻璃体液，遵医嘱留取玻璃体标本进行涂片、细菌培养
7. 寻找异物	（1）在角膜表面上均匀推注粘弹剂，关上房灯（根据主刀医师要求） （2）递导光纤维和玻切头，下拉广角镜，分别在 10 点位和 2 点位套管针内进入，切除混浊的玻璃体，寻找异物并去除包裹，将其游离
8. 取出玻璃体异物	（1）眼内非磁性较小异物：递异物镊夹取异物经巩膜 / 角膜切口取出 （2）眼内磁性异物：递磁吸棒协助吸取异物经巩膜 / 角膜切口取出
9. 保存异物	准备好标本袋，将异物放置固定好并粘贴于病历，必要时送检
10. 如需眼内激光	（1）检查眼底周边部视网膜 （2）递连接好的激光纤维，机器切换到激光模式，报参数，手术医师、洗手护士均戴上防护镜，手术门上挂警示牌和备用眼镜
11. 如需冷冻	同第 12 章中的"闭合式玻璃体切割术护理配合"
12. 如需眼内电凝	
13. 如需气液交换	
14. 如需注入眼内填充物（常见充填物有硅油、空气、膨胀气体）	
15. 拔出灌注管	
16. 如需眼内注药	根据医嘱配制药液，在颞下方角巩膜缘后 3.5mm /3.0mm 处将药液注入玻璃体腔后
17. 包扎术眼	（1）取下开睑器 （2）巡回护士在患者的结膜囊内涂眼药膏 （3）递纱布覆盖，巡回护士贴眼罩、用胶布固定术眼

【手术配合要点】

1. 同第 12 章中的"闭合式玻璃体切割术护理配合"。

2. 确认患者术前的影像学检查资料是否带齐，以便手术医师术中确认异物位置。

3. 在行玻璃体切割术时收集玻璃体标本，注意灌注液中不可加入抗生素，以免影响培养结果。

4. 术中灵活熟练配合医师取出球内异物，查看其完整性并做好异物的保存、交接登记，切勿遗失。

5. 根据医嘱正确留取标本，及时送检。

6. 根据医嘱应用抗生素，需询问患者有无过敏史及饮酒史。

7. 玻璃体内注射应严格控制药物的剂量，配制前需与医师再次确认使用浓度，避免不必要的损伤。由于玻璃体内注射的药量很小，一般需要将药物稀释若干倍后才能使用，所以在配制过程中要注意药物含量的准确度。

8. 器械台上磁吸棒与器械需要分开放置，避免器械磁化。

六、感染性眼内炎玻璃体切割术护理配合

根据感染的原因和临床确诊的时间，感染性眼内炎分为以下常见类型：手术后眼内炎（急性发作性、慢性或者迟发性、结膜滤过泡相关性）、外伤性眼内炎和内源性眼内炎。

【手术适应证】

1. 眼内注射药物治疗 24 ~ 48 小时无效或恶化，眼底模糊。

2. 视力严重下降至手动以下，病情急剧恶化。

3. 伴有眼内异物、玻璃体严重受累。

4. 超声检查显示玻璃体重度混浊或玻璃体脓肿形成。

【术前准备】

（一）物品准备

同"玻璃体切割联合球内异物取出术护理配合"。

（二）器械准备

玻璃体视网膜手术器械、非接触全视网膜镜、角膜接触镜及固定环。

备：冷冻笔。

如联合白内障摘除：白内障超声乳化手术器械、超声乳化手柄、注吸管、注吸手柄（弯/直）、双手注吸手柄。

（三）仪器设备准备

同第 12 章中的"闭合式玻璃体切割术护理配合"。

（四）眼内灌注液准备

根据医嘱 500ml 灌注液里加肾上腺素注射液 0.5mg、地塞米松注射液 10mg。

（五）患者准备

同"玻璃体切割联合球内异物取出术护理配合"。

【手术配合】

1. 手术安全核查　手术开始前进行手术安全核查，确认患者信息无误。

2. 消毒铺巾、结膜囊消毒

（1）消毒铺巾：配合医师用 5% 聚维酮碘溶液消毒眼睑及眼周围皮肤并包头、铺巾。

（2）结膜囊消毒：巡回护士用棉签显露下睑穹窿部，往结膜囊滴入 2 滴 5% 聚维酮碘溶液，计时 3 分钟。

3. 连接管道　准备眼内灌注液，玻璃体切割仪测试：连接玻璃体切割，按照相关顺序连接玻璃体切割管道、玻璃体切割头、导光纤维、灌注管路，准备好后测试玻璃体切割仪进行测试标定，检查仪器参数。

4. 手术摆台（图 15-11）

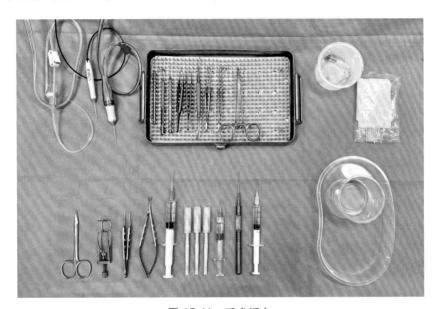

图 15-11　手术摆台

5. 手术步骤及护理配合（表 15-6）

表 15-6　手术步骤及护理配合

手术步骤	手术配合
1. 贴膜、开睑	贴膜，递小直剪剪开贴膜，用开睑器开睑，确认结膜囊消毒时间满 3 分钟后用眼内灌注液冲洗结膜囊
2. 麻醉（局部麻醉）	（1）剪开球结膜，递显微有齿镊 + 角膜剪 （2）筋膜囊下麻醉（5ml 注射器抽取利多卡因 60mg + 布比卡因 18.75mg 接冲洗针头进行注射）
3. 做巩膜切口	递显微有齿镊 + 穿刺刀，做 3 个巩膜造孔（有晶状体眼距角膜缘 3.5mm 处、无晶状体眼距角膜缘 3mm 处做颞下、颞上和鼻上经结膜的巩膜切口）
4. 去除晶状体	如有晶状体混浊应先将晶状体切除——按白内障超声乳化摘除手术步骤进行配合
5. 建立灌注系统	（1）递灌注管并排出气泡，在颞下方套管内插入灌注头 （2）递导管纤维检查灌注头是否在眼内，确认灌注头位于玻璃体腔后打开灌注

手术步骤	手术配合
6. 取玻璃体培养	（1）洗手护士在角膜表面上均匀推注粘弹剂，下拉广角镜 （2）递导光纤维和玻切头分别在 10 点位和 2 点位套管针内进入行玻璃体切除，切除玻璃体液 0.5 ～ 1ml，从玻切管的分接处用 2ml 注射器留取玻璃体，遵医嘱留取玻璃体标本进行涂片、细菌培养
7. 玻璃体腔灌洗	（1）按医嘱在灌注液中加入药物，在玻切过程中灌注液进入玻璃体腔内进行反复灌洗 （2）如果需要使用两种抗生素，冲洗一定量的灌注液后根据医嘱再更换另一种含抗生素的灌注液，进行灌洗
8. 如需眼内激光	同第 12 章中的"闭合式玻璃体切割术护理配合"
9. 如需冷冻	
10. 如需眼内电凝	
11. 如需气液交换	
12. 如需注入眼内填充物（常见充填物有硅油、空气、膨胀气体）	
13. 拔出灌注管	
14. 如需眼内注药	根据医嘱配制药液，在颞下方角巩膜缘后 3.5mm /3.0mm 处将药液注入玻璃体腔后
15. 包扎术眼	（1）取下开睑器 （2）巡回护士在患者的结膜囊内涂眼药膏 （3）递纱布覆盖，巡回护士贴眼罩、用胶布固定术眼

【手术步骤图示】

同第 12 章中的"闭合式玻璃体切割术护理配合"。

【手术配合要点】

1. 同第 12 章中的"闭合式玻璃体切割术护理配合"。

2. 灌注液应留取标本后才予以加药，以免影响培养结果。

3. 根据医嘱正确留取标本，及时送检。

4. 根据医嘱应用抗生素，需询问患者有无过敏史及饮酒史。

5. 玻璃体内注射应严格控制药物的剂量，配制前需与医师再次确认使用浓度，避免不必要的损伤。由于玻璃体内注射的药量很少，一般需要将药物稀释若干倍后才能使用，所以在配制过程中要注意药物含量的准确度。

【拓展知识】

临床常用治疗感染性眼内炎抗感染药物及其剂量和用法见表 15-7。

1. 急性细菌性眼内炎　经验性治疗首选万古霉素 1mg/0.1ml 联合头孢他啶 2mg/0.1ml 玻璃体腔注射，并于 2 ～ 3 天后重复注射，直至感染得到控制后行玻璃体手术。抗感染药物玻璃体腔注射是针对早期疑似患眼的治疗方法或在行玻璃体手术前的治疗措施，但应警惕并鉴别与万古霉素相关的视网膜毒性反应（如出血闭塞性视网膜血管炎）。对头孢类药物过敏的患者可选择二线用药方案，即万古霉素 1mg/0.1ml 联合阿米卡星 0.4mg/0.1ml，既可全面覆盖革兰阳性和阴性细菌，又对视网膜无明显毒性作用。

2. **急性真菌性眼内炎** 经验性治疗可选用两性霉素 B 5μg（前房）至 10μg（玻璃体腔）或伏立康唑 100 μg（前房或玻璃体腔）注射。由于两性霉素 B 抗菌谱更为广泛，在病原体未知的情况下可作为首选，但需警惕两性霉素 B 的毒性反应（角膜内皮细胞减少和视网膜血管炎等）。

3. **慢性感染性眼内炎** 常用抗感染药物有万古霉素、头孢他啶、两性霉素 B 和伏立康唑等，用量和用法同急性感染性眼内炎。

表 15-7 治疗眼科手术后感染性眼内炎常用抗感染药物玻璃体腔注射剂量

抗感染药物	玻璃体腔注射量（mg）	玻璃体内持续时间（h）	玻璃体内半衰期（h）
阿米卡星	0.4	24 ～ 48	24
氨苄西林	2	24	6
头孢唑林	2	16	7
头孢他啶	2	16 ～ 24	16
头孢呋辛	2	16 ～ 24	
克林霉素	1	16 ～ 24	
红霉素	0.5	24	
庆大霉素	0.2	48	12 ～ 35
莫西霉素	0.05 ～ 0.16		1.72
万古霉素	1	48 ～ 72	30
两性霉素 B	0.005 ～ 0.010	24 ～ 48	6.9 ～ 15.1
伏立康唑	0.1		2.5

第 16 章

屈光手术护理配合

一、经角膜上皮准分子角膜切削术护理配合

经角膜上皮准分子角膜切削术（TPRK）属于准分子激光表层切削术，采用准分子激光同时去除角膜上皮、前弹力层和前部角膜基质层，改变角膜形态，达到矫正屈光不正的目的。激光能量的稳定输出是影响手术效果的关键。因此，手术室护士需要熟悉仪器设备的相关影响因素，提前了解手术医师的习惯，这对于手术的顺利进行非常重要。

【手术适应证】

1. 患者本人有摘镜愿望，对手术效果有合理的期望值。

2. 年龄 ≥ 18 岁（除特殊情况，如择业要求、高度屈光参差、角膜疾病需要激光治疗等）；术前在充分理解的基础上患者及其家属须共同签署知情同意书。

3. 屈光状态基本稳定（每年近视屈光度数增长不超过 0.50D），时间 ≥ 2 年。

4. 屈光度数：近视 −1.00 ～ −12.00D，远视 +1.00 ～ +6.00D，散光 < 6.00D。

5. 由于以下原因而不适合进行角膜磨镶术（LASIK）者。

（1）角膜厚度较薄。

（2）角膜曲率过高或过低。

（3）睑裂过窄、眼窝过深。

（4）对侧眼行 LASIK 后出现角膜瓣并发症。

（5）需从事对抗性运动等职业，如职业篮球运动员、防暴警察等。

6. 轻度眼干燥症。

【手术禁忌证】

（一）绝对禁忌证

1. 圆锥角膜。

2. 眼部活动性炎症。

3. 眼周疖肿等化脓性病灶。

4. 严重眼干燥症。

5. 中央角膜厚度 < 450μm。

6. 严重的眼附属器病变，如眼睑缺损、变形，睑闭合不全，慢性泪囊炎等。

7. 未受控制的青光眼。

8. 未受控制的糖尿病。

9. 未受控制的全身结缔组织病及严重自身免疫病。

10. 全身感染性疾病。

11. 心理障碍者。

12. 一眼手术中出现严重并发症，对侧眼应停止手术。

（二）相对禁忌证

1. 超高度近视 – 12.00D 以上。

2. 中央角膜厚度 450 ～ 470μm。

3. 角膜中央平均曲率低于 38D 或高于 48D。

4. 瞳孔直径 > 5mm 或暗光下瞳孔直径 > 7mm。

5. 佩戴角膜接触镜，角膜地形图呈不规则改变者。

6. 对侧眼为法定盲眼。

7. 白内障患者。

8. 受控的青光眼或高眼压患者。

9. 有视网膜脱离病史者。

10. 轻度角膜内皮营养不良。

11. 轻度眼干燥症。

12. 轻度眼睑闭合异常。

13. 全身结缔组织病及严重自身免疫病,如系统性红斑狼疮、类风湿关节炎、多发性硬化、糖尿病等。

14. 妊娠、月经期。

15. 瘢痕体质。

16. 感冒或其他感染性疾病活动期。

17. 焦虑症、抑郁症等精神疾病患者。

【术前准备】

（一）物品准备

1. 常规物品　眼科手术包、眼科专用手术贴巾、无菌手术衣、无菌手套、指套、输血管、眼罩、胶布。

2. 特殊耗材　吸血海绵、角膜绷带镜。

3. 药物　表面麻醉剂、羟甲唑啉滴眼液、玻璃酸钠滴眼液、非甾体滴眼液、糖皮质激素滴眼液、抗生素滴眼液、0 ～ 4℃眼内灌注液。

备：0.02% 丝裂霉素。

（二）器械准备

开睑器、显微无齿镊。

备：小直剪、显微有齿镊。

（三）仪器准备

1. 阿玛施准分子激光仪器　巡回护士检查仪器显微镜，确保目镜、物镜镜头的清晰。接通电源，开启电源开关，检查显微镜是否处于功能完好状态。根据手术医师双眼情况，调节好目镜的屈光度与瞳距。技师于术前 15 分钟进行激光能量定位校准测试，确保仪器功能完好，能正常使用。

2. **手术床**　检查手术床是否处于功能完好状态，根据手术医师及患者的情况调整好手术床的高度及头位（保持眼位呈水平位）。

（四）患者准备

1. 了解病史。屈光度是否稳定，佩戴角膜接触镜历史，眼部及全身病史等。

2. 充分向患者解释手术目的、风险及注意事项，并签署知情同意书。

3. 停戴角膜接触镜的时间。

（1）常戴角膜接触镜的患者，须停戴接触镜至角膜无水肿、屈光状态和角膜地形图稳定后方可接受手术。

（2）术前软性球镜宜停戴 1 周以上，软性散光镜及硬镜停戴 3 周以上，角膜塑形镜停戴 3 个月以上。

4. 术前检查。

（1）术眼滴抗生素滴眼液。术前 1 ～ 3 天使用广谱抗生素滴眼液点眼。

（2）术眼冲洗结膜囊、眼睑皮肤及消毒。术前 30 分钟用生理盐水冲洗结膜囊，冲洗时间过长可能引起角膜水肿。用 5% 聚维酮碘消毒液对术眼眼睑及眼周围进行消毒。

5. 术眼滴羟甲唑啉滴眼液。术眼消毒后滴术眼 1 次，收缩血管，减少术眼充血情况。

6. 手术麻醉：表面麻醉，使用表面麻醉药（盐酸丙美卡因滴眼液），滴入术眼下穹窿内 1 ～ 2 滴。术前 15 分钟开始，每隔 5 分钟滴一次，共 3 次。

7. 手术体位：仰卧位。

【手术配合】

1. **手术安全核查**　手术开始前进行手术安全核查，确认患者信息无误。

2. **消毒**　巡回护士用 5% 聚维酮碘溶液消毒眼睑及眼周围皮肤。

3. **连接管道、数据核对**

（1）巡回护士准备 0 ～ 4℃眼用灌注液。

（2）技师与主刀医师核对仪器相关参数。

4. **手术摆台**（图 16-1）

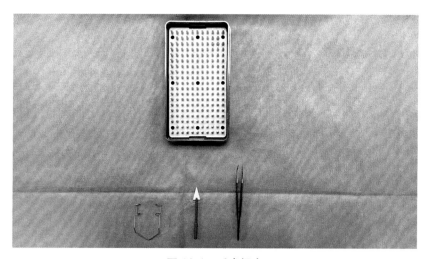

图 16-1　手术摆台

5. 手术步骤（图 16-2）及护理配合（表 16-1）

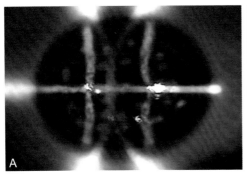
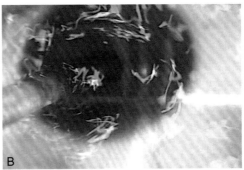
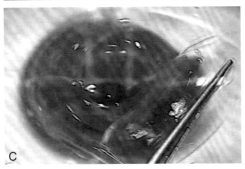

图 16-2 **手术步骤示意图**

A. 准分子激光消融；B. 冲洗；C. 戴绷带镜

表 16-1 **手术步骤及护理配合**

手术步骤	手术配合
1. 铺巾、开睑	递指套、贴膜、睫毛贴，开睑器开睑。递吸血海绵擦拭眼表多余水分
2. 准分子激光消融	嘱患者注视机器中的注视灯，告知患者手术时的声响和气味。技师操作仪器降下抽吸嘴，手术医师开始使用激光切削角膜，洗手护士用输血管连接 0 ~ 4℃眼内灌注液备用
3. 冲洗	递输血管，医师冲洗角膜创面
4. 戴绷带镜	用显微无齿镊夹取绷带镜，递给医师。戴绷带镜，确认绷带镜居中在位
5. 术毕	（1）技师滴入抗生素滴眼液、糖皮质激素滴眼液、非甾体滴眼液，主刀医师取下开睑器 （2）若为双眼手术，按以上步骤进行另一眼手术 （3）巡回护士贴眼罩、胶布固定术眼，告知患者术后注意事项

【手术配合要点】

1. 激光能量受到温、湿度的影响。准分子激光治疗系统一般要求终端能量（到达患者角膜上的能量）稳定在一定范围内。能量过高，容易造成过矫；能量过低，容易欠矫。严格控制手术室温湿度非常关键。手术室内的温度应保持在 18 ~ 25℃，相对湿度为 20% ~ 65%。巡回护士在手术前需记录手术室温、湿度，若温、湿度不达标，需及时做相应处理。

2. 挥发性气体（如乙醇、香水、发胶等）会对激光能量稳定性造成影响，手术过程中应确保无此类气体残留于手术间。

3. 激光能量测试成功后，有效时间为 2 小时。技师需在手术前 15 分钟测试机器，不宜过早测试机器。

4. 夹取绷带镜时需区分正反面，动作轻柔，避免划伤镜片。

【拓展知识】

中高度近视术中使用丝裂霉素能抑制术后角膜上皮下雾状浑浊的发生。丝裂霉素 C（mitomycin C，MMC）是一种抗代谢药物，能够抑制角膜基质细胞及成纤维细胞的异常增殖。以往的研究发现，中高度近视眼行准分子激光角膜上皮瓣下磨镶术或准分子激光角膜切削术术中使用 MMC 浸润角膜基质床，可有效抑制术后角膜混浊的发生。

MMC 溶液配制：无菌环境下将 10mgMMC 粉末充分溶解于 5ml 灭菌注射用水中，用 1ml 注射器抽取 0.1ml 药液，再加入 0.9ml 灭菌注射用水稀释，浓度为 0.02%。

二、准分子激光角膜上皮瓣下磨镶术护理配合

准分子激光上皮下角膜磨镶术（LASEK）是针对高度数、角膜相对较薄的准分子激光手术，通过一定浓度的乙醇松解角膜上皮后，用准分子激光进行原位磨镶达到矫正屈光度的目的。护理配合的重点为配制精确浓度的乙醇、协助医师进行松解上皮操作、动作轻柔迅速。

【手术适应证】

同"经角膜上皮准分子角膜切削术护理配合"。

【手术禁忌证】

绝对禁忌证和相对禁忌证同"经角膜上皮准分子角膜切削术护理配合"。

【术前准备】

（一）物品准备

1. 常规布包　眼科手术包、手术衣。

2. 一次性消耗品　眼科专用手术贴巾、指套、输血管 1 条、红棉 4 支、无粉手套、绷带镜、眼罩 2 个、胶布、5ml 注射器、95% 乙醇。

3. 常规药品　0 ～ 4℃眼内灌注液、灭菌注射用水、表面麻醉剂、羟甲唑啉滴眼液、玻璃酸钠滴眼液、非甾体滴眼液、糖皮质激素滴眼液、抗生素滴眼液。

备：0.02% 丝裂霉素 C（MMC）。

（二）器械准备

LASEK 器械。

备：小直剪、显微有齿镊。

（三）仪器准备

1. 阿玛施准分子激光仪器　巡回护士检查仪器显微镜，确保目镜、物镜镜头的清晰。接通电源，开启电源开关，检查显微镜是否处于功能完好状态。根据手术医师双眼情况调节好目镜的屈光度与瞳距。技师于手术前 15 分钟进行激光能量定位校准测试，确保仪器功能完好，能正常使用。

2. 手术床　检查手术床是否处于功能完好状态，根据手术医师及患者的情况调整好手术床的高度及头位（保持眼位呈水平位）。

（四）患者准备

1. 了解病史：屈光度是否稳定，佩戴角膜接触镜历史，眼部及全身病史等。

2. 充分向患者解释手术目的、风险及注意事项，并签署知情同意书。

3. 停戴角膜接触镜的时间。

（1）常戴角膜接触镜的患者，需停戴接触镜至角膜无水肿、屈光状态和角膜地形图稳定后方可接受手术。

（2）术前软性球镜宜停戴 1 周以上，软性散光镜及硬镜停戴 3 周以上，角膜塑形镜停戴 3 个月以上。

4. 术前检查。

5. 术眼滴抗生素滴眼液。术前 1 ～ 3 天使用广谱抗生素滴眼液点眼。

6. 术眼冲洗结膜囊、眼睑皮肤及消毒。术前半小时用生理盐水冲洗结膜囊，冲洗时间过长可能引起角膜水肿。用 5% 聚维酮碘消毒液对术眼眼睑及眼周围进行消毒。

7. 术眼滴羟甲唑啉滴眼液，术眼消毒后滴术眼 1 次，收缩血管，减少术眼充血情况。

8. 手术麻醉。表面麻醉，使用表面麻醉药（盐酸丙美卡因滴眼液），滴入术眼下穹窿内 1 ～ 2 滴。术前 15 分钟开始，每隔 5 分钟滴一次，共 3 次。

9. 手术体位：仰卧位。

【手术配合】

1. 手术安全核查　手术开始前进行手术安全核查，确认患者信息无误。

2. 消毒　巡回护士用 5% 聚维酮碘溶液消毒眼睑及眼周皮肤。

3. 连接管道、数据核对

（1）巡回护士准备 0 ～ 4℃ 眼用灌注液。

（2）技师与主刀医师核对仪器相关参数。

4. 手术步骤（图 16-3）及护理配合（表 16-2）

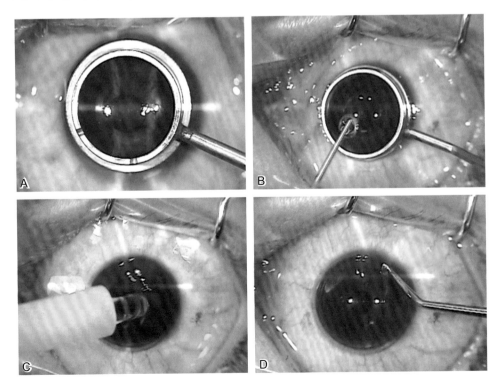

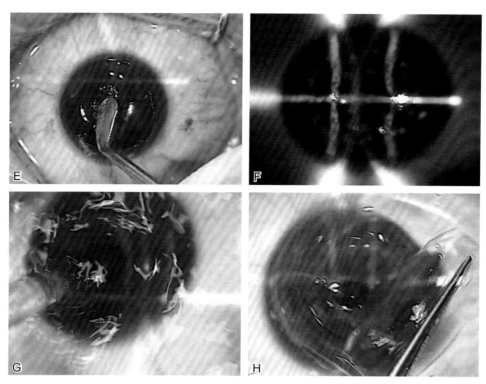

图 16-3 手术步骤示意图

A.定位；B.乙醇浸润上皮；C.冲洗；D.掀起松解的角膜上皮瓣边缘；E.刮除松解的角膜上皮；F.准分子激光消融；G.冲洗；H.戴绷带镜

表 16-2 手术步骤及护理配合

手术步骤	手术配合
1. 铺巾、开睑	递指套、贴膜、睫毛贴，开睑器开睑，递吸血海绵擦拭眼表多余水分
2. 定位	递角膜上皮环锯，医师用角膜上皮环锯，以瞳孔为中心，垂直放置于角膜表面，轻压并做 5°来回旋转
3. 乙醇浸润上皮	递酒精罩、干燥吸血海绵，主刀将酒精罩垂直放置于角膜表面并施加适当压力，防止酒精泄漏。洗手护士向酒精罩中滴入浓度 20% 乙醇 3～4 滴。技师在滴入第一滴乙醇时开始计时 20 秒。计时结束时，主刀医师用吸血海绵吸收乙醇并立刻用 0～4℃ 眼用平衡液冲洗角膜表面
4. 分离上皮	递角膜上皮铲，掀起松解后的角膜上皮瓣边缘。递上皮刮刀，主刀医师将松解后的角膜上皮平整刮除
5. 准分子激光消融	嘱患者注视机器中的注视灯，告知患者手术时的声响和气味。技师操作仪器降下抽吸嘴，手术医师开始使用激光切削角膜，洗手护士用输血管连接 0～4℃ 眼内灌注液备用
6. 冲洗	递输血管，医师冲洗角膜创面
7. 戴绷带镜	用显微无齿镊夹取绷带镜，递给医师。戴绷带镜，确认绷带镜居中在位
8. 术毕	（1）技师滴入抗生素滴眼液、糖皮质激素滴眼液、非甾体滴眼液，主刀医师取下开睑器 （2）若为双眼手术，按以上步骤进行另一眼手术 （3）巡回护士贴眼罩、胶布固定术眼，告知患者术后注意事项

【手术配合要点】

1.激光能量受到温、湿度的影响。准分子激光治疗系统一般要求终端能量（到达患者角膜上的能量）稳定在一定范围内。能量过高，容易造成过矫：能量过低，容易欠矫。严格控制手术室温、湿度非常关键。手术室内的温度应保持在 18～25℃，相对湿度为20%～65%。巡回护士在手术前需记录手术室温、湿度，若温、湿度不达标，需要及时做相应处理。

2.挥发性气体（如乙醇、香水、发胶等）会对激光能量稳定性造成影响，手术过程中应确保无此类气体残留于手术间。

3.激光能量测试成功后，有效时间为 2 小时。技师需在手术前 15 分钟测试机器，不宜过早测试机器。

4.夹取绷带镜时需区分正反面，动作轻柔，避免划伤镜片。

【拓展知识】

中高度近视术中使用丝裂霉素能抑制术后角膜上皮下雾状浑浊的发生。

丝裂霉素 C（MMC）是一种抗代谢药物，能够抑制角膜基质细胞及成纤维细胞的异常增殖。以往的研究发现，中高度近视眼行准分子激光角膜上皮瓣下磨镶术或准分子激光角膜切削术术中使用 MMC 浸润角膜基质床，可有效抑制术后 haze 的发生。

MMC 溶液配制：无菌环境下将 10mg MMC 粉末充分溶解于 5ml 灭菌注射用水中，用1ml 注射器抽取 0.1ml 药液，再加入 0.9ml 灭菌注射用水稀释，浓度为 0.02%。

三、飞秒激光辅助 LASIK 术护理配合

目前，我国是激光角膜屈光手术开展最为广泛的国家之一。激光角膜屈光手术术式通常分为激光板层角膜屈光手术和激光表层屈光手术。飞秒激光辅助 LASIK 术通过飞秒激光精准做角膜瓣，再用准分子激光切削角膜基质层，从而达到矫正视力的目的。对于LASIK 术而言，激光的能量稳定输出，治疗区定位准确是确保手术效果的关键。手术室护士提前了解仪器设备、手术医师的习惯，控制好手术间温、湿度，对于手术顺利进行非常重要。

【手术适应证】

同"经角膜上皮准分子角膜切削术护理配合"。

【手术禁忌证】

绝对禁忌证和相对禁忌证同"经角膜上皮准分子角膜切削术护理配合"。

【术前准备】

（一）物品准备

1.常规物品 眼科手术包、眼科专用手术贴巾、无菌手术衣、无菌手套、指套、输血管、无菌纱布、无菌注射器（5ml、10ml）、75% 乙醇、眼罩、医用胶布。

2.特殊耗材 飞秒套包（垫片 2 片、手柄 1 套、负压环 1 个、负压管 1 条、治疗巾 1 条）、吸血海绵。

备：绷带镜。

3.药物 表面麻醉剂、羟甲唑啉滴眼液、玻璃酸钠滴眼液、糖皮质激素滴眼液、抗生素滴眼液、地塞米松磷酸钠注射液、眼内灌注液。

（二）器械准备

LASIK 器械。

备：角膜剪。

（三）仪器准备

1. **准分子激光仪器**　巡回护士领取激光仪钥匙并做好登记，插入钥匙打开至 2 挡位，自动回弹至 1 挡后仪器将进行自检。检查仪器显微镜，确保目镜、物镜镜头的清晰。检查显微镜是否处于功能完好状态。根据手术医师双眼情况调节好目镜的屈光度与瞳距。技师于手术前 15 分钟进行激光能量测试，确保仪器功能完好，能正常使用。

2. **飞秒激光仪器**　洗手护士提前将飞秒激光机器电源开启，仪器自测完毕后，用 75% 乙醇纱布擦拭飞秒手柄、操作台 5 次，做好清洁消毒措施。技师录入手术患者资料。

3. **手术床**　检查手术床是否处于功能完好状态。

（四）患者准备

见"经角膜上皮准分子角膜切削术护理配合"。

【手术配合】

1. **手术安全核查**　手术开始前进行手术安全核查，确认患者信息无误。

2. **消毒**　巡回护士用 5% 聚维酮碘溶液消毒眼睑及眼周围皮肤。

3. **配制溶液、连接管道、数据核对**

（1）巡回护士准备含 10mg 地塞米松磷酸钠的眼用灌注液、灭菌注射用水。

（2）洗手护士安装飞秒手柄，连接负压装置。

（3）技师与主刀医师核对仪器相关参数。

4. **手术摆台**（图 16-4）

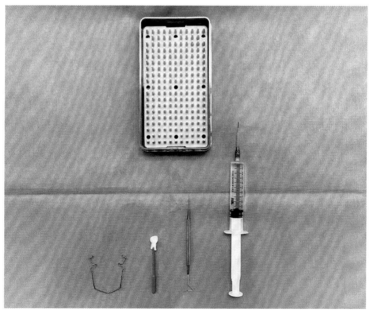

图 16-4　手术摆台

5. 手术步骤（图 16-5）及护理配合（表 16-3）

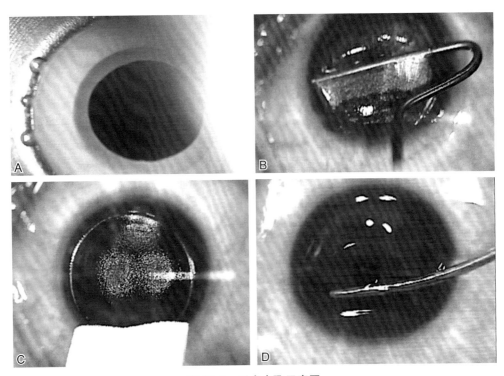

图 16-5　手术步骤示意图

A. 飞秒制瓣；B. 掀瓣；C. 准分子激光消融；D. 冲洗复瓣

表 16-3　手术步骤及护理配合

手术步骤	手术配合
1. 铺巾、开睑、冲洗	（1）递指套、贴膜、睫毛贴，用开睑器开睑 （2）递含有眼内平衡液的 10ml 注射器，冲洗眼表
2. 飞秒制瓣	用 5ml 注射器抽灭菌注射用水 2ml，湿润吸血海绵后擦拭飞秒激光镜头，再在镜头上滴入 1 滴灭菌注射用水，组装垫片，待测试完毕，递飞秒手柄。制瓣结束后，收回手柄，按以上步骤更换另一眼垫片或拆卸飞秒负压装置
3. 掀瓣	递吸血海绵 1 支，擦拭眼表多余水分，递起瓣器，掀开角膜瓣
4. 准分子激光消融	技师操作仪器降下抽吸嘴，手术医师用吸血海绵遮挡角膜瓣基质面，开始激光消融。洗手护士用 10ml 注射器接眼内灌注液并连接好冲洗针头
5. 冲洗复瓣	递 10ml 注射器，手术医师用冲洗针头冲洗复瓣，确认角膜瓣对位贴合后，吸血海绵擦拭多余水分
6. 术毕	（1）技师滴入抗生素滴眼液、糖皮质激素滴眼液，主刀医师取下开睑器 （2）若为双眼手术，按以上步骤进行另一眼手术 （3）巡回护士贴眼罩、胶布固定术眼，交代患者术后注意事项

【手术配合要点】

1. 激光能量受到温、湿度的影响。准分子激光治疗系统一般要求终端能量（到达患者角膜上的能量）稳定在一定范围内。能量过高，容易造成过矫；能量过低，容易欠矫。严格控制手术室温湿度非常关键。手术室内的温度应保持在 18 ～ 25℃ ，相对湿度为 20% ～ 65%。巡回护士在手术前需记录手术室温、湿度，若温、湿度不达标，需要及时做相应处理。

2. 激光能量测试成功后，有效时间为 2 小时。技师需在手术前 15 分钟测试机器，不宜过早测试机器。

3. 洗手护士连接飞秒负压装置时，需注意管道不能曲折受压，负压环与管道、手柄连接要确保紧密。夹取垫片要轻柔，避免造成划痕，影响角膜瓣的完整性。

4. 飞秒手柄上的镜头是激光发射的窗口，洗手护士在清洁消毒时，动作要轻柔，不可用力摩擦，不能用干燥的吸血海绵直接擦拭镜头，避免损伤镜头。

【拓展知识】

小睑裂患者由于睑裂空间小，在做角膜瓣过程中，负压环放置困难，易造成假吸、负压环松脱等情况发生。手术开始前应叮嘱患者转动眼球到适当位置，瞳孔对准负压环内环中央。使用睫毛贴、开睑器充分显露眼球。负压环充分接触眼球，定位准确，排除睫毛眼睑组织干扰再开始制瓣。

四、飞秒激光小切口角膜基质透镜取出术护理配合

近年来，飞秒激光小切口角膜基质透镜取出术（SMILE）得到了广泛的开展。SMILE 是利用飞秒激光精准聚焦定位的立体切割技术，在角膜基质层内进行两次不同深度的扫描，切割出具有一定大小和厚度的片状角膜组织，具有无瓣、微创的特点。手术患者的固视配合、激光能量稳定输出、术中用物的安全把控能有效减少和预防并发症。

【手术适应证】

1. 患者本人具有通过 SMILE 改善屈光状态的愿望，心理健康，对手术疗效具有合理的期望。

2. 年龄在 18 岁及以上的近视、散光患者（特殊情况除外，如具有择业要求、高度屈光参差等）；术前在充分理解的基础上，患者本人或必要时家属须共同签署知情同意书。

3. 屈光度数：屈光度稳定 2 年以上（每年变化不超过 0.50D）。近视＜ － 10.00D，散光＜ － 6.00D。

4. 角膜：角膜中央厚度≥ 480μm。前后表面高度位于正常值区间。角膜水平径为 11.5 ～ 12.5mm。

5. 无其他眼部疾病和（或）影响手术恢复的全身器质性病变。

6. 经术前检查排除手术禁忌证者。

【手术禁忌证】

（一）绝对禁忌证

1. 圆锥角膜。

2. 眼部活动性炎症。

3. 眼周疖肿等化脓性病灶。

4. 严重眼干燥症。

5. 严重的眼附属器病变，如眼睑缺损、变形，睑闭合不全，慢性泪囊炎等。

6. 未受控制的青光眼。

7. 未受控制的糖尿病。

8. 未受控制的全身结缔组织病及严重自身免疫病。

9. 全身性感染性疾病。

10. 心理障碍者。

11. 一眼手术中出现严重并发症，对侧眼应停止手术。

（二）相对禁忌证

1. 超过 − 10.00D 的近视或超过 − 6.00D 的散光（需向患者说明残留度数）。

2. 角膜中央平均曲率低于 38D 或高于 48D。

3. 角膜水平经 W-W 距过小或过大患者（＜ 11.5mm 或＞ 12.5mm）。

4. 瞳孔直径＞ 5mm 或暗光下瞳孔直径＞ 7mm。

5. 光学区外存在影响飞秒激光穿透扫描的角膜混浊。

6. 佩戴角膜接触镜，角膜地形图呈不规则改变者。

7. 对侧眼为法定盲眼。

8. 病毒性角膜炎（2 年内未复发）。

9. 白内障患者，晶状体密度值轻度升高，但观察期间稳定。

10. 受控的青光眼或高眼压患者。

11. 有视网膜脱离手术、黄斑出血史。

12. 轻度角膜内皮营养不良。

13. 轻度眼干燥症。

14. 轻度眼睑闭合异常。

15. 全身结缔组织病及严重自身免疫病，如系统性红斑狼疮、类风湿关节炎、多发性硬化、糖尿病等。

16. 妊娠、月经期。

17. 瘢痕体质。

18. 感冒或其他感染性疾病活动期。

19. 焦虑症、抑郁症等精神疾病患者。

【术前准备】

（一）物品准备

1. 常规物品　眼科手术包、眼科专用手术贴巾、无菌手术衣、无菌手套、指套、无菌注射器（2ml）、无菌冲洗针头、护目镜。

2. 特殊耗材　全飞秒负压环、吸血海绵。

备：绷带镜。

3. 药物　表面麻醉剂、羟甲唑啉滴眼液、玻璃酸钠滴眼液、糖皮质激素滴眼液、抗生素滴眼液、地塞米松磷酸钠注射液、眼内灌注液。

（二）器械准备

全飞秒器械。

备：15°穿刺刀、角膜剪、显微无齿镊。

（三）仪器准备

1. 全飞秒激光仪器　巡回护士领取激光仪钥匙并做好登记，插入钥匙打开机器后，按下显微镜开启键。检查仪器显微镜，确保目镜、物镜镜头的清晰。技师录入手术患者资料并进行仪器测试，确保仪器功能完好，能正常使用。

2. 手术床　检查手术床是否处于功能完好状态。

（四）患者准备

1. 了解病史：屈光度是否稳定，佩戴角膜接触镜历史，眼部及全身病史等。

2. 充分向患者解释手术目的、风险及注意事项，并签署知情同意书。

3. 停戴隐形眼镜时间。

（1）常戴角膜接触镜的患者，需停戴接触镜至角膜无水肿、屈光状态和角膜地形图稳定后方可接受手术。

（2）术前软性球镜宜停戴 1 周以上，软性散光镜及硬镜停戴 3 周以上，角膜塑形镜停戴 3 个月以上。

4. 术前检查

（1）术眼滴抗生素滴眼液。术前 1～3 天使用广谱抗生素滴眼液点眼。

（2）术眼冲洗结膜囊、眼睑皮肤及消毒。术前 30 分钟用生理盐水冲洗结膜囊，冲洗时间过长可能引起角膜水肿，用 5% 聚维酮碘消毒液对术眼眼睑及眼周围进行消毒。

5. 手术麻醉：表面麻醉，使用表面麻醉药（盐酸丙美卡因滴眼液），滴入术眼下穹窿内 1～2 滴。术前 15 分钟开始，每隔 5 分钟滴一次，共 3 次。

6. 手术体位：仰卧位。

【手术配合】

1. 手术安全核查　手术开始前进行手术安全核查，确认患者信息无误。

2. 消毒　巡回护士用 5% 聚维酮碘溶液消毒眼睑及眼周皮肤。

3. 手术摆台（图 16-6）

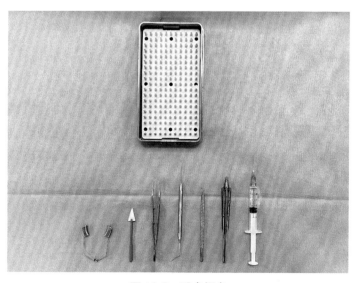

图 16-6　手术摆台

4. 手术步骤（图 16-7）及护理配合（表 16-4）

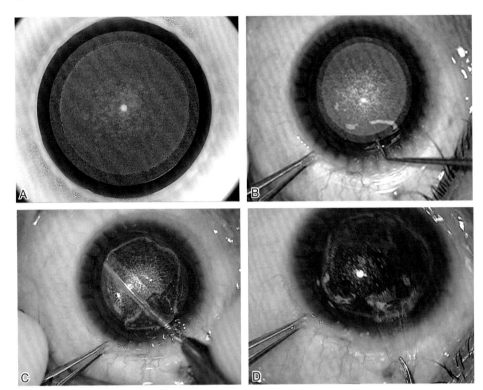

图 16-7　手术步骤示意图

A. 激光扫描；B. 分离切口；C. 分离透镜；D. 取出透镜

表 16-4　手术步骤及护理配合

手术步骤	手术配合
1. 铺巾、开睑	递指套、贴膜，开睑器开睑
2. 装负压环	技师打开全飞秒负压环包装，洗手护士取出后，负压环端递给手术医师，另一端连接全飞秒仪器，仪器运行测试
3. 激光扫描	手术医师将患者瞳孔中心与激光发射中心对位，对位准确后开始激光扫描，持续时间 25 秒
4. 分离切口	递掀瓣器，手术医师定位切口位置
5. 分离透镜	递透镜分离器，手术医师先分离上层透镜与基质层，再分离下层透镜与基质层
6. 取出透镜	递透镜取出镊，手术医师取出透镜
7. 擦拭角膜	递吸血海绵，手术医师擦拭角膜表面多余水分
8. 术毕	（1）技师滴入抗生素滴眼液、糖皮质激素滴眼液，主刀医师取下开睑器 （2）若为双眼手术，按以上步骤进行另一眼手术 （3）巡回护士给患者戴上护目镜，交代患者术后注意事项

【手术护理配合要点】

1. 做好各项术前准备，用物准备齐全，根据手术类型添加特殊器械。

2. 激光能量受到温、湿度的影响，所以严格控制手术室温、湿度非常关键。手术室内的温度应保持在 18 ～ 24℃，相对湿度＜ 50%，若温、湿度不达标，需及时做相应处理。

3. 飞秒激光扫描过程中，患者大幅度转动眼球会导致负压脱失，影响手术进程。术前巡回护士应向患者详细讲解手术过程及手术配合等注意事项，缓解患者紧张情绪，使患者更好地配合手术，以减少并发症的发生。

【拓展知识】

1. Smile 术中取出的新鲜角膜基质透镜最大程度地保留了原有的组织和结构。角膜基质透镜取出后通过冷冻或甘油脱水真空等方法进行储存，可应用于矫正远视及散光、治疗相关角膜疾病（如圆锥角膜、角膜穿孔等）。

2. DLK 是角膜板层激光手术后的一种基质层间的无菌性炎症，具有非特异性、非感染性、弥漫性的特点，又称其为非特异性弥漫性层间角膜炎，由于层间炎症呈现为弥漫的颗粒样浸润外观，像密集的沙粒一样，故也称为撒哈拉综合征。器械多酶清洗剂残留浓度、手术室温、湿度、环境洁净程度、一次性手术物品、眼内平衡液都有可能引起 DLK。排除以上因素影响，做好质量与安全控制，能有效减少 DLK 发生和预防并发症。

五、有晶状体眼后房型人工晶状体植入术护理配合

有晶状体眼后房型人工晶状体植入术简称 ICL 晶状体植入术。是将一种柔软且富有弹性的晶状体放入眼球的虹膜和晶状体之间，相当于在眼内戴了一副为患者量身定做的"隐形眼镜"。

ICL 人工晶状体的专用材料是 Collamer。Collamer 是一种含有胶原的晶状体材料，材料是由多聚 HEMA 为基础的共聚物。胶原共聚物 Collamer 中的胶原带负电荷，可阻止带负电荷的蛋白沉积，并在 ICL 被识别为异物，抑制白细胞黏附，具有良好的生物相容性，使得晶状体能够与人眼和谐共处，置于眼内无异物感，外观上也看不出来。

【手术适应证】

1. 远、近视眼，18 ～ 45 岁。

2. 没有眼科手术史，尤其是没有角膜屈光手术史。

3. ACD-Endo ＞ 2.8mm（角膜内皮至晶状体前囊膜距离）。

4. 屈光度稳定（1 年内屈光度改变＜ 0.5D）。

5. 没有眼部疾病。

【手术禁忌证】

1. 渐进性近视或远视（屈光不正度数不稳定）。

2. 角膜屈光手术史。

3. 内皮细胞数过低、Fuch 角膜内皮营养不良或其他角膜病变。

4. 圆锥形角膜。

5. 青光眼、葡萄膜炎、白内障等内眼疾病。

6. 患者对胶原过敏。

7. 患者年龄＜ 18 岁。

【术前准备】

（一）物品准备

1. 常规物品 眼科手术包、持物钳、无菌手术衣、无菌显微镜帽、无菌手套、无菌注射器（5ml 注射器、2ml 注射器、1ml 注射器）、无菌冲洗针头、眼科专用手术膜、眼罩、胶布。

2. 特殊耗材 15°穿刺刀、主切口穿刺刀（按手术切口大小选择规格）、粘弹剂、人工晶状体（ICL）、晶状体推注器、眼内灌注液（BSS）、画线笔。

3. 药物 表面麻醉剂、散瞳药、眼膏（根据医嘱）。

备：缩瞳药物（卡巴胆碱注射液）、肾上腺素注射液、利多卡因注射液。

（二）器械准备

后房型人工晶状体植入器械。

备：单包器械（囊膜剪、角膜剪、显微针持、圈匙等）。散光晶状体备：散光定位器。

（三）仪器准备

1. 眼科手术显微镜 检查手术显微镜，确保目镜、物镜镜头的清晰。接通电源，开启电源开关，检查显微镜是否处于功能完好状态。根据手术医师双眼情况调节好目镜的屈光度与瞳距。

2. 裂隙灯 检查裂隙灯，确保裂隙灯镜头的清晰。接通电源，开启电源开关，检查裂隙灯是否处于功能完好状态。

3. 手术床 检查手术床是否处于功能完好状态，根据手术医师及患者的情况调整好手术床的高度及头位（保持眼位呈水平位）。

（四）患者准备

1. 术眼散瞳 手术前 30 分钟用散瞳药（复方托吡卡胺滴眼液）滴术眼 3～4 次，瞳孔最好散至 6mm 以上。

2. 麻醉方式

（1）表面麻醉或局部麻醉。

1）表面麻醉：使用表面麻醉药（盐酸丙美卡因滴眼液），滴入术眼下穹窿内 1～2 滴；术前 15 分钟开始，每隔 5 分钟滴一次，共 3 次。药物可能引起角膜上皮损伤。

2）局部麻醉：利多卡因注射液 60mg 做筋膜囊下浸润麻醉或球后阻滞麻醉。

（2）无法配合或无法耐受局部麻醉的患者可采用全身麻醉。

3. 手术体位 仰卧位。

【手术配合】

1. 手术安全核查 手术开始前进行手术安全核查，确认患者信息无误。

2. 消毒铺巾、结膜囊消毒

（1）消毒铺巾：配合医师用 5% 聚维酮碘溶液消毒眼睑及眼周围皮肤并包头、铺巾。

（2）结膜囊消毒：巡回护士用棉签显露下睑穹窿部，往结膜囊滴入 2 滴 5% 聚维酮碘溶液，计时 3 分钟。

3. 连接管道 准备眼内灌注液，连接抽吸手柄，进行测试标定，检查仪器参数。

4. 手术摆台（图 16-8）

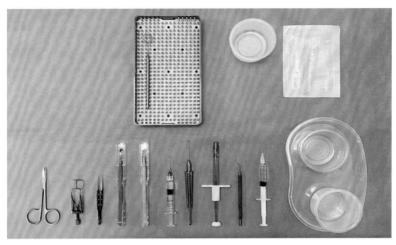

图 16-8　手术摆台

5. 手术步骤（图 16-9、图 16-10）及护理配合（表 16-5）

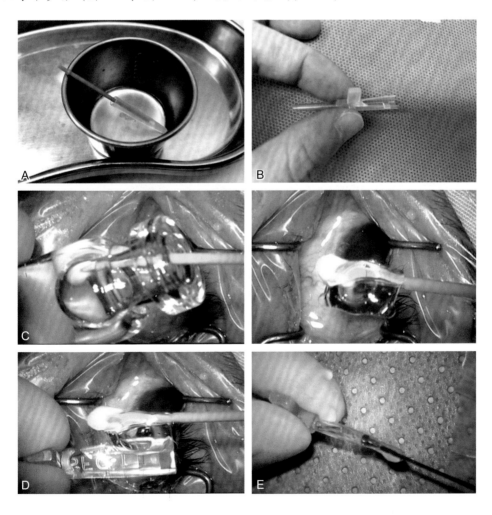

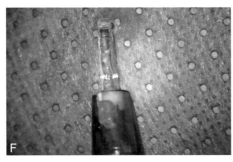
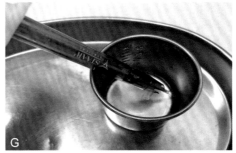

图 16-9　ICL 安装

A. 海绵头浸泡在 BSS 中；B. 推注器舱头注入灌注液和粘弹剂；C. 用海绵头将 ICL 取出；D. 海绵头将 ICL 植入推注器舱头部；E. 拉镊牵拉 ICL 滑入推注筒内；F. 将海绵头安置在推注器上；G. ICL 预装完后把推注器头端浸入泡海绵头的小量杯内

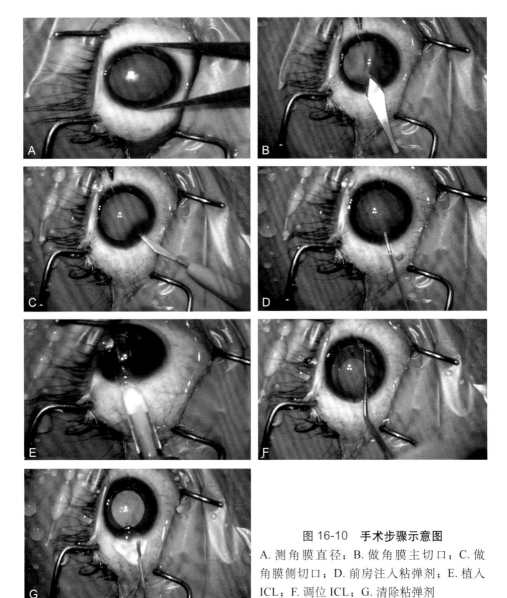

图 16-10　手术步骤示意图

A. 测角膜直径；B. 做角膜主切口；C. 做角膜侧切口；D. 前房注入粘弹剂；E. 植入 ICL；F. 调位 ICL；G. 清除粘弹剂

表 16-5　手术步骤及护理配合

手术步骤	手术配合
1. 贴膜、开睑	贴膜，递小直剪剪开贴膜，开睑器开睑，确认结膜囊消毒满 3 分钟后用眼内灌注液冲洗结膜囊
2. 预装人工晶状体（见 ICL 安装）	(1) 巡回护士根据晶状体申请单，与医师确认好人工晶状体后拿取 (2) 备 2 杯装有 BSS 的小量杯（一杯用于泡 ICL，另一杯用于眼内），打开晶状体容器（容器瓶口用 BSS 湿润以防晶状体取出时粘住）、将海绵头浸入 BSS 量杯中充分润湿 (3) 将推注器舱头前 1/2 部注入一半灌注液，推注器舱后 1/2 部注入粘弹剂 (4) 用海绵头将 ICL 取出 (5) 预装 ICL——在显微镜下用海绵头将晶状体植入推注器舱头部（晶状体凸面朝上，定位标记——右上左下） (6) 将海绵头安置在推注器上 (7) 将推注器舱安装在推注器上，ICL 预装完后把推注器头端浸入泡海绵头的小量杯内
3. 定位角膜（按需）	使用矫正散光人工晶状体者用画线笔进行角膜散光定位
4. 测角膜直径	递圆规尺，测量角膜直径（白对白），再次确定晶状体大小
5. 做角膜切口	递显微有齿镊和主切口穿刺刀、15°穿刺刀分别做主切口和侧切口
6. 填充前房	在前房内注入粘弹剂
7. 植入晶状体	(1) 将 ICL 推入前房内并拨于虹膜下，固定于睫状沟 (2) 放置矫正散光的 TICL 需将 ICL 标记点调至相应轴位，调整 ICL 光学中心使之居中
8. 缩瞳（按需）	前房内注入卡巴胆碱注射液缩瞳
9. 清除粘弹剂	"灌注抽吸（I/A）"模式下，递注吸手柄（I/A），吸除粘弹剂 或递 2ml 注射器 + 冲水针头清除前房粘弹剂
10. 密闭角膜切口	递水针封闭角膜切口
11. 包扎术眼	(1) 取下开睑器 (2) 巡回护士在患者的结膜囊内涂眼药膏 (3) 递纱布覆盖，巡回护士贴眼罩、用胶布固定术眼

【手术配合要点】

1. 有晶状体眼手术使用的晶状体均为定制，在准备人工晶状体时需双人共同核对患者信息、手术眼别和晶状体度数单（包括人工晶状体的型号、度数和目标屈光度），将人工晶状体提供到手术台之前需要再次与手术医师共同核对，务必确保晶状体的正确。

2. 此类手术都为显微手术，在手术室操作时应注意不要碰到手术医师的手术床，若碰到则会影响手术，严重者引起后囊膜破裂等并发症。

六、屈光手术术中常见并发症护理配合

【角膜屈光术中常见并发症】

（一）不全角膜瓣

1. 预防措施

（1）选择合适负压环。

（2）负压稳定后轻抬手柄检查是否假吸。

（3）观察患者结膜是否过于松弛。

（4）同一时段避免超过 3 次重复吸引。

（5）加强患者宣教。

2. 常见处理

（1）若所显露角膜基质床已超过激光消融区，可继续手术。

（2）若所显露角膜基质床未超过激光消融区，应停止手术并复位角膜瓣，1～3 个月后再手术。

（二）游离角膜瓣

1. 预防措施

（1）选择合适负压环。

（2）负压吸引中注意患者眼球是否上转动。

（3）预留合适的角膜蒂宽度。

（4）加强患者宣教。

2. 常见处理　将游离角膜瓣区分好正反面并做好标记线，再将角膜瓣保存于湿房内。按设定好参数进行激光消融后，将角膜瓣按标记线复位，使其贴附于激光床上而无须缝合。术毕戴入角膜绷带镜。

（三）纽扣瓣

1. 预防措施

（1）角膜曲率过陡患者需谨慎制瓣，角膜瓣设置适当厚度。

（2）负压吸引中注意患者眼球是否转动。

（3）术中滴玻璃酸钠填充液时确保均匀覆盖。

2. 常见处理　停止手术，立即复位角膜瓣，戴角膜绷带镜 1～2 天，3 个月后考虑再次行激光手术。

（四）全飞秒术中脱负压致手术终止

1. 预防措施

（1）加强患者术前及术中配合的宣教。

（2）检查患者头位是否放平，确保手术中患者头位稳定、不变化。

（3）保持手术室环境安静，避免干扰患者。

2. 常见处理

（1）飞秒激光自带的 repair 程序。

（2）与患者沟通后手术方式改为 LASIK 或 TransPRK 等术式。

（五）全飞秒术中大面积黑斑透镜无法分离

1.预防措施

（1）手术前确保患者角膜无片状干燥斑等影响激光的因素。

（2）负压前确保角膜表面无油脂等异物残留。

（3）避免反复多次对位造成角膜水肿。

（4）避免术前麻醉药给药次数过多。

（5）负压吸引过程出现明显黑斑可能影响术后视力时，暂停手术。

2.常见处理　中止手术，与患者沟通后手术方式改为 LASIK 或 TransPRK 等式。

（六）透镜残留

1.预防措施

（1）注意术中分离手法。

（2）避免透镜过薄。

（3）取出透镜后检查透镜完整性。

2.常见处理　使用透镜取出镊夹取残留透镜，将透镜组织与残留组织平展开来做比照，确保透镜完整取出，用眼内冲洗液冲洗层间。

（七）角膜帽撕裂

1.预防措施

（1）加强患者宣教，避免术中眼球突然转动。

（2）术中操作轻柔。

（3）避免过薄角膜帽。

2.常见处理　佩戴角膜绷带镜，定期随访。

（八）激光中止或不能发射

1.预防措施

（1）术前必须进行设备测试，出现异常提示及时上报。

（2）检查激光对焦是否准确。

（3）定期进行设备维护。

2.常见处理　激光不能发射时，中止手术。对设备进行检测排查故障，若能正常运行，继续手术。若无法正常运行，则将手术改期。

（九）出血

1.预防措施

（1）术前应用缩血管药物（羟甲唑啉滴眼液），对于血管翳较多的患者可增加缩血管药物使用频次。

（2）手术过程中动作轻柔。

（3）对位准确，避免反复对位引起的血管破裂。

（4）对上方角膜缘血管翳丰富的患者，可酌情将切口位置改为 135° 或 45°。

2.常见处理

（1）使用眼内冲洗液冲吸出血点后用吸血海绵按压出血点止血。

（2）可取下开睑器，嘱患者闭眼，利用眼睑闭合压迫止血。

（3）层间若有积血需用眼内冲洗液冲洗，确保层间无积血。

（4）必要时使用缩血管药物。

【ICL 术中常见并发症】

1. 白内障。

2. 瞳孔阻滞。

3. 青光眼。

4. 人工晶状体偏离、移位。

【常用的物品准备】

1. 耗材　15°刀、角膜绷带镜、吸血海绵、眼内冲洗液。

2. 器械　晶状体植入镊。

【护理配合技巧】

1. 手术中若出现并发症，配合护士应沉着、冷静、准确、头脑清楚、反应敏捷，对特殊用物定位放置，及时关注手术进展、保证及时供给，以利于手术的顺利进行。

2. 如有突发情况，由主刀医师评估病情，如无法独立处理，巡回护士应及时联系上级医师协助处理。

3. 术中出现并发症，手术时间将比预期时间久，术中应密切观察患者的生命体征，安抚好患者情绪，有特殊情况及时配合医师处理。

参 考 文 献

安广琪，金学民，戴方方，等，2020.组织型纤溶酶原激活剂在黄斑下出血治疗中的应用.中华眼外伤职业
　　眼病杂志，42(3):237-240.

卞春及，孙兴怀，2013.眼科手术彩色图解.南京：江苏科学技术出版社.

陈润，周奇志，2019.飞秒激光小切口角膜基质透镜取出术后弥漫性层间角膜炎的研究进展.中国实用医药，
　　14(11):197-198.

陈胜泉，董建英，章洪，等，2009.LASIK治疗小睑裂眼56例临床分析.中国基层医药，16(6):1072.

陈伟，杨琦，丁清，等，2020.多酶洗涤剂对器械的浸泡洗涤导致SMILE术后弥漫性层间角膜炎.中华眼视
　　光学与视觉科学杂志，22(7):524-530.

陈燕燕，2019.眼科手术护理配合及护理操作.北京：人民卫生出版.

冯晓霞，张翠翠，龚仁蓉，2015.图解眼科手术护理配合.北京：科学出版社.

冯秀兰，2015.消毒供应中心灭菌实用手册.广州：广东科技出版社.

高富军，林会儒，姜中铭，2002.实用眼科手术彩色图谱.上海：第二军医大学出版社.

高岩，陈旭，梁娟，等，2016.白内障手术中虹膜松弛综合征与应用 α_1 肾上腺素能受体阻滞剂的关系.中华
　　眼外伤职业眼病杂志，38(3):220-223.

葛坚、刘奕志，2015.眼科手术学.北京：人民卫生出版.

黄萍，曾素华，陈霭环，等，2021.折叠式人工玻璃体球囊植入术的护理配合.眼科学报，36(7): 554-557.

金凤玲，王嘉琳，孟雨婕，2021.飞秒激光小切口角膜基质透镜取出术(SMILE).健康大视野，(1):38-39.

靳琳，张铎龄，于春晶，等，2022.中低度近视眼Trans-PRK术中使用丝裂霉素C对术后haze影响的研究.
　　中华眼科杂志，58(2):130-136.

黎晓新，王宁利，2015.眼科学规培教材.北京：人民卫生出版.

黎晓新，2014.玻璃体视网膜手术学.2版.北京：人民卫生出版社.

李凤鸣，赵光喜，2000.眼科手术并发症及处理.昆明：云南科学技术出版社.

李瑾瑜，张日平，孙丽霞，等，2017.TransPRK治疗中高度近视术中使用低浓度MMC预防措施haze的疗效.
　　国际眼科杂志，17(7): 1313-1316.

李双，付汛安，梅仲明，2015.台盼蓝与吲哚青绿在成熟期和过熟期白内障手术中的应用.国际眼科杂志，
　　(1):69-71.

林青鸿，王丽霞，2017.角膜屈光术后群发性弥漫性层间角膜炎的临床研究.国际眼科杂志，17(6):1150-
　　1152.

刘荣娇，郑玲玲，2023.折叠式人工玻璃体球囊植入术患者的围手术期护理.国际医药卫生导报，
　　29(15):2200-2203.

刘文，2008.视网膜脱离显微手术学.北京：人民卫生出版社.

刘雪珂，李霞，刘毅，2022.SMILE来源的角膜基质透镜研究进展.国际眼科杂志，22(12):1997-2000.

刘谊，张军军，2000.晶状体前囊染色在白内障手术中的应用.眼外伤职业眼病杂志，(6):610-611.

龙曙光，陈伟蓉，2005.晶状体囊染色剂在白内障手术中的应用.眼外伤职业眼病杂志，27(9):715-718.

彭绍民，唐仕波，2022.气体在玻璃体视网膜手术中应用和作用的新认识.中华眼底病杂志，38(4):257-260.

乔纳森•J达顿，2020.眼整形眼眶手术图谱.李冬梅，译.北京：人民卫生出版社.

任永霞，2018.眼科手术室护理管理.天津：天津科学技术出版社.

宋宗明，张红梅，杨滢瑞，2021.眼科护理风险预警手册.郑州：郑州大学出版社.

王家伟，唐细兰，2016.眼科常用药物手册.北京：人民卫生出版.

魏文斌、施玉英，2016.眼科手术操作与技巧.2版.北京：人民卫生出版.

吴素虹，2007,临床眼科护理学.北京：人民卫生出版社.

吴素虹，2014,眼科手术配合技巧.北京：人民卫生出版社.

辛美颜，崔巍，2016.白内障超声乳化术中虹膜松弛综合征的研究进展.国际眼科杂志，16(6):1063-1066.

杨培增，范先群，2018.眼科学.9版.北京：人民卫生出版.

姚克，鱼音慧，2015.重视飞秒激光辅助白内障手术中的瞳孔缩小并发症.中华眼视光学与视觉科学杂志，

17(12):705-707.

姚克, 2012. 关注白内障手术中的虹膜松弛综合征. 中华眼科杂志, 35(4):289-291.

姚克, 2012. 微小切口白内障手术学. 北京: 北京科学技术出版社.

张贵森, 巩慧, 惠延年, 等, 2018. 折叠式人工玻璃体球囊植入的初步临床实践. 国际眼科杂志, 18(3):578-580.

张晓培, 姚进, 2020. 不同眼内灌注液对 PDR 患者玻璃体切割术后晶状体混浊程度的影响. 国际眼科杂志, 20(4):695-698.

赵英迪, 解正高, 2022. 吲哚青绿在眼科中应用的研究进展. 临床眼科杂志, 30(2):175-179.

中华护理学会手术室护理专业委员会, 2023. 手术室护理实践指南. 北京: 人民卫生出版社.

中华医学会, 2007. 临床技术操作规范: 眼科学分册. 北京: 人民军医出版社.

中华医学会眼科学分会眼底病学组, 中华医学会眼科学分会白内障及屈光手术学组, 中华医学会眼科学分会眼外伤学组, 等, 2022. 中国眼科手术后感染性眼内炎诊疗专家共识 (2022 年). 中华眼科杂志, 58(7):487-499.

中华医学会眼科学分会眼视光学组, 2018. 我国飞秒激光小切口角膜基质透镜取出手术规范专家共识 (2018 年). 中华眼科杂志, 54(10):729-736.

中华医学会眼科学分会眼视光学组, 2018. 我国角膜地形图引导个性化激光角膜屈光手术专家共识 (2018 年). 中华眼科杂志, 54(1):23-26.

中华医学会眼科学分会眼视光学组, 2019. 中国经上皮准分子激光角膜切削术专家共识 (2019 年). 中华眼科杂志, 55(3):169-173.

钟建光, 张惠成, 颜伟年, 等, 2003. 晶状体前囊吲哚青绿染色在白色白内障连续环形撕囊术中的应用. 中国实用眼科杂志, (4):276-278.

准分子激光角膜屈光手术质量控制中华人民共和国卫生行业标准, 2012. 中华眼科杂志, 48(5):462-466.

Carlos de Oliveira R, Wilson SE, 2020. Biological effects of mitomycin C on late corneal haze stromal fibrosis following PRK. Exp Eye Res, 200: 108218.

Daruich A, Parcq J, Delaunay K, et al, 2016. Retinal safety of intravitreal rtPA in healthy rats and under excitotoxic conditions. Mol Vis, 22: 1332-1341.

Praveen MR, Vasavada AR, Shah R, et al, 2009. Effect of room temperature and cooled intraocular irrigating solution on the cornea and anterior segment inflammation after phacoemulsification: a randomized clinical trial. Eye (Lond), 23(5) : 1158-1163.

Shibata Y, Kimura Y, Taogoshi T, et al, 2016. Stability of adrenaline in irrigating solution for intraocular surgery. Biol Pharm Bull, 39: 879-882.

Yamane S, Sato S, Maruyama-Inoue M, et al, 2017. Flanged intrascleral intraocular lens fixation with double-needle technique. Ophthalmology, 124(8):1136-1142.